KB057389

간편하게

위장병 나홀로 치료하기

鄭 大 麟 編著

附. 磁氣에 對한 常食과 健康法

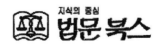
지식의 중심
법문 북스

머 리 말

PIA기경요법은 퍽 많은 변천이 이루어졌다.

내가 1977년 동경에서 개최된 제5회 국제침구 학회에서 PIA를 처음 발표했을 때는 회장내의 거의 대부분의 참석자가 이해조차 하지 못하고 오직 의사이던 "히루가와" 선생, 핀란드의 "폰티넨" 선생 그리고 "쯔보이" 선생 정도가 내게 관심을 표명했을 뿐이다. 지금에 와서는 어째든 바른 치료법이라는 임상세미나에 초만원을 이루게 되었다.

오늘날의 PIA도 국제학회를 통하여 PIA를 이해하고 활용하는 많은 외국의 벗들이 없었다면 나자신 세계를 향해 눈을 돌리지는 못했을 것이다.

PIA요법의 가장 특징적인것은 역시 침을 찌르지 않는 새로운 침구 치료법이라는 것이다.

더우기 진단에서도 어떠한 병이든 무릎과 골반에서 진단이 이루어지며 까다롭지 않다는것에 누구나 손쉽게 배울수 있다는 이점이 있다. 이 요법의 이론은 미국의 카이로 푸락틱 이론과 서양의학의 피부분절 이론과 고전의 기경침술 이론을 종합하여 가장 합리적이고 이치에 맞는 요법이며 효과면으로도 즉효를 나타내는 것이 큰 특징이다. 또한 환자에게 고통을 주지않는것도 그리고 침으로부터 감염의 위험이 따르지 않는다는 것도 주목할 일이다. 그러면서도 기존의 침술보다 거의 10배의 효과를 얻을수 있다는 것은 말 그대로

경의의 요법이라 아니할 수 없다. PIA요법은 앞으로
더욱 발전될 것이며 세상에 많은 공헌을 하게 되리라는 신
념에서 나는 오늘도 꾸준히 연구에 임하고 있다.

　적은 소책이나마 여러분의 임상에 많은 도움이 되기를 바
라면서 아울러 여러분의 사업에 번영을 비는 바이다.

목 차

-10-

第一章 月給生活(월급생활)자를
공격하는 위궤양의 공포

1. 위궤양 환자가 증가 되고 있다.

중고령층의 胃궤양 환자가 약 30명에 一名!

1978년도의 胃궤양의 환자수는 임상수에 의하면 十一萬六千七百名 이라고 발표 되어있다. 이 숫자를 본다면 그년도의 환자는 일본 例로 약 천명에 一名꼴의 비율이다. 그런데 이것은 어디까지나 표면상의 숫자이다. 예를들면 胃염이나 胃궤양의 藥(약)은 五년간에 약 四五배로 급증되고 있다. 즉 병원신세를 지지 아니하더라도 胃염이나 胃궤양으로 앓고 있는 사람은 이와같은 藥(약)의 매상고를 보더라도 상당한 숫자로 상승했다고 볼 수 있다. 이와 관련하여 이러한 불특정 다수의 숫자를 제외 시켰다고 하더라도 과연 사무직들의 층에는 어느 정도의 비율로 胃궤양 환자가 있는 것인지 잠시 그 숫자를 算出(산출)해 보기로 한다.

먼저 내용별로 본다면 성별이다. 예를들면 남자 3명에 대하여 여자 1사람 꼴의 비율로서 胃궤양이 걸리고 있다. 胃궤양 환자의 4명중에 3명이 남자라는 뜻이다. 그렇다면 일본의 전 남자가 약 五千萬이라고 하면 그 확률로 본다면 千名에 대해서 百七拾五名 꼴이다.

다시 남자중에서도 胃궤양을 앓고 있는 사람은 연령적으로 한정 되어진다. 실제로는 압도적으로 많은 것이 중고령

년층이다. 즉 여기까지의 요약에서도 중고령년자의 百名
에 一名이 胃궤양으로 병원 신세를 지고 있다는 뜻이 된다.

거기에다 직업별로 가려낼 수도 있다. 이 직업별 질환
에 관해서는 뒤에 상세히 기술하지만 예를들면 육체적 노
동 보다는 정신노동인 편이 훨씬 비율이 높다는 것이다.
특히 사무직 종사자에 대해서는 얼마전 까지만 해도 편안
한 직업이라고 했으나 오늘날에 이르러서는 어처구니 없는
잘못된 표현이다.

예를들면 過去 15年間의 월급생활자의 질환을 조사하여
보아도 언제나 첫자리를 차지하고 있는것은 消化器系의 질
환으로 그의 대부분이 胃궤양과 十二지장궤양이 차지하고
있다.

이것은 現代의 월급생활자가 心身을 좀먹히면서 근무하
고 있다는 것을 如實히 證明하고 있다. 그야말로 胃궤양
은 現代의 셀르리맨들을 위해 생긴 병인것 같다. 이와같이
생각해 가니 中高年令층의 셀르리맨에서의 위궤양은 비율
적으로 親近한 存在가 되어진 셈이다. 實際로 三十名에 一
名꼴이 公認된 위궤양 환자라는 뜻이다. 이것은 藥에만
依存한 未公認된 사람들을 加算한다면 十名 乃至 十五名에
一名이 위를 눌려 주물럭 거리고 있다는 것이된다.

◉ 어느날 갑자기 激痛이 공격하여 온다.

胃궤양에 걸려있는 사람의 約 三分之 一은 그것에 對한 自覺症狀
을 모르고 있다. 그러므로 自覺症狀을 느꼈을 때는 決定的인 곳

까지 症狀이 進行되어 있는 경우가 많다.

위궤양의 典型的인 症狀으로서 가장 알려져 있는것이 空腹일때의 痛症이다。 일반적으로 上腹部에 極히 한정된 범위에 타는것처럼 찌르는것처럼 또는 腹上에 돌을 얹은것 처럼 무겁고 답답한 痛症이 계속된다. 그러나 食事를 取하면 거짓말처럼 사라졌다가 다시 空腹이 되어지면 또 痛症이 온다.

더구나 귀찮은 것은 이러한 痛症은 언제까지나 계속되는 일은 없다. 어느 사이에 뚝 그쳐서 數日間에서 數週間 잊은듯이 아무렇지도 않아져 버리는 것이다. 그렇다고 해서 위궤양이 完治되어 있는것은 아니다. 그러한 사이에도 착실하게 症勢는 進行되어 가고있다.

예를들면 K商事에 營業係長인 N氏(38)는 數年前 空腹이 되면 위통이 있어서 牛乳나 물을 마시면 痛症이 사라진다고 하는 症狀으로 고민 하였다. 회사의 진찰소에서 X線 검사를 받아 봤더니 위궤양이라고 診斷되었다.

그뒤 內科治療를 받아 自覺症狀은 二〜三週間 없어졌다. 그러나 또 二個月 뒤의 검사에서는 벌써 나아 있었다는 것이었다. N氏는 변절기가 되면 위의 重苦感을 느낀다는 症狀이 남아 있는것에 그다지 신경을 쓰지않고 근무를 계속하였다.

어느날 영업회의를 마치고 회사를 나오는 순간 N氏는 몸 전체에서 죽— 힘이 빠져 나가는 불쾌감을 느껴 그자리에

앉아 버렸다. 온몸이 나른하고 大地가 빙빙 움직이고 있는듯 했다.

잠시동안 쉰다음 N氏는 早退書를 내고 회사를 나왔다. 驛으로 通하는 건널목을 건너는데 몹시 숨이찼다. 잠시동안 가만히 서서 크게 숨을 빨아 들였지만 몸이 地面으로 말려 들어 가는것 같아 발이 떨어지지 않았다. 하는수 없이 N 氏는 그곳에서 택시로 歸家하기에 이르렀다.

自家의 大門을 연 순간 기어히 그는 그대로 넘어지고 말 았다. 정신을 차렸을때는 구급차속이였다.

병원에 도착하니 血液을 뽑고 點滴注射를 받으면서 內視 鏡室로 운반 되었다. 醫師는 分明하게 「위궤양의 再發」 이라고 說明하였다.

다음날 아침 콜 — 탈처럼 검은 大便이 나와서 놀랐으나 二日後에는 정상으로 되돌아 왔으므로 手術은 중지하고 內 科療法으로 狀態를 보기로 하였다. 처음 二日間은 비타민 劑와 포도당의 點滴注射를 받았으나 三日째 부터는 죽을 먹 기 시작해 腹痛도 全然 없어져 점점 體力도 회복 되었다.

그리하여 六週間뒤 N氏는 醫師로 부터 「이제 完治되었 으니 退院하여도 좋다」고 하기에 오랫만에 自己집에 돌아 오게 되었다. 이와같이 痛症이 그쳤다고 하여 安心하고 있 으면 N氏처럼 언제 강렬한 痛症에 공격 당할지 모르는 것 이 위궤양의 두려움이다. 더구나 이것만은 豫告없이 닥치 는 것이니 골치꺼리다.

◉ 胃에 구멍이 뚫리면 生命의 위험도

처음부터 全然 痛症을 느낀일이 없이 어느날 갑자기 심한 痛症을 느껴 넘어진 경우가 있다. 이것은 體質이 틀리는 관계로 因한 것과 궤양의 進行狀態에 依한 것과의 두가지 종류가 있다.

體質이 틀린다는 것은 같은 모양으로 궤양이 진전하면서 痛症을 느끼지 않는 사람 즉 痛症에 關해서 그다지 민감하지 않는 사람이다.

또 궤양의 進行狀態에 依한 것과는 어느 一定한 症狀에서 그다지 빠르게 進行하지 않고 천천히 胃壁을 침식해 갈때의 경우이다.

위궤양이라는 것은 胃壁이 炎症을 일으켜 점점 깊이 도려내어져 가는 病이다. 그 도려내어지는 상태는 가벼운 것은 粘膜下層에서 멈추고 있으나 甚한 것은 筋層의 漿膜을 뚫어 뻑금하게 胃에 구멍을 뚫어 버린다.

胃壁의 두께는 대략 6∼7㎜이며 五個의 層으로 되어있다. 안쪽에서 「粘膜」,「粘膜筋板」,「粘膜下層」,「筋層」,「漿膜」의 順으로 되어있다. 粘膜은 세로로 뻗은 주름이 몇꺼풀 쌓여 나란히 있어서 이 속에 胃液을 분비하는 胃膜이 있다.

粘膜筋板은 엷은 筋肉의 層으로서 粘膜을 보호하든가 胃液의 분비를 돕고 있다.

粘膜下層에는 작은 血管과 淋巴管이 뻗어 있어서 보급부

대로서 粘膜側의 榮養이나 胃液의 분비 역할을 한다.

圖1. 胃壁의 斷面

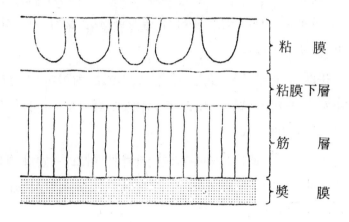

粘　膜
粘膜下層
筋　層
漿　膜

圖2. 潰瘍이 일어나는 場所

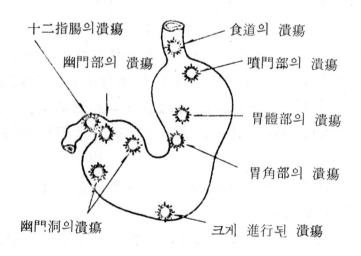

十二指腸의 潰瘍
幽門部의 潰瘍
食道의 潰瘍
噴門部의 潰瘍
胃體部의 潰瘍
胃角部의 潰瘍
幽門洞의 潰瘍
크게 進行된 潰瘍

筋層은 胃를 伸縮시켜 食物을 十二指腸으로 보내주는 蠕動運動을 한다. 그外側을 감싸고 있는것이 漿膜이다.

궤양의 크기도 數mm의 直經인것 부터 數mm에 이르기 까지의 가지가지이다. 한마디로 위궤양이라고 하더라도 범위는 매우 넓다.

圖3을 보면 이것은 위궤양의 進行狀態를 나타낸 것이다.

① 은 正確하게는 위궤양은 아니고 粘膜만 염증을 일으킨 것이다. 이것은 熱湯을 퍼부었을때 皮膚表面이 붉은빛을 띄게되는 정도인 것으로 생각하면 될 것이다.

② 는 粘膜下層까지 파여진 얕은 궤양으로서 幽門洞潰瘍 (유문동궤양) (圖2 參照)에 자주 보인다.

③ 은 筋層까지 파여진 것이다. 일반적으로 위궤양이 가장 많은 것이다. 粘膜下層에 이르면 틀림없는 위궤양이며 물론 出血도 하고 痛症도 甚하다.

④ 궤양에 따라서 생긴 염증이 漿膜까지 達하고 있다.

⑤ 궤양이 完全하게 胃壁을 뚫어버린 狀態이다. 이漿膜마져도 뚫어버리게 되면 죽음의 위험을 기다려야 하는 수도 있다. 그러므로 24時間以內에 手術을 하지 않으면 위험하다.

⑥ 完全히 胃壁을 貫通한 궤양이 運좋게 腹膜에 侵害되었거나 膵臟 (췌장) 표면에 머물고 있는 상태이다.

위궤양은 이러한 상태의 순서로 進行되어 가는 것이다.

圖 3. 胃궤양의 進行

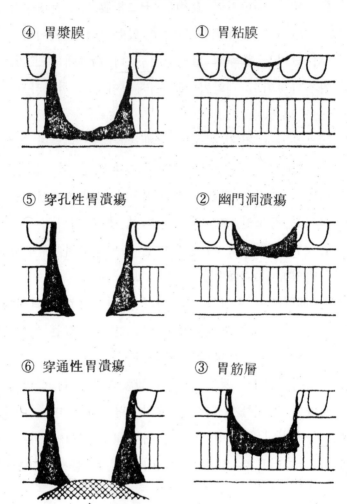

④ 胃漿膜　　　　　① 胃粘膜

⑤ 穿孔性胃潰瘍　　② 幽門洞潰瘍

⑥ 穿通性胃潰瘍　　③ 胃筋層

腹膜에 侵害 또는 膵臟에 侵害

　　그런데 胃壁이 찢어지면 왜 생명에 위험이 생기는　것일
까？

이것은 胃液이 胃에서 體內로 흘러들어 감으로써 다른 臟器를 녹이기 때문이다. 胃液의 成分은 뒤에서 상세히 기술 하겠지만 대체로 鹽酸이라고 생각하면 될것이다. 鹽酸을 쟁반위의 스테이크에 떨어뜨리면 스테이크는 솔솔 녹아 버린다. 이와같은 상태가 배속에서 일어나는 것을 상상하여 주기 바란다. 모든 臟器는 아무렇게나 되어 버리기 마련이다. 이와같이 胃궤양이란 잘못하면 생명에 관계되는 것이지마는 오늘날 처럼 醫學이 발달한 나라으로서는 특별한 일이 없는한 최악의 경우는 없게 되었다.

그러나 그것은 어디까지나 도시의 경우이고 의료기관이 없는 농촌이나 낙도등지에서 胃궤양을 앓으면 대단히 난처하다.

◉ 처치가 늦어 죽음을 초래한 비극

동경에 본사를 가진 S생명영업부의 동료들은 평소의 직무에 시달리다 피로도 풀겸 뜻을 같이할 희망자들을 모아 조그만 섬으로 바캉스를 계획하였다. 도시의 빌딩속을 벗어나 전기도 가스도 없는 남국 작은섬의 자연속에서 파묻히고 싶었다.

참가자는 12명이며 대부분 二十代의 젊은이들 중에 영업 제2부장인 B氏만이 연령적으로 차이가 있었다. 그러나 이중에도 가장 먼저 참가 신청한것이 이 B氏였다. B氏는 작년봄 36才라는 젊은 나이에 이례적으로 과장으로 발탁되었다. 여때까지의 영업성적이 인정을 받았기 때문이다.

그러나 영업성적이 양호하다고 하여 관리직에 적격자라고는 말할수 없다. 요즈음 그는 과장이라는 맡은 직무에 극도의 피로를 느끼고 있었다. 그러던 가운데 푹쉬어 봤으면 하는 말을 자주 한적이 있었다는 말이 뒤에 동료들의 입에서 새어 나왔다.

그러한 즈음에 이번의 여행을 계획하게 되었다. B氏가 누구보다도 먼저 신청에 뛰어든 것은 조금도 의심할 여지가 없다. 그럭저럭 출발당일이 되었다. 출발하면서 부인에게 위에 통증이 있다는 말을 하였다 한다. 이 시점에서 억지로라도 바캉스 여행을 중지 하였더라면 좋았을것을 평소 그가 건강 하였기에 부인도 그다지 신경을 쓰지않고 「과식하지 마세요」 라고만 하고 전송하고야 말았다.

구름한점 없는 푸른하늘, 넓고 푸른 바다, 태양빛은 아낌없이 대지에 쪼인다. 그로 말미암아 빛의 강열도가 B氏로서는 혹시 악마처럼 느꼈을른지도 모른다. 여기는 일본에서도 가장 남쪽인 팔중산군도의 하나인 K섬의 여름이다.

참가자들은 이 한여름의 바캉스를 매우 즐기고 있었다. 그중에서도 B氏 혼자만은 맑게 개인 하늘처럼 쾌창한 기분은 나지 않았다. 위의 상태가 아직도 좋지못한 탓이었다.

이런일 저런일이 있은지 연 5 일간의 일정은 어느새 벌써 지나고 내일이면 귀로에 들어가게 되었다. 그때 까지만이라도 조심하고 있었던 B氏였지만 언제까지고 위에 신경을 쓰고 있지 않을수 없었기에 모처럼의 바캉스의 즐거움을 맛볼수가 없었다. 그런가운데 머무른 생각이 「어느정도 태양빛을 쪼이면서 마음껏 몸을 움직이면 다소 위통쯤은 달아날지 모를 일이다」라고 그는 생각하였다.

이날 B氏는 마음껏 여럿이 함께 바캉스를 즐기기로 마음먹었다. 그런데 점심식사를 마치고 난뒤 지금까지 순통 정도였던 위가 갑자기 꽉 쑤시는것 같은 예리한 통증으로 바뀌어 졌다. 견디기가 어려워진 B氏는 위를 누르는것 처럼 하면서 그자리에서 넘어지고 말았다. 바로 이것이 급성 위궤양인 것이다. 이런 정도면 구급차가 등장해야할 장면이다. 그러나 여기는 망망대해의 바다 한가운데의 작은섬인데 구급차는 커녕 병원조차 없는 곳이다.

하는수 없이 병원시설이 있는 섬으로 전화로 연락하여 급히 헬리콥터의 출동을 요청하기에 이르렀다. B氏는 넘어진지 25시간만에 병원으로 운반되었다.

이 이야기는 B氏의 운이 나빴다고 하면 그만이겠지마는 그렇다면 B氏와 같은 운명이 절대로 일어나지 않는가 하면 결코 그렇게만 말할 수 없는것이 위궤양으로 부터의 두려움이다.

어쩨든 위궤양은 갑자기 덮치는 경우가 많다. 그때는 의료기간이 없는곳에 있는 사항이라면 제2, 제3의 B氏가 나타날 가능성은 충분히 있다고 보아야 할 것이다.

◉ 위궤양 때문에 파혼에 이르게 되었다.

B氏처럼 절명하기 까지는 도달하지 않더라도 위궤양이 사람의 한평생을 망치게한 예는 허다하다. 먼저 T氏경우의 예를든다. T氏는 33才이다. 동경의 어느 큰 철강회사에 근무한지 10년이 되었다. 영업계장으로서 활동하고 있으며 이제는 넘어뜨릴래야 넘어지지 않는 엘리트로서 중견사원이다.

T氏에게는 미리부터 결혼을 전제로한 교제중인 여성이 있었다. 그녀의 이름은 Y양이다. 그런데 이 두사람은 시기적으로나 경제적으로도 벌써 결혼했어도 괜찮았을 입장인데도 전연 결혼에 대한 이야기의 진전이 없었다. 그뿐아니라 최근에는 오히려 Y양으로 부터 멀리하려는 자세를 보이고 있다고 한다. 그 까닭은 T氏의 건강상의 문제 때문에 Y양이 많은 불안을 갖게 되었기 때문이다. T氏는 二년전서 부터 위궤양을 앓고 있었다. 만성 위궤양이다. 만성위궤양의 특징은 한번 발생하면 난치이며 언제나 증상이 나타났다가 멈췄다가 한다. 그도 예외는 아니였다. 그래서 T氏는 이 사이에 몇차례 병원문을 두들겼다.

어느날 T氏는 오랜만에 Y양과 데이트를 하였다. T氏의 마음은 들떠 있었다. 그것은 오늘이야 말로 결혼에 대한 이야기를 정식으로 결정 지우려고 혼자 마음속으로 결의를 가다듬고 있었기 때문이다.

T氏로서는 Y양만은 이 세상에서 자신의 처가 될 수 있

는 단 한사람의 여성이였다. 그처럼 강한 애정을 가지고 있었는데도 불구하고 그가 Y양에게 이때까지 구혼에 대한 이야기를 하지 않았던 것은 다름 아니라 Y양이 불안을 품고 있던 지병인 위궤양을 T氏도 눈치채고 있었기 때문이다.

그것이 지난 3개월 정도는 위궤양도 치료되어 있었다. 정말 끈질겼던 지병도 이제 근치된것이라 생각한 그는 오늘이야 말로 결단을 내려야 겠다고 생각한 것이다.

그러나 운명이란 왕왕 이런 중요한 사항일때 장난을 치는 것이다. 왠지 인간이라는 것은 정신적인 실구리가 벗겨지면 세찬 힘이 남아돌아 폭주하여 버린 습성에서 빠져나기 어려운듯 하다 이날 그는 들뜬 기분에서 마침내 폭음폭식을 하고야 말았다. 그것이 원인이 되어 卽刻的(즉각적)인 反應으로 그 영향이 위에 미치게 되었다.

마침내 T氏는 가장 중요한 때에 더구나 가장 소중한 사람의 앞에서 위궤양에 의한 통증으로 안절부절 하는 연출을 하기에 이르렀다. 다행이도 그녀의 민첩한 행동으로 그는 병원으로 운반되었다.

1주일 후에 T氏 앞으로 한통의 편지가 왔다. 그것은 Y양이 그에게 보낸 이별을 뜻하는 내용의 편지였다.

그뒤 T氏는 그녀와의 실연의 괴로움을 잊기위해 또 지병인 위궤양의 요양도 겸해서 다년간 근속했던 회사도 사직하고 고향인 시골로 들어갔다. 위궤양에 걸린 나머지 약

혼녀로 부터 버림을 받고 엘리트 코스 마저도 버려야 했던 T氏의 심정이야 말로 어떠하여겠느냐는 것은 여러분의 상상에 맡길 뿐이다.

◉ 최연소 부장이 엉뚱하게 복덕방의 중개인

위궤양으로 인해 출세의 기회를 놓쳤다는 예는 무시할수 없으며 다른예도 얼마든지 있다.

H氏는 45세이다. 어떤 큰 상사의 최연소 부장이다. 그는 이회사에서는 이례적으로 중요한 사람으로써 반년전에 이 포스트에 취임했다.

그러나 새로운 포스트는 H氏의 당초 예상과는 달리 휠씬 많은 격무속에서 허덕여야 했다. 원래는 강했던 H氏였지마는 그래도 모든것을 접어치우고 싶은 심정은 한두번이 아니였다. 퇴근하여 집에 돌아왔어도 몸의 등심초 까지도 피로감에 짖눌려 나른한 일이 매일처럼 계속되었다.

H氏가 왜일인지 위의 상태가 좋지 않다고 느낀것은 새로운 포스트에 취임한지 4개월 가량 경과한 뒤였다. 예를 들면 카레라이스등 위를 손상시키는 것을 먹던지 하면 반드시 가슴이 탄다는 상태였다고 한다. 그런 어느날 거래처의 접대로 술을 마시고 돌아오는 택시 속에서 H氏자신이 쉬는 숨의 냄새가 구린내가 나면서 위가 고통스러운 감각을 느꼈다. 그래서 그는 아! 그것은 좀 이상스럽다고 느낀 순간 그는 급히 吐氣(토기)를 느껴 차뒷쪽의 시-트에 무너지듯 넘어졌더니 뜨겁게 끓어 오르는것 같은 뜨거

운 것을 吐出(토출)하고 말았다. 그것은 검고·칙칙한 피
였다.

H氏는 그대로 부근 병원으로 옮겨져서 위궤양이란 진단
으로 바로 입원 하기로 결정되었다. 그뒤 그는 수술을 받
아 위의 三分之二를 끊어내어 2개월 뒤에 겨우 퇴원 하였
다. 그러나 장기적인 병상생활 관계로 회사의 포스트는 그
사이에 교대되어 H氏는 이제 복덕방의 중개인 노릇으로 소
일하고 있다고 한다.

지금은 의학이나 의료기관도 발달하여 위궤양으로 생명
을 잃어버리는 경우는 거의 없다. 그런 뜻으로 B氏처럼
무의촌에서의 위험성은 대단히 크다고 본다. 오늘날 처럼
복잡한 사회구조나 인간관계가 위궤양 같은 생각지도 않던
부작용을 빚는 일은 결코 더문일은 아니다. 엘리트 코ー
스를 놓치고 결혼마저 이루지 못한 T氏나, 복덕방에 들어
박힌 H氏등은 이부작용에 의한 불행한 희생자라 할 수 있
을 것이다.

나는 지금 부터라도 T氏나 H氏의 비극은 결코 없어 지
지는 않는다고 본다. 아니 그것 보다도 사회가 더욱 복잡
해 갈수록 이런 류의 희생자는 더욱 증가 일로에 있을 것
을 의심치·않는다.

2. 위궤양은 왜 일어나는가?
　◉ 영웅 나폴레옹의 死因

지나치게 신경질적인 표정에다 바른손을 항상 호주머니 속에 집어넣은 독특한 표정은 **나폴레옹**의 자화상 이기도 하다. 이 자화상은 어느 누구든 한눈에 띄었을 것이다. 그리고 그 자화상을 눈앞에 두고 다음과 같은 의심을 품게된 사람이 한두사람이 아닐것이다.

왜 그는 호주머니에 손을 집어 넣고 있을까? 라는 **點**이다. 실제로 이점에 대해서는 전문가들 사이에서 별별한 의문설이 난무하였다.

「그것은 단순한 표정이다」, 「불안성인 그의 **所行**이다」, 「작전상의 기밀을 쥐고 있는 표현이다」 등등 마침내는 「설사를 참고 있는 표현이다」 등을 말하는 사람들 마져 있었다. 물론 그 어느것은 확실하지는 못하였으며 이것은 영원한 수수께끼라고 까지 말하고 있다.

그런데 나폴레옹의 **死因**이 위궤양에 의한 것이라는 것이 근년에 와서 비교적 강해져 가고 있다. 어찌 하였든 간에 바른손의 수수께끼도 자연히 풀릴것 같다. 즉 나폴레옹은 오래 전부터 위궤양에 걸려 있어서 초상화의 모델이 되었던 이때에도 위에다 바른손을 대는 것으로서 위통증과 투병하고 있었음이 틀림없다.

단순한 상상 이기는 하지마는 나폴레옹의 **死因**도 위궤양이라고 보는데 있어서 결코 우연이라고 만은 아니라고 본다. 전문가들의 사이에는 나폴레옹의 위궤양 **說**에 이론을 제창했던 사람도 있었다고 한다. 물론 이제는 그것을 확인할 수 있는 길은 없다. 그러므로 그의 死因도 호주머니 속에 집어 넣었던 바른손의 까닭도 역시 수수께끼로서 끝맺는 것일지 모르겠다.

그러나 한사람의 臨床家(임상가)의 입장에서 볼때 나는 어디까지나 「나폴레옹=위궤양說」에 贊同 (찬동) 하고 싶다. 왜냐하면 그가 처해 있었던 사항이야말로 가장 위궤양이 생길수 있는 조건을 갖추고 있었기 때문이다. 위궤양이 생기는 원인을 전문적으로 풀이 한다면 西洋醫學的(서양의학적)으로는 다음 세가지 요소로 생각할 수 있다.

① 정신적인 스트레스로 인한 것

② 暴飮暴食(폭음폭식) 등으로 인한 것

③ 알레르기 현상으로 인한 것

다시 韓方醫學的(한방의학적) 견지에서 본다면 몸 일부의 어딘가에 害(해)쳐 지려는 것이 위에 관한 臟器 (장기) 나 부위를 자극 당하므로서 위로 전해져 일어나는 것이 있다. 이 가운데 가장 많은것이 정신적인 스트레스 등으로 인한 것이다.

◉ 가장 많은 원인은 정신적인 스트레스

예를들면 극도의 긴장 즉 초조 불안 끙끙앓는것 등 다시 말해서 필요 이상으로 신경을 혹사 하는것이 위궤양의 第一원인이다.

이 케이스의 가장 현저하게 나타난 예로서는 聯合赤軍(연합적군)에 拉致(납치) 되어 北韓(북한)까지 끌려간「요도號」의 조종사의 이야기가 유명하다.

그는 拉致(납치)라는 충격적인 사건으로 말미암아 정신적으로 엄청나게 긴장되어 있었다. 人質(인질)로 잡힌 船客(선객)들의 안전에 신경을 써야한 책임감에서 앞으로 어떻게 될것인가에 대한 불안과 어떻게 하지 않으면 안되겠다는 사명감등 그러나 결국은 彼拉人(피납인)들의 하자는데로 하는 수 밖에 다른 방법은 없다는 등의 여념에 그의 마음은 한꺼번에 공격당하게 됐다는 까닭이다.

더구나 그러한 정신적인 부담을 입으면서도 비행기의 안전에 대한 의무감에 얽매여 있었던것이 틀림없었을 것이다. 평양공항에 도착했을때 그는 피로의 한계를 넘어서 있었다 한다. 물론 이 피로의 영향이 딴곳에 미쳐 몸에 나타나지 않는다고는 말할 수 없을 것이다. 그는 마침내 胃(위)를 침해 당하고 말았다.

⊙ 어느날 갑자기 痛症(통증)이

「요도號」의 조종사 처럼 급속하게 증상이 악화되지 않는다 하더라도 평소에 정신적 스트레스가 위궤양을 유발시키는 가능성은 높다. 이런 경우의 증상은 오래동안 잠복기간을 경과하고서 어느날 갑자기 잠수함 처럼 나타나는수가 많다.

나의 친구인 M氏의 예가 그러하다. 그는 은행원이였다. 은행업무의 제일 첫째가 금전계산이다. 여기서는 행원 한 사람 한사람이 신경을 곤두 세운다. 계산이 가령 한푼이라도 틀리면 맞을때까지 수판을 놓지않으면 안된다. 한밤중의 잔업은 물론 때로는 새벽녁 까지도 걸리는 수가 있다. 언제나 창구에서 웃음을 선사해야 하는 반면 이러한 혹독한 업무를 수행해야 하는 곳이 은행원들이다.

M氏는 매우 우수한 인물로써 5년전 40才의 젊음으로 지점장으로 임명 되었다. 그도 여러 행원들과 다름없이 매일매일의 금전계산에는 신경을 혹사 당하고 있었다. 그렇지 않아도 그는 업무를 성실하게 치루었으며 책임을 짊어질 임무에 있었던 것이다.

어느날 그는 잔업을 하던중 넘어지고 말았다. 바로 구급차로 병원에 운반은 되었으나 이미 胃에는 구멍이 뚫어져 있어 바로 수술을 하였으나, 胃液 (위액) 이 腹腔內 (복공내) 에 유출되어 다른 臟器(장기)에도 침범하기 시작하고 있었다.

다행히 병원측의 판단이 좋아 곧 수술하게 되어 우선은 생명을 구하기는 하였으나 그뒤 1개월의 입원과 1개월의 자택요양으로 결국 2개월 동안 업무를 돌볼수가 없었다.

이 수술로서 胃를 절반이나 끊어내어 胃궤양은 완치되었다. 현재 그는 전보다 더욱 건강하게 일에 임하고 있다. 위궤양만은 이제 지긋지긋 하다면서 M氏는 더욱더 조심을 하고 있다.

◉ 氣弱 (기약) 하고 부지런한 사람일수록 위험하다.

이와같이 위궤양의 대다수는 정신적 긴장감 스트레스등 이 원인이다. 그러므로 신경을 혹사 시키는 직업에 종사 하는 사람은 더욱 주의하지 않으면 안된다.

직업별로 보면 위궤양에 걸리기 쉬운 것은 장거리 트럭 운전사, 택시, 뻐스운전사, 기술자, 작가, 연구가, 교사, 의 사, 그리고 근년에 와서는 특히 급증하기 시작한 것이 월 급생활층이다.

직업별로는 역시 회사의 사장이나 관리직이 압도적으로 많다. 중소기업의 사장쯤되면 정신적 스트레스는 계량할 수 가 없을 정도이다. 인적관리, 자금문제, 영업문제 등등 잠 시도 쉴틈이 없는 긴장의 연속이다.

또 밑에서의 항의 공백 위로 부터는 억압하는 과부장 급 들도 油斷(유·단)은 禁物(금물)이다. 근년에 특히 셀르리 맨층에 급증되고 있다는 것도 엄격한 현대관리 사회의 반 영이라고 할 수 있을 것이다. 성격적으로는 신경질적이고, 꼼꼼하며 언제나 함부로 화를 잘 낸다.

또는 사소한 일에도 신경을 쓰면서 氣弱(기약)하고 성실 한 사람들에게 많다. 반대로 만사에 무책임하고 허황한 사 람에게는 걸리기 어렵다고 할 수 있다.

또 직장의 인간관계를 비롯 부부, 며느리, 자식등 가족 간의 인간관계가 잘 이루어지지 않는사람에게는 더욱 위태 하다. 이런 사람은 위궤양을 유발할 수 있는 형태의 재료 를 스스로 만들고 있는 것이라고 할 수 있다.

◉ 胃의 構造(구조)

그런데 정신적 스트레스가 왜 위궤양이 되는것일까? 다
음에 胃의 造作(조작) 을 해설하기로 한다。

보통사람의 胃의 크기는 길이 15 ㎝, 굵기는 직경(直經)
10 ㎝, 용량 1.3 C 두터운 근육주머니로 되어있다。

胃의 역할이란 周知(주지)한 바와같이 胃주머니 속으로
들어온 消化酸素(소화효소) 프티알린과 펩트린이 飮食物(
음식물)을 입에 넣으면 胃의 幽門部(유문부)에 있는 幽門
線에서 胃液의 分泌(분비)를 촉진하는 홀몬이 血液(혈액)
속으로 放出(방출) 된다。 이것이 스트링에 의하여 자극된
胃壁(위벽)이 담백질 분해효소의 펩트린이나 鹽酸(염산)
을 지닌 胃液(위액)을 分泌(분비) 하는 것이다。

圖4. 胃와 十二指腸

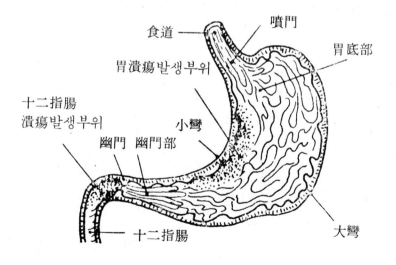

食道
噴門
胃底部
胃潰瘍발생부위
十二指腸
潰瘍발생부위
小彎
幽門 幽門部
十二指腸
大彎

◉ 身體의 自動運轉 調節器 (신체의 자동운전
  조절기,자율신경)

그런데 自律神經 (자율신경)은 머리 끝에서 발끝까지 빈
틈없이 퍼져있기 때문에 몸의 여러가지 기능에 관여있고 있
다。 그 활동의 하나로 各臟器 (각장기)가 올바르게 활동
하기 위해서 자동운전 장치의 역할도 하고있는 것이다。 그
야말로 앞것은 生理現像 (생리현상)의 자동운전 조절기라
고 할 수 있는 것이다。

한마디로 自律神經 (자율신경)이라고 하지마는 大別해서
交感神經(교감신경)과 副交感神經(부교감신경)의 二個의
신경으로 이루어져 있다.

이 두개의 신경의 역할이란 예를들면 胃液 (위액)을
放出 (방출)하는 기능을 副交感神經 (부교감신경)이라
하며, 反對 (반대)로 胃液 (위액)을 정지시키는 일을 하
는것이 交感神經(교감신경)이다。 그런 뜻에서 이 두
개의 신경은 陰 (음)과 陽 (양)과의 形 (형)으로 되어
있으며 예를들면 交感神經(교감신경)은 男性(남성), 副
交感神經 (부교감신경)은 女性 (여성)이라고 말할 수 있
을 것이다。

일반적으로 인체가 건강한 상태로 있을때는 이 두개의 신
경이 균형을 지니고 胃液(위액)을 적당하게 조절하기 때
문에 胃壁(위벽)이 문드러지지는 않는다。

그러나 정신적 스트레스 또는 다른 장해가 있으면 惱(뇌)

중에 있는 自律神經 (자율신경) 의 中樞 (중추)가 되는 視床 下部(시상하부)의 활동이 나빠진다. 그러면 지금까지 그 로 인해서 잘 바란스가 되어있던 交感神經 (교감신경) 과 副交感神經(부교감신경)에 의한 器管(기관)의 전달이 미묘 하게 흩어지기 시작한다.

필요이상의 胃液 (위액)을 胃로 보내기 때문에 胃酸過多 (위산과다)의 현상이 일어난다.

또 自律神經 (자율신경) 의 失調(실조)가 미치는 영향은 단순히 胃液分泌(위액분비)의 균형을 허물을 뿐아니라 胃 壁 (위벽)을 防衛 (방위)하고 있는 粘膜 (점막)의 血行 마 저도 악화시켜 防衛壁 (방위벽)을 엷게 해 버린다. 거기에 鹽酸 (염산)과 비슷한 性質 (성질)을 가진 胃液이 침식되어 그부분에 潰瘍 (궤양) 이 생긴다는 뜻이다.

그뒤에 潰瘍(궤양) 이 어떠한 모양으로 인체에 영향을 미 치게 하는것은 前述 (전술)한 바와 같다.

◉ 暴飮暴食 (폭음폭식) 등의 不節制 (부절제)로도
　일어난다.

나의 친구인 U氏는 47才이다. 큰 메이커와 소매상의 중간치인 식료품의 도매상을 경영하고 있다. 종업원은 38 명이며 규모는 작으나 一國一城(일국일성) 의 主人이다.

U氏의 평소의 자랑은 음식을 빨리 먹는다는 것이다. 예 를 들면 모밀국수 일인분 정도는 숨도 쉬지않고 단숨에 먹 어 치운다는 것이다. 그와 같은 것을 먹고 있으면 다른 사람은

밥도 먹지않고 있는데 벌써 三人分을 손대고 있다는 정도이다. 정말 자랑할 만큼 빠르다. 그야말로 보는 사람으로 하여금 마음을 조마조마하게 하는것은 향신료를 엄청나게 많이 쏟아 넣는다는 것이다.

이래서는 胃주머니가 견딜수가 없다. 언제인가는 소화기 계통에 고장이 생기지 않을까 하는 걱정마저 품게하는 그의 식사습관이다.

어느날 나는 U氏에게 왜 그렇게 급하게 먹느냐고 물어본 일이 있었다. U氏는 다음과 같이 대답하였다.

「내가 철이 들었을때는 日本은 태평양전쟁이 한창이었다. 더구나 패색이 짙어질 무렵이었다. 그야말로 언제 공격 경보가 울릴지 모른다고 하였다. 그러한 상태속에서 조용하게 밥을 먹고있을 형편이 못되었다. 무엇이든지 빠르게 행동한다는 것이 당시에는 가장 필요로 하고 있었던 시대였으니까 어쨌던 무엇이든지 빠른것이 좋았다. 또 당시는 음식물이 부족했기 때문에 식탁에 올려진 것은 형제끼리라도 서로 빼앗아 먹으려고 하였다. 특히 나는 四형제의 둘째였으므로 머뭇거리다가는 아차하는 사이에 이미 음식물은 없어지기 때문이다.

지금도 빨리 먹게된것은 아마도 그 때문일 것이다. 그러나 그 덕분이라고 하면 우습지만 事物(사물)을 빨리 처리하는 능력이 몸에 익게 되었다는 점이 오늘날 내가 있게 되었다고 생각된다. 그러므로 지금 젊은이들은 事物(사물)

의 신속한 처리는 早飯(조반)으로 通한다고 흔히 말하고
있다」고 하였다.

⊙ 마침내 넘어진 早食(조식)의 豪傑(호걸)

마침내 나는 U氏에게 早食(조식)은 胃에 나쁘다는 것
을 알려주고 싶었다. 그가 자라난 환경상으로 볼 때 早食
(조식)은 으뜸가는 것이며 또 그것으로 인해 현재의 그가
쌓여진 기반이라고 한다면 건강상으로 아무런 지장이 없는
현재 그를 보고 내가 이러쿵 저러쿵 입을 벌릴 필요는 없
다. 이렇게 말하는 나역시도 U氏와 같이 戰中戰後(전중
전후)를 체험한 사람이며 事物(사물)을 처리하는데 예외
없이 빠르다. 다만 나는 U氏와 다른점은 식사에 소요되는
시간이 매우 길다는 것이다. 잘 씹어 먹는다는것이 胃에
좋다는것은 周知(주지)된 사실이다. 그러므로 나는 충분
한 시간을 두고 식사를 한다. 臨床家의 나부랑이다. 그러
나 푸대접 받는 部類(부류)에 속하지는 않는다고 자부한
다.

U氏의 자신에 찬 말로서 마침내 위궤양에 대한 이야기
까지는 하지 못했으나 헤어질 무렵 「몸만은 조심하라」고
하니 U氏는 웃으면서 고개를 끄덕였다. 그후 그에 대한
나의 걱정한 바는 현실로 등장하고 말았다.

한참 뒤 그의 부인으로 부터 전화가 걸려왔다.

「선생님 어쩐지 근간에 主人의 동태가 변하였읍니다. 식
욕은 감퇴되었고 무리하게 음식물을 입에 넣으면 얼굴을

-35-

찡그리든가 합니다. 공복일 때에는 얼굴을 찡그리면서 胃의 주위를 주무르기도 합니다. ……괜찮겠는지요? 전에도 한번 吐血(토혈) 한적이 있었으니…… 勿論(물론) 主人에게도 물으시겠지만 좀 걱정입니다」부인이 말한것 처럼 원래 남에게 지기를 싫어하는 U氏이다。 그가 부인에게 까지도 아무말을 하지 않았다고 하는것은 나에게도 쉽게 상상할 수 있었다.

부인의 이야기에서 관찰한다면 U氏의 증상은 틀림없는 위궤양이였다。 그것도 비교적 악화 되어있는 상태일지도 모른다. 나는 부인에게 그를 속여서라도 내일 나한테로 데리고 오도록 당부하였다

그 다음날 그의 부인으로 부터 또 다시 전화가 있었다. 왠지 어제밤 늦게 그는 참기 어려운 고통을 겪은 나머지 구급차로 병원으로 운반되어 마침내 수술을 받았다고 한다。 胃를 절반이나 끊어 버렸다고 했다。

◉ 自律神經失調 (자율신경실조) 의 原因 (원인)

U氏의 위궤양의 원인은 첫째로 회사의 사장이라는 가장 신경을 혹사하는 重任(중임)에 있었던 까닭일것이다. 더구나 근년의 불황은 눈에 띨만큼 심각한 때이기도 하다. 그러나 직접 U氏의 위궤양을 끌어들이게 된것은 무어리 해도 그가 자랑한 早食(조식)에 있었던 것이다. 이것은 뒤에 이르러서야 U氏로 부터 들었던 이야기지만 早食(조식) 뿐이 아니고 그는 暴飮暴食家(폭음폭식가)로서 생활면도 불

규칙이었다고 한다.

여기에서 위궤양의 원인이 되는 自律神經失調(자율신경실조)의 요인을 정리해 보기로 한다.

먼저 그의 정신적 스트레스에 악영향을 준것을 생각해 보면

① 過勞(과로) ② 睡眠不足(수면부족) ③ 過度(과도)한 緊張(긴장) ④ 불안의 연속 ⑤ 계절의 변화 ⑥ 기타 급격한 생활의 변동 등을 들 수 있다. 다음에 不節制(부절제)로 인한 것은

① 불규칙적인 식사시간 ② 폭음폭식 ③ 자극물(香辛料(향신료), 濃度(농도)높은 酒類(주류) ④ 소나기 술 ⑤ 철야 마―쟌등

U氏의 경우는 뭔가 이러한 항목의 전부에 속하는것 같다. 특히 그의 경우는 자기관리 면에서의 부절제가 많았으며 이것이 원인이 되어 급속하게 탈이 생기게 된 것이다.

◉韓方(한방)에서 發見(발견)한 위궤양의 急所(급소)

韓方(한방)에서 본 위궤양의 원인으로서 몸의 다른 부분에 주어진 충격이 胃에 反射(반사)한 경우가 있다. 皮膚內臟反射(피부내장반사) 이것은 西洋醫學(서양의학)에서도 그다지 알려져 있지 않지마는 나의 그룹의 醫師(의사), 鍼灸師(침구사)는 이것을 土台(토대)로 診斷(진단)하고 診療(진료)하고 있는 가장 중요한 이론인 것이다. 讀者諸位(독자제위)는 처음 듣는 理論(이론)으로 놀라워 할지 모르겠으나 지금

부터 이 理論(이론)에 접해 보기로 한다.

예를들어 胃에서 멀리 떨어져있는 발의 拇指(모지)나 무릎의 내측등이 胃에 관련되어 있는것이 우리들의 임상예를 통해 저절로 알게 되었던 것이다.

발의 拇指(모지)를 책상밑에 찍혔다고 하면 이러한 자극이 胃에 대해서 이상한 충격이 되어 울려지게 된다. 충격을 받는 胃는 통상적인 기능을 상실하게 된다는 짜임새이다. 이에 대해서는 第二章의 "身體(신체)의 짜임새를 알아보자"에서 상술하기로 한다.

그러나 말할 필요도 없이 이러한 원인에 의한 위궤양은 정신적인 스트레스 등에 비하면 극히 적다. 전술한 바와 같이 위궤양의 원인이 되는것은 무어라 해도 정신적 스트레스에 의한 것이다.

◉ 누구에게도 胃潰瘍(위궤양)의 可能性(가능성)이…
말하자면 영웅 나폴레옹은 그야말로 위궤양에 걸릴수 있는 조건을 모두 겸비하고 있었던 사나이라고 말할 수 없을까? 連戰(연전)에 連戰(연전) 톱그라스의 전쟁주로서 心身(심신)의 피로와 황제라는 地位(지위)로서 國政(국정)에의 傾注(경주)와 전설적인 일일 3 시간의 수면부족과 愛妻皇后(애처황후)의 바람기 등등

이것이 나폴레옹 위궤양설에 찬동하는 나의 견해이다. 그런데 현대는 이러한 나폴레옹의 입장과 같은 사람이 많아졌는것 같다. 물론 세계를 무대로 달음박질하는 영웅이라

는 뜻은 아니고 어디까지나 나폴레옹이 젊어지고 있었던 정
신적 스트레스와 부절제한 생활을 되풀이 하고있는 사람이
많아졌다는 의미이다。 보다 복잡화된 관리사회 여기에다가
불황의 여파에 시달리고 있는 현대인은 편이 마음둘 곳을 잃
어버리고 대부분의 사람이 무엇에 의한 스트레스를 품고 있
는 요즈음이다。

3. 自身(자신)이 할 수 있는 위궤양의 診斷

◉ 早期發見 (조기발견) 이 당신을 胃潰瘍 (위궤양) 에서 지킨다.

위궤양의 자각증상이라면 보통 상복부의 압박감, 가슴앓
이, 吐氣 (토기) 명치부근이 타는것 같은 통증등이 나타난다
이러한 통증은 식사시간과의 관계가 깊으며 되게 공복일 때
많이 발생한다。

식사를 하면 일단은 낫는다. 그러나 또 공복이 되면 다
시 아프기 시작한다. 때로는 식사후 1시간 이내에 아프기
시작한다。 이렇게되면 어느정도는 胃壁 (위벽)이 손상되어
있다고 생각하여야 한다。

다시 심해지면서 식후의 강한 통증과 함께 뻑뻑한 피를 토
하게 된다. 또는 갑자기 많은 피를 토할때도 있다.

토혈은 없지만 下血을 할 경우도 있다. 채색이 짙은 시
금치나 비후스테이크를 과식하지도 않았는데 골-탈 같은 새까

-39-

만 便이 나오는 것이다.

골—탈처럼 새까만 血便(혈변)을 보게되면 胃 또는 十二指腸 등에서의 出血이라 의심해도 좋다. 이것은 吐血(토혈)과도 같은 뜻으로 말할 수 있으나 消化液(소화액)에 의해서 血液(혈액)에 화학변화를 일으켜서 검게되는 것이다. 즉 혈액이 胃液(위액)의 염산과 반응하여 염산으로 변화되기 때문이다.

토혈이든 하혈이든 出血할 것 같으면 제법 위궤양이 진행되어 있다는 증거이므로 때 늦지않도록 빨리 병원으로 가야만 한다. 복부의 통증이든 吐血, 下血이든 이것에 의해 정확하게 위궤양에 걸려 있다는것을 알 수 있다. 그러나 이 시점에서 증세를 느꼈다면 증상도 제법 진행되어 있었을 것이며 너무나 늦어 버렸다.

위궤양의 발견은 빠르면 빠를수록 좋다는 것은 말할 필요조차 없다.

그렇기 때문에 여기까지의 증상이 진행하기 전에 무언가 일찍 胃의 상태를 알고싶어 하는 것이다. 또 그렇게 하는 것이 위궤양의 공포로 부터 피할 수 있는 최선의 조치이기도 하다.

◉ 一般的(일반적)인 自己診斷(자기진단)에
　　있어서 세가지 포인트

위궤양의 조기발견의 첫째로서 시들시들 지쳐서 몇일이고 피로가 풀리지 않는다는 증상인 때는 黃信號(황신호)

라고 생각해주기 바란다. 이것은 몸의 피로가 自律神經 (자율신경)의 기능을 흩으러지게하여 胃酸過多(위산과다)를 일으키기 쉬운 상태로 되기 때문이다.

또 반대로 胃의 피로가 육체의 피로를 좀처럼 풀어주지 않을때도 있다. 즉 胃에 부담이 걸리기 때문에 몸의 피로가 풀리지 않는다는 관계라는 뜻이다. 언제 까지나 노곤한 피로감이 회복이 안될때는 胃에 다소나마 부담이 걸려 있다고 생각해야 할 것이다.

둘째로는 갑자기 왕성한 식욕이 나타나면 주위를 요해야 한다. 胃炎(위염)이나 胃酸過多(위산과다)를 일으키면 식욕이 감퇴한다고 생각하는 사람이 많은것 같지만은 그것은 반대이다.

胃炎(위염)이나 위케양은 胃의 結膜(결막)에 썩어문드러진 흠이 있기때문에 그곳이 자극을 받아 도리어 식욕이 나기 쉬운 것이다.

셋째로는 술을 마시더라도 醉(취)해지지 않을때 지금까지 일정한 量(량)(사람에 따라서 틀림)으로 알맞게 醉(취)했던 사람이 어느날 부터 전연 醉(취)해지지 않는 경우는 조심하는 편이 좋다.

특히 얼굴이 푸르스름하고 기름땀을 흘리는 사람은 주위를 요한다. 그대로 방치하여 두면 점점 증상이 진행할 염려가 있다. 이것은 胃潰瘍(위케양)의 초기증상이라고 생각하여 주기바란다.

이상이 위궤양 혹은 일보직전의 상태에 잘 나타나는 경향이다.

그러나 이러한 일반적인 자기진단도 내가 발견한 가장 확실한 胃의 이상을 분별하는 한갖 방법이다. 다음에 그 소개를 해 보기로 한다.

◉ 伊藤式診斷點 (이도식진단점)

① 발의 拇指 (모지)

사람의 몸이라는 것은 각부분이 단독으로 활동하고 있는 것은 아니다.

손에서 발까지 반드시 무엇인가의 연관성을 지니면서 신체의 기능을 영위하고 있는 것이다.

이러한 일은 평소 임상중에서도 수없이 부딪치게 된다. 그런것에 힌트를 얻어 나는 胃와 연간있는 個所 (개소) 를 다음 四개점으로 묶어 胃潰瘍 (위궤양) 의 조기발견에 도움이 될 수 있도록 시도하였다.

그 四개점이란 ① 발의 拇指 (모지) ② 무릎 ③ 허리 ④ 명치이다.

① 발의 拇指 (모지) 가 外反 (발모지가 小指쪽으로 굽음)

이것은 발의 拇指 (모지) 가 外側 (외측)으로 굽는 현상을 말한다. 라고 말하더라도 1년내내 발의 拇指만 보고있을 까닭도 없으므로 서투른 사람의 눈으로는 굽어 있는지 어떤지의 분간하기가 어렵다.

그러므로 이 증상을 분간하는데는 다음과 같은것에 조심

만하면 된다.

ㄱ. 신을 신을때 특히 拇指만이 어긋났을때

ㄴ. 발의 拇指 특히 안쪽에 생선눈 같은(티눈) 못이 생긴다.

ㄷ. 몸이 피로할 때 拇指가 아프다. 이것은 痛風(통풍)과 증상이 제법 비슷하다.

ㄹ. 拇指의 발톱색이 보라빛이거나 검붉게 된다.

「이런 이야기가 있다. 」다른 병으로 나에게 왔던 미용사인 Y양의 발의 拇指에 반창고가 붙여져 있었다. 나는 아무 생각도 없이 그 이유를 물어 보았더니 그 Y양은 「3일전부터 신을 신으면 拇指가 몹시 아프다」라고 하였다

「어디 어디」하면서 나는 그 Y양의 발拇指를 봤더니 역시 제법 심하게 밖으로 어긋나 있었다. Y양은 위궤양의 초기증상에 들어 있었다.

이리하여 나는 가끔 본인도 느끼지 못했던 위궤양을 발견하였다.

티눈에 스피ー루膏(고)를 붙이고 온 L氏는 발톱색이 변하여 있었다. 이 방법을 알고부터 나는 오가는 전차내에서 사람들의 발끝만 보게 되었다. 胃궤양을 발견하는 관찰력을 기르기 위해서였다.

여성인 경우는 슬립형의 구두를 신고있는 사람이 많으므로 이것은 一目瞭然(일목요연)하다. 다만 전술한 바와같이 여성들에는 胃궤양이 극히 적다. 그러므로 이러

한 증상의 사람을 만나기는 좀체로 드물다. 한편 남성이
라면 중년남성의 99 %는 가죽구두를 신는다. 말할 필요
조차 없이 밖에서는 볼 수 없다. 이런 경우 나는 구두의
불룩해진 상태에서 판단하기로 하고있다. 즉 엄지 발가락
이 불룩해진 사람은 엄지발가락이 外反으로 되어있음이 틀
림없는 증거로 보고있다.

   그러나 이것은 전차안이기 때문에 차내에서 직접 본인에
게 물을수 없어 확인할 수 없지마는 지금까지의 임상실
험에서 볼때 틀림없는 胃궤양의 진단방법이라 할 것이다.

   그런데 재미있는 것은 歐美女性 (구미여성)들에는 이拇
指의 外反이 눈에 많이 띄인다. 나의 친구중에 프랑스인이
있는데 그의 부인 발의 拇指가 매우크게 外反되어 있었다.
그래서 내가 「발의 拇指의 外反은 胃의 상태가 좋지 못한
사람에게 많다」라고 말하니 그가 조금 수긍하듯 「처가 가
끔 胃가 메숙거리고 식욕도 감퇴한다」고 말하고 있었다.

圖 拇指의 반응 外反

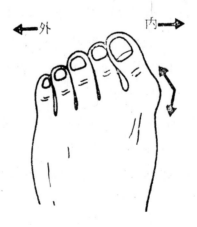

-44-

② 무릎의 胃反應點

다음에는 무릎으로 발견하는 방법이다。 슬개골의 불룩한 전내측에서 1 cm하방에 있는 작은 응어리를 손가락으로 강하게 누르면 위궤양의 염증이 있는 사람이면 펄덕 뛰어오를 정도의 통증을 느낄것이다。

더구나 이것은 自身이 한다면 좀처럼 알기 어려운 부위이므로 때로는 부인에게 협조를 청하는 것이 좋을 것이다。 이것은 흔히 左측다리에 많이 발생한다。

이런 형식적인 예가 무릎의 아픔을 말하면서 나에게 왔던 40 才의 회사원이다。

그는 나의 얼굴을 보자말자 「요즘 무릎이 무직하며 보행을 하면 아프다。 어떻게 고쳐 주세요」라고 하였다。 나는 그를 바로 눕게하고 우선 무릎을 보았다。 그의 무릎의 「胃反應點」(위반응점)은 보기에도 멋지게 불룩하게 부어 있었다。 지금까지 내가 보아왔던 중에서도 가장 심한것이였다。 이래서야 아프기 마련이다。

사실 그부분을 눌러보니까 그는 비명을 지르면서 데굴데굴 굴으더니 침대에서 떨어졌다。

그의 胃는 筋層(근층)까지 침해 당하고 있어 틀림없는 위궤양이였다。 다만 그의 경우는 체질적으로 자각증상이 나타나지 않았으므로 자신이 위궤양에 걸려있는 것을 느끼지 못했을 뿐이다。

그런데 이증상을 진단하는 방법은 나의 독자적인 것으로

서 어떠한 의학상에도 기록되어 있는것이 아니다. 즉 서
양 의학상으로도 발견치 못했던 것이다.

圖 무릎반응점

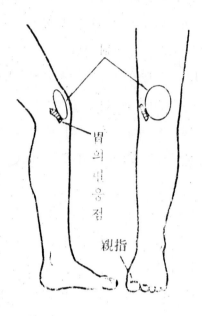

지금 나에게 研修 (연수) 받으러 오는 서양의학을 습득
한 의사들은 이 진단점을 알게된 것을 매우 기쁘게 생각하
고 있다. 위궤양을 무릎으로 안다는 것은 무척이나 신기하
다는 뜻이다.

그러나 이 진단방법의 발견은 간혹 무릎관절통의 환자에
胃의 변조를 말하는 사람이 많은 것에서 알게된 것이다. 무
릎에 의한 진단은 또 한가지 무릎의 내측에 나타나는 주름
에 따라서도 확인되고 있다. 이것은 胃에 炎症 (염증) 이

있으면 지렁이가 붙어있는것 처럼 가로주름이 몇줄 나타나는 현상이다. 왜 그러한 주름이 나타나는지는 현재로는 이론적인 설명을 할 수는 없으나 이것은 나의 수많은 임상 체험에서 얻은 것이다.

③ 「腰(요)의 反應點」

腰(요)도 또한 중요한 自己診斷點(자기진단점)이다. 腰(요)의 骨은 모두 五個로 형성되어있다. 이 腰骨(요골)이 위에서 1번부터 4번까지가 어긋나 있을때는 위궤양에 걸려 있다고 생각해주기 바란다. 그 어긋남이란 세로의 간격이 일정하지가 않다는 것이다. 이 어긋난 것을 발견하

圖 5. 腰椎

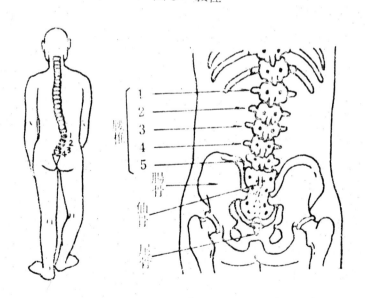

는 방법은 腰椎棘突起(요추극돌기)에 싸인펜으로 표적을 찍어두면 된다. 표적의 줄지어 있는 모양을 보면 一目瞭然 (일목요연)할 것이다. 또 腰 (요)의 棘突起 (극돌기)에서 양쪽 약 2 ㎝쯤 痛症(통증)이 있을때도 주의를 요한다.

腰骨 (요골)에 증상이 나타나는 사람은 피로하게되면 허리통을 두들기는 버릇이 있다. 그부분에 나른함을 느끼기 때문이다. 직접 腰骨 (요골)의 1번에서부터 4번까지를 두들기는 사람도 있다. 骨 (골)이 어긋나 있기때문에 저절로 두들이고 싶어진다. 腰 (요)에 反應點 (반응점)이 나타나는 사람은 腰骨 (요통)이리고 잘못 생각하는 수가 있다. S氏도 그중의 한 사람이다.

S氏는 55才의 셀르리맨이다. 이 연대의 사람은 대부분 몸의 어딘가가 이상하게 되어있다. S氏는 허리가 나른함을 느껴 허리를 침해 당하고 있다고 생각하였다. 수년전 나에게 왔을때도 그는 허리에 손을대어 조금 삐틀어진 형용을 하고 있었다. 나도 처음에는 허리를 主診 (주진) 하였으나 왠지 원인은 다른곳에 있을것 같았다. 그래서 혹시나 潰瘍(궤양)이 아닌지 하는 생각에서 근간의 증상을 듣고 胃의 反應點 (반응점)을 찾아 봤더니 그야말로 粘膜下層(점막하층)에 達(달)해 있는 胃潰瘍 (위궤양)이 발견되었던 것이다.

④ 背中 (배중)

다음은 背中(등)이라기 보다 胃의 뒷쪽이다. 이것도 자신의 손으로는 닿지 못하는 곳이므로 부인의 힘을 빌린다.

먼저 엎드려 눕는다. 마치 胃의 뒷쪽에 해당되는 곳에 背骨의 몇군데가 튀어 나와있다. 이부분을 棘突起(극돌기)라고 하지마는 이것을 목뿌리인 곳에서 순서대로 하나하나 강하게 눌리게 한다.

胃가 나쁘면 肩甲骨(견갑골)의 내측 가까이에서 뻥하게 전신을 달리는 것처럼 痛症(통증)이 일어날 것이다. 이것은 뼈가 어긋나 있는 것으로 인해 일어나는 통증이다. 뼈가 어긋나 있다는 것은 뼈의 상하에 있는 椎間孔(추간공)이라는 穴(혈)이 압박되어 있는 것이며 이것은 동시에 추간공을 통해 胃를 활동시키는 自律神經(자율신경)이 압박되어 있다는 것이다.

自律神經(자율신경)이 압박되어 命令(명령)이 끊어지면 胃는 틀림없이 이상을 일으킨다. 이것에 대해서는 이미 설명했던대로 이다.

위궤양에 걸려있는 사람은 기분상으로 背中(배중)이 편평하게 되어있는 것으로 느낀다. 견갑골이 튀어나옴으로 인해 背中(배중)의 기복이 적어지기 때문이다. 심한 사람이라면 연필을 背中(배중)에 놓더라도 굴리지 않을 정도이다.

또 背中(배중)의 근육의 긴장이 강하게 前後左右(전후좌우)에 압박되어 있기때문에 重苦感(중고감)을 느낀다.

-49-

현재 이와같은 증상을 말하는 사람이 많아지고 있다. 그중에 몇 %인가는 위궤양의 의심이 있다고 말할 수 있을 것이다. 이것은 잠재적 위궤양의 환자가 증가하고 있다는 것을 증명하고 있다.

圖 6. 脊 推

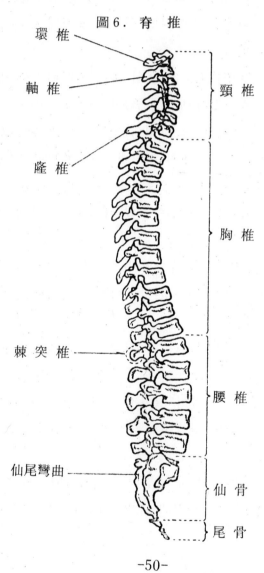

環椎

軸椎

隆椎

頸椎

胸椎

棘突椎

腰椎

仙尾彎曲

仙骨

尾骨

⑤ 명치

마지막으로 명치의 진단점이다.

명치 또는 助骨 (조골)에 따른 부분 (季助部)에 압박감
이나 응어리가 나타났을 경우에는 胃에 무언가의 이상이 있
다고 봐야 옳을 것이다.

한방상의 진단법도 이 부분을 같은 방법으로 촉진하여 압
박감이나 응어리가 있는 것으로 「心下痞硬」(심하비경)이
나 「胸脇苦滿」(흉협고만)이라하여 복용하는 한방약을 결
정하기 위해서의 중요한 포인트로 삼고있다.

그런데 명치를 쓰다듬든가 눌린다든가 하는 것은 대부분
의 사람들이 경험하고 있을 것이다. 다만 무의식 적으로
행하는 수가 많기 때문에 그다지 관심을 갖지 않을 뿐이
다. 그러나 이와같은 상태에서 재빨리 느끼는것은 위궤양
의 조기발견법의 열쇠이다.

반년전에 두통으로 나에게 찾아왔던 O氏 (56 才)가 치
료중에 오른손으로 몇번씩이나 위부분을 쓰다듬고 있는것
에 관심을 두었다. 이상하게 느낀 내가 O氏에게 물어보
니 그는 아차 싶어하는 얼굴로 胃위에 손을 얹어놓은 것을
자신이 깨달은것 같았다. O氏는 전에도 무의식적으로 胃
에다 손을대고 있었던 것이다. 내가 보았던것 처럼 O氏
의 胃는 침해당하고 있었다.

이 O氏나 S氏의 예를 보아도 알다시피 인간은 몸의 어
딘가에 이상이 있으면 그곳에 손이가게 마련이다. 손으로

쓰다듬든가, 눌으든가 하는것에 따라 통증이 줄기 때문이
다. 그러나 이 현상이야말로 그 부분의 이상을 가르키는
적신호에 대해서 반응하고 있다는 것이다.

즉 위궤양의 조기발견은 지금까지 논술한 각부의 진단을
하면서 그전에 이러한 자연히 행하는 신호를 찰지하는 것
이 중요한 것이다。

圖 7. 季肋部

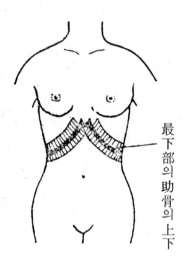

最下部의 肋骨의 上下

第二章 十원 銅錢(동전)과 一원鉛錢(납전)으로 위궤양은 치료된다.

1. 身體(신체)의 組織(조직)을 알아두자.

◉ 건강은 骨(골)의 균형으로 결정된다.

그러면 기어히 이 책의 주제인 10원짜리와 1원짜리에 의한 위궤양 치료법의 秘傳(비전)을 여러분에게 가르쳐 드리기로 한다.

먼저 10원짜리와 1원짜리가 왜 위궤양에 효력이 있는가를 충분히 이해하기 위해서 먼저 몸의 짜임새를 알아두어야할 필요성이 있다. 왜냐하면 이 「10짜리와 1원짜리 요법이야말로 몸의 짜임새를 온전하게 활용한것 외에는 아무것도 없기 때문이다.」

한마디로 몸의 짜임새라 하더라도 그 주역이 되는것은 역시 몸의 기둥이라고 할수있는 骨格(골격)이다. 의학적으로 보아서 인간의 건강은 머리끝에서 발가락 끝까지 이어져있는 骨(골)의 균형에 의해서 보존되어 있다해도 지나친 말은 아니다. 사람의 骨을 위에서부터 보아가면 먼저 頭蓋骨(두개골)이 있다. 다음에 頭蓋骨(두개골)을 지탱하는 頸椎(경추)는 7개의 骨로서 형성되어 있다. 다시 12개의 骨(골)로 이루어진 胸椎(흉추)와 5개의 骨(골)로 이루어진 腰椎(요추)와 그리고 훨씬 밑에 있는 인체의 土台(토대)라고 할수있는 骨盤(골반)으로 연결되어 있다.

건강한 사람의 이러한 骨 (골) 을 바로 옆에서보면 頸椎 (경추) 는 조금 앞쪽으로 굽었고 胸椎 (흉추) 는 조금 뒷쪽으로 재껴진것 같은 느낌이며 그리고 腰椎 (요추) 는 앞쪽으로 조금 기울어져 있다.

정말 훌륭한 정도로 力學的 (역학적) 으로 보더라도 이들의 骨 (골) 들은 잘 균형을 잡고 위에서 밑으로 연결되어 있다.

여기서 가장 중요한 것은 위에서 밑으로 연결되어 있는 이들 骨(골) 이 서로 각각 깊은 관계를 맺고 있다는 것이다. 아니 관련이 있으므로 말미암아 骨 (골) 은 잘 균형을 보전할 수 있게 되는 것이다.

즉 頭蓋骨 (두개골) , 頸椎 (경추) , 胸椎 (흉추) , 腰椎 (요추) , 骨盤 (골반) 등 인체에서 가장 기본이라고 할수 있는 몸의 중앙부에 나란히 되어있는 이러한 骨 (골) 은 단지 아무렇게나 나란히 있는것이 아니고 언제나 바른위치를 가질수 있도록 되어있다.

예를들면 骨 (골) 만을 위에서 순서대로 쌓았다면 바로 무너져 버리고 만다. 그러나 頭蓋骨 (두개골) 과 頸椎(경추) 의 이음매는 관절 環椎後頭關節 (환추후두관절) 로서 잘 쌓여져 있다는 뜻이다. 다른 骨들도 이와같이 上下가 관절의 활동으로 마치 어린아이가 토막나무를 잘 쌓아둔것 같은 형태로 되어있다.

이러한 上下의 骨의 사이에는 骨과 骨이 직접 부딪히지 않도록 椎間板 (추간판) 이라고 하는 물을 품은 스폰지와 같은 것으로 이루어져 있으며 다시 前後左右 (전후좌우) 를 筋肉 (근육), 腱 (건), 靭帶 (인대) 등으로 받혀져 바른 위치를 지니도록 되어있다. 한번 이 골의 위치가 어긋나면 神經 (신경), 血管 (혈관), 淋巴管 (임파관) 등을 비롯하여 여러가지 이상이 생겨서 그 영향이 몸속으로 전해지는 것이다.

◉ 骨格 (골격) 의 不均衡 (불균형) 은 黃信號 (황신호)

그러나 이러한 骨가운데 어딘가 한 군데 이상이 일어나면 전체 균형이 무너져 건강을 보존하기 어렵게 된다.

비만체의 사람을 예를 들어보자 그들의 骨을 바로 옆에서 보면 건강체와 틀리게 보이는 것은 먼저 腰椎 (요추)가 앞쪽으로 제법 기울어져 있어 마치 배를 밀어낸것같은 모양으로 되어있다. 그것에 수반하여 背中 (배중) 이 약간 고양이 등처럼 되어있을 것이다. (圖8. 참조)

이것은 왠일인가 하면 예컨데 腰椎 (요추) 가 앞쪽으로 굽었다고 하면 그위의 胸椎 (흉추) 는 반대쪽 방향으로 굽을 필요가 생겨지는 것이다. 이럴때 반드시라고 할만큼 腰痛 (요통) 이 발생한다.

즉 건강한 사람의 骨은 龍 (용) 이 昇天 (승천) 하는것같은 힘이 강한 曲線 (곡선)이 그려져 있는데 반해서 이상이 생긴 사람의 경우는 曲線 (곡선) 이 壓瘍 (압양) 된

모양이나 때로는 上下로 늘어진 모양이 되어있다는 것이다.
圖8 골격의 비교

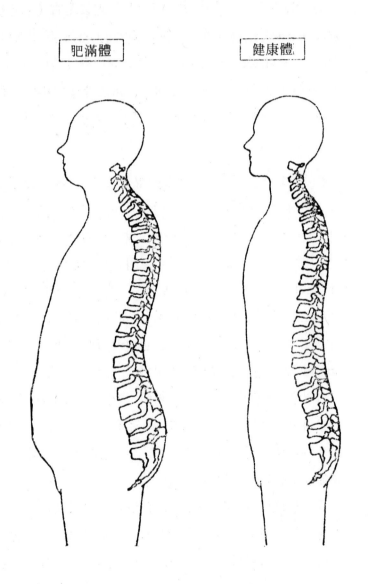

肥滿體   健康體

이래서는 당연코 각부의 骨에 무리가 생긴다. 그래서 그 무리는 또 다른 곳에 장애를 일으키게 된다.

사실 비만증인 사람은 언제나 몸의 不調 (부조) 함을 호소하고 있으며 특히 그것은 胃나 肝臟 (간장), 心臟 (심장), 腎臟 (신장) 등의 內臟 (내장) 질환일 경우가 많다.

1년전 胃가 살살 아파진다면서 나를 찾아온 A氏가 그와같은 전형적인 예이다. 그는 48才의 회사원

A氏의 신장은 168 ㎝, 그런데 체중은 놀랍게도 92 ㎏이다. A氏의 복부는 불룩 튀어나와 그야말로 「큰복배」였다. 더구나 그는 배가 튀어나온 까닭으로 背中 (배중) 이 활처럼 뒤집어져 있었다. 바로 옆에서보면 A氏의 骨格 (골격) 은 그야말로 눌려부셔버린것 같은 형이 되어 있었다.

그위에 본래의 신장보다 조금 짧아져 있어 정말 이런 케-스의 경우 치료의 전후 약 3 ㎝정도의 차이가 생기는 것도 더문일은 아니다.

나는 우선 A氏의 胃의 반응점을 살펴 보았다. 틀림없이 위궤양의 증후가 보였다. 그러나 胃뿐만 아니고 A氏의 脾臟 (비장), 肝臟 (간장), 腎臟 (신장), 그리고 心臟에 이르기까지 제법 약화되어 있었던 것이다. 흔히 체중이 많으면 몸을 움직이는 것에따라 심장에 부담이 걸려 저절로 심장이 악화되어 心肥大 (심비대) 가 되기도 한다.

A氏의 케-스는 체중의 오-버가 骨格 (골격) 의 균형을 잡지못해 결과적으로 여러가지 內臟 (내장) 에 영향을

주고 있었기 때문이다.

　이와같은 예로서 요즈음 초·중고등학생에 증가 되고있는 側萬症 (측만증) 이라는 骨의 病도 骨格 (골격) 의　균형을 허물어 뜨렸기 때문에 생기는 것이다.　세로로 굽어진 비만증에 대해서 이것은 左右로 굽어지는 것이다.

　예를들면 胸椎 (흉추) 혹은 腰椎 (요추) 가운데　하나의 骨이 굽었다고 하자 그러면 그것에 맞추어서 다음 骨이 어느쪽으로든 굽는다.　몸의 바란스를 보전하기 위해서다. 즉 측만증이라는 것은 이런 상태로 胸椎 (흉추) 나 腰椎 (요추) 가 左右로 굽는 상태를 이름지은 것이다.

　이것은 길다란 貨物列車 (화물열차) 가 탈선한 光景 (광경) 을 상상하여 주신다면 보다 쉽게 이해 할 것이다.　이 骨들이 굽어지면 드디어는 인간의 土台 (토대) 라고　할수 있는 骨盤 (골반) 과 직접 連動 (연동) 하여 骨盤 (골반) 까지 左右로 비뚤어지게 한다.　骨盤 (골반) 이 비뚤어지면 어깨 높이도 左右에 差 (차) 가 생기며 발의 길이도 差 (차). 가 나타난다.　胸椎 (흉추) 나 腰椎 (요추) 나 骨盤 (골반) 이 어긋나게 되면 이것은 즉 內臟 (내장) 에　울려서 각 臟器 (장기) 가 점점 이상을 일으키게 된다.

　최근에 어린이들에 위궤양 또는 內臟 (내장) 질환이 조금씩 증가하고 있는것도 이것이 원인이 되고 있다.

　이상이 생리학적 견지에서 볼때 骨과 건강과의 관계이다. 즉 몸의 건강이란 頭蓋骨 (두개골) 에서 骨盤 (골반)에 이르는 骨의 균형에 의해 보전되어 있는 것이다.

圖 . 9 骨格의 균형

側彎症

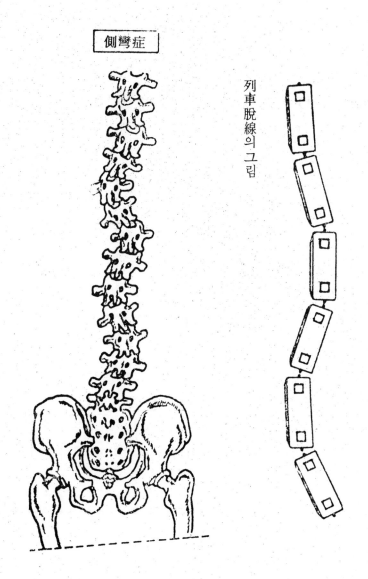

列車脫線의 그림

◉ 왜 骨의 바란스가 健康 (건강) 을 左右하는가?

그러면 骨의 비뚤어지는 것에 따라서 왜 건강을 損失 (손실) 시키는 것일까? 답은 간단하다. 骨과 骨사이 椎間孔 (추간공) 을 통해 內臟 (내장) 으로 둘러퍼져 있는 神經(신경)이 壓迫 (압박) 되기 때문이다。

神經 (신경) 의 활동이란 전술한것 처럼 각 器管 (기관) 이 정상적인 활동을 보합하기 위해 惱 (뇌) 에서 시키는 命令 (명령) 을 운반하는 역활을 하는 것이다。 이것이 압박 되면 各器管 (각기관) 으로의 傳令 (전령) 이 막히게 됨으로 그런 여러가지 器管 (기관) 은 정상적인 활동을 할수 없게 된다.

그야말로 통신이 두절된 고립된 부대처럼 된 셈이다。

骨이 비뚤어 진다는 현상의 대부분은 장기간동안 서서히 진행 되어간다. 또한 때에 따라서는 삐긋하게된 腰 (요)나 교통사고, 그리고 스포츠로 인한 捻挫 (염좌) 등 처럼 순간적으로 비뚤어 지는 수도 있다. 이런때는 痛症 (통증) 만이 아니고 內臟 (내장) 에도 좋지못한 영향을 주고 있다.

그러나 가장 두렵고 더구나 많은 케이－스로는 이러한 외부로부터의 자극에 의한것이 아니고 정신적인 것에 의한것이다.

작업상이나 對人關係 (대인관계) 등에서 정신적인 스트레스가 높아지게 되면 이로 인해 筋肉 (근육) 이 피로하게 된다. 이 피로가 筋肉 (근육) 의 긴장 (뻐근함) 을 불러 일으키게 하는 것이다. 이것은 전술한 胸椎 (흉추) 나 腰椎 (요추) 의 부근에서도 생겨 이상한 근육의 긴장이 骨을 어긋나게 하기 때문이다.

말하자면 骨의 어긋남은 둘레의 筋肉 (근육) 또는 靭帶 (인대) 등의 소행이라는 뜻이다. 이렇게 되면 근육의 정상적인 이완이 매우 중요하게 된다. 병원에서 근육 활동의 검사의 일종인 근전도를 취하는 것으로도 알수있는 것과 같이 이 근육 속에는 약한 生體電流 (생체전류) 가 흐르고 있다. 이 生體電流 (생체전류) 가 사실상 骨의 균형에 크게 관계하고 있다. 즉 生體電流 (생체전류) 가 정상적으로 흐르고 있을때는 근육의 이상 긴장도 없으며 骨의 어긋남도 없이 骨의 균형이 정상적인 위치에서 보전된다.

여기서 「위궤양의 최대 원인은 정신적스트레스」 라고 내가 설명한 것을 생각해 봐 주기 바란다. 위궤양의 최대의 원인은 정신적 스트레스에 의한 것이 많다는 뜻이지 마는 이것은 정신적 스트려스로 인해 쉽게 피로해진 몸의 근육이 긴장된 상태이기 때문이다. 이러할때 生體電流 (생체전류) 의 흐름에 반드시 異常 (이상) 이 일어나고 있다.

정신적 스트레스가 근육의 긴장을 높인다. 근육이 긴장하면 骨을 끌어 당기므로 骨은 어긋나기 마련이다.

이 骨의 어긋남이 第五胸椎 (제 5 흉추) 에서 第九胸椎 (제 9 흉추) 부근에서 일어나면 이들 胸椎骨 (흉추골) 과 骨 사이틈 (椎間孔) 에서 나와있는 胃의 활동을 조절하는 自律神

經 (자율신경) 이 압박된다는 것이다.

이렇게 되면 위궤양의 치료에 있어 최초에 할 일은 生體
電流 (생체전류) 를 정상으로 돌려 보내서 근육을 부드럽
게 하는 것이 胃의 藥 (약) 을 먹는것 보다 중요한 위궤양
의 치료이며 理想的 (이상적) 인 자연요법 이라고 할 수 있
다.

◉ 二種 (이종) 의 金屬 (금속) 이 生體電流 (생체전류)
　　를 調整 (조정) 한다.

그런데 한마디로 生體電流 (생체전류) 를 正常 (정상) 으
로 되돌린다고 하지만 이것은 용이한 일은 아니다. 다만
몸에 電流 (전류) 를 흘려보내기만 하면 좋다는 것으로서
가정용 전기의 소켓에 손가락을 집어 넣으면 큰일이 생긴다.
그렇다고 하여 전기의 볼트를 극단으로 낮추었다고 하더라
도 큰 효과는 얻기 어렵다.

결국 인간의 몸이라는 것이 자연의 법칙에 따라 영위되는
것이라면 뒤에서 무엇인가의 자극을 준다고 하더라도 역시
그것은 자연의 법칙에 따른것이 아니기 때문에 효과를 얻기
는 힘든 일이다. 그러면 자연법칙에 의한 치료법칙에 따른
치료법의 하나인 활용이 磁氣 (자기) 를 사용한 건강법이다.
본래 磁氣 (자기) 라는 것은 地求內部 (지구내부) 에 있어
서 일찍부터 인간은 노출된 地面 (지면) 에서 직접 磁氣 (
자기) 를 받아 들이는 것으로서 자연히 生體電流 (생체전류
를 조정할 수가 있었다.

그런데 지금이야말로 도시권은 그 대부분이 아스팔트나 콘크리트로 덮여버려 地面 (지면)에서 磁氣 (자기)를 받을 형편이 극단적으로 적어지고 말았다. 이러한 불리하게 된 사항을 해결하기 위해 磁氣 (자기)를 축적한 돌 (石)이나 金屬 (금속)을 點布 (점포)하는 것에 따라 大地에서 받지 못하는 磁氣 (자기)를 대신 받을수 있는 방법을 考案 (고안)하게 되었던 것이다.

이것은 이치상으로도 실제상의 사용면에서도 확실한 효과가 이미 규명되어 있다. 현재 市販 (시판)되고있는 磁氣 (자기)를 지닌 반지나, 목걸이, 에레기방 (자석) 등이 자기의 이론을 응용한 것이다.

한편 生體電流 (생체전류)를 정상으로 하는 목적은 같더라도 나는 다른 방법을 생각하고 있었다. 그것이 10원짜리와 1원짜리 銅錢 (동전) 요법의 기초가된 「P.I.A 寄經療法 (기경요법)」이다. 이온化傾向 (경향)이 서로다른 異種金屬針 (이종금속침)을 활용하여 生體電流 (생체전류)를 조정 할려는 것이다. 그러면 대체로 이온化傾向이란 어떤 것일까?

◉ 이온化 傾向이란?

分子의 이온化의 難易度 (난이도)를 이온化傾向이라 한다. 예를들면 表面 (표면)을 잘 갈았는 鐵板 (철판)을 硫酸銅 (유산동)의 水溶液 (수용액) 속에 넣으면 鉄板 (철판)의 표면에 銅 (동)이 折出 (절출)된다. 또 亞鉛 (

아연) 을 엷은 **鹽酸** (염산) 속에 넣으면 잘 녹지만 金屬은 전연 변화를 받지 않는다.

이것은 中性의 金屬 (금속) 을 물속에 넣을 경우에 陽 (양) 이온이 되는 傾向 즉 이온化傾向 (이온화경향) 의 大小에 따라 결정되는 것으로서 鉄 (철) 은 銅 (동) 보다 이온이 되기 쉬우며 亞鉛 (아연) 은 水素 (수소) 의 이온화傾向 (경향) 보다 크지만 金은 적기 때문이다.

이온化傾向의 大小는 그 金屬 (금속)이 酸化 (산화)되기 쉬운 정도의 差 (차) 에 관계가 있어 電氣科學的 (전기과학적) 인 방법으로 결정된다. 그 순서는 큰쪽부터 Llti (리튬), K (칼륨) , Ca (칼슘) , Na (나트륨) , Mg (마그네슘) Al (알리미늄) , Zn (아연) , Cr (크룸) , Fe (철) , Cd (카드룸) , Co (코발트) , Ni (니켈) , Sn (주석) , Pb (납) , H (수소) , Cu (구리) , Hg (수은) , Ag (은) , Au (금) 이다.

이온化傾向이 큰 칼슘이나 나트륨은 바로 물에 녹아버리지만 이온化傾向이 적은것 즉 金은 거의 물에 녹지 않는다. 이 원리를 활용하여 물에 녹기 쉬운 금속과 녹기 어려운 금속을 몸에 붙이면 몸 전체가 마치 乾電地 (건전지) 와 같은 상태가 되어 거기에 弱電 (약전) 이 생긴다.

이리하여 발생된 弱電 (약전) 은 人體 (인체) 에 흐르게 된다. 이것은 地面 (지면) 에서 얻은 磁氣 (자기) 와 같이 生體電流 (생체전류) 를 조정하는 활동을 하게 된다.

이 원리를 이용하여 만들어진 것이 MP 침이라는 1 cm정
도의 특수한 針 (침) 이다。

이것은 이온化傾向의 差 (차) 가 있는 一金屬(M)과 十
金屬 (P) 으로된 二個의 針 (침) 이라는 것이다。 M침의
성분은 銖과 亞鉛과의 合金이며 P針은 金과 銅과의 合金
이다。

이 異種金屬 (이종금속) 으로 되어있는 2개의 針을 피
부에 찌르면 구체적으로 어떠한 변화가 일어날 것인가.

먼저 몸속에 극히 약한 전기가 발생한다。 그러면 이 전
기가 이상을 나타내고 있는 生體電流 (생체전류) 를 조정
한다。

M.P針을 點布 (점포) 한 순간 사람의 몸이 약한 밧데리
와 같은 상태가 된다는 짜임새다。 生體電流 (생체전류)가
조정되면 이때까지 긴장되어있던 근육이나 腱 (건) 靭帶 (
인대) 등이 풀어지면서 어긋나있던 骨은 정상위치로 돌아
오게 되는 것이다。 위궤양은 骨의 어긋남이 신경을 압박
하여 그 기능이 침체되어 있음으로 일어났기 때문에 骨이
원래의 위치로 돌아옴에 따라 胃도 정상적인 활동을 하게
된다는 것이다。 그래서 10 짜리와 1 원짜리 동전요법이란
이 MP針에 의한 치료를 기본으로 하여 고안된 훌륭한 치
료법이다。

2. 왜 10원동전과 1원납전이 위궤양에 듯는가?

⊙ 이렇게하여 2개의 동전이 위궤양을 고친다.

이제 지금까지 설명했던 P.I.A기경요법에 사용하는 MP針을 응용한 것이 이 10원짜리와 1원짜리 요법이며 그래서 이것은 여러분이 병원에 와서 치료받는 번거로움을 덜어주기 위해서 고안해 낸 것이다.

그러면 10원과 1원 동전이 왜 MP針의 대용이 될수 있을까? 이것은 이 두개의 동전인 금속이 MP針의 이온化傾向度와 닮았기 때문이다. 10원과 1원짜리 금속은 두개가 모두 合金 (합금) 으로 되어있는 것으로서 우선 10원짜리의 주성분은 銅이고 1원짜리는 알미늄으로 생각해도 좋을 것이다. 즉 이 두개의 동전은 이온化傾向으로 말하면 金과 칼륨정도의 差 (차) 는 없더라도 그것과 완전히 서로 닮은 관계에 있는 것이다.

이 10원짜리와 1원짜리의 材質 (재질) 의 틀림은 잔돈주머니를 물그릇에 떨구었을때 현저하게 나타난다. 예를 들면 잔돈이 들어있는 돈주머니를 물에 젖은 그대로 二三日 방치하였다고 하자 그런 다음 뚜껑을 열어서 동전을 집어내어보면 10원짜리는 때가 빠져서 번쩍번쩍 깨끗하게 되어있는 것에 비하여 1원짜리는 酸化現像 (산화현상) 을 일으켜 흰 가루나 粘液 (점액) 이 위로 떠오르고 있다.

이것이야 말로 두개의 동전에서 이루어진 이온化傾向의 틀림을 나타내는 증거이다.

이와같이 이온化傾向이 달라지는 두개의 동전을 몸에 붙이면 매우 약한 전기가 발생한다. 또는 이온化傾向의 원리를 응용하는데 있어서 10원과 1원짜리 동전이 아니더라도 상관은 없다. 예를들면 金貨 (금화) 가 있다면 10원짜리를 대신하여 사용하여도 효과는 달라지지 않는다는 뜻이다. 또 1원짜리 대신에 담배갑속의 알미늄 박지를 발라 붙여도 같은 결과다. 다만 가장 손쉬운 것으로서 10원과 1원짜리 동전에 의한 MP針의 대용을 생각해낸 것이다. 또 이것이 가장 발라 붙이기가 쉽다는 뜻도 된다。

어느것이든지 성質이 서로다른 금속을 사용할 즈음에는 이온化傾向을 확인할 필요가 있으며,또 만일에 잘못 點布 (점포) 하면 도리어 病 (병) 을 악화시킬 우려가 있으므로 역시 여러분이 自宅 (자택) 에서 이 요법을 행할때에는 10원과 1원짜리를 사용하여 주기를 바란다.

이것이 10원과 1원짜리 요법의 가장 土台 (토대) 가 되는 원리이다。

그러나 원리는 알았다 하더라도 이것으로 10원과 1원짜리 요법이 완성 되었다는 뜻은 아니다. 전술한바와 같이 이 두개의 동전을 아무렇게나 붙이면 오히려 病 (병) 이 악화될 위험이 생기기 때문이다. 거기에는 기어이 이치에 알맞는 것이 없으면 이것을 사용하지 못하게된다. 이 요구를 충족시키기 위해 지금부터 상술하는것이 「PIA寄經療法 (기경요법) 」의 理論 (이론) 이다.

◉ 手足의 穴로서 고치는 寄經療法 (기경요법)

그런데 이 PIA寄經療法 (기경요법) 이 완성되기 까지에는 실은 커다란 드라마가 있었던 것이다.

종래의 침구치료라는 것은 두 종류의 방법으로 행하고 있었다。 그 하나는 인체에 있는 十四經 絡 (14 경락) 이란 이론을 이용하여 수많은 혈을 짜 맞추어 치료하는 방법「正經治療」(정경치료) 라고 하는 것을 많은 분들이 시행하고 있었던 것과, 또 하나는 「寄經治療」(기경치료) 라고 불리우는 특수한 것이다. 이것은 正經治療 (정경치료) 와는 달리 手足에 있는 八個穴 (8개혈) 만 사용한다는 아주 간단한 것으로서 확실한 효과를 보이고 있다는 것에서 전문가들의 사이에도 근간에 갑자기 주목 되어온 치료법이다.

이 「寄經療法 (기경요법) 의 手足의 八個穴에 전술한 MP針을 붙여 骨盤 (골반) 의 어긋남 까지도 고쳐버린 일을 치료중에서 우연히 발견하게 되었다。

骨盤 (골반) 의 어긋남의 치료법으로는 이미 「척추교정법」 (Chiro Practic)이라고 하는 미국에서 탄생한 것이 있다。

Chiropractic은 지금부터 약 100년 전에 D.D. 빠-머가 우연히 발견한 것으로 이것은 「손」의 Chiro 와 Practic의 「치료」라는 두가지 의미의 말이 합해진 造語 (조어) 이다. 문자 그대로 "손으로 骨을 고치는 요법" 이다. 100년전의 일로서 D。D。 빠-머의 시종이 귀가 먹은 흑인이 있었다. 어느날 빠-머가 이시종의 목에 손이 스쳤던 곳에 커다란 응어리를 발견하게 되었다. 빠-머는 아무생각 없이 그 응어리를 강하게 압박시킨 것으로서 뚝 하는 소리를 내면서 이 응어리가 어디론가 없어져 버렸다. 지금 가만히 생각해보면 이 「혹」은 목뼈의 첫째骨 環椎 (환추)였던 것이였으나 빠-머는 우연히 여기를 압박시켜 준것으로서 눈깜짝할 사이에 시종의 귀머거리를 낫게 하였던것이다. 이것이 「카이로 푸락틱」요법의 시초였던 것이다. 아마도 당시로서는 鬼神 (귀신) 같이 맞추는 치료라는 것으로서 여러 사람들로부터 놀라움을 받았음이 틀림없었을 것이다. 현재 「카이로 푸락틱」치료는 그 뒤 많은 임상예를 기초로 연구되어 현재는 미국뿐이 아니고 널리 유-럽까지 보급되고 있다.

특히 미국에서는 의과대학 보다는 우수성이 못지않은 「카이로 푸락틱」대학이 설립되어 더욱 많은 사람들에 의해 다시 연구개발 되고 있다.

그런데 「카이로 푸락틱」과 지압은 얼핏 닮은것 같지만 이 양자에는 근본적으로 다른점이 있다. 그것은 지압이 주가되어 근육을 눌러서 풀어주는 것에 대해 「카이로 푸락틱」은 어긋나 있는 骨을 손을 이용하여 橋正 (교정)한다는 것이 다른점이다.

◉ 두 개의 동전으로 骨이 움직였다.
6년전쯤 있었던 일이다. 어느날 나는 坐骨神經痛 (좌

골신경통) 으로 앓고 있는 A氏 (주부 52才) 의 치료를 하였다。 A氏는 우측의 굵은 外踝 (외과) 로부터 발등에 걸쳐 날카로운 통증과 저림으로 피로워 하고 있었다。

나는 주의깊게 A氏의 발을 보았다。 왠지 A氏의 우족이 극단으로 짧아 있었다。 나는 이상하다고 생각하면서 A氏를 엎드려 눕게하여 그녀의 골반을 촉진하기 시작하였다. 이것은 「카이로 푸락틱」의 진단법이다。

흔히 여러분이 엉치라고 하는 脹骨 (장골) 의 뒤에 突起 (돌기) 後上脹骨棘 (후상장골극) 이라고 하는 것을 눌렀을 때였다。 그녀는 강렬한 아픔을 느꼈던지 비명을 지르며 몸을 젖혔다。 이것은 骨이 어긋나 있었기 때문이다。 그녀의 다리의 통증의 원인은 後上脹骨棘 (후상장골극) 에 있다고 판단하였다。 脹骨 (장골) 이 조금 뒷쪽으로 회전하여 옆에서 보면 고관절이 조금 위로 올라가 있기 때문에 그녀의 우측 다리도 짧아 있었던 것이다.

그녀의 坐骨神經痛 (좌골신경통) 이 腸骨 (장골) 의 어긋남에 많이 관계되어 있었던 것이다。

그러면 우연히 나은것은 그 뒤였다。 나는 문득 당시 내 자신의 몸에다 시도하고 있던 MP針을 A氏의 손과발에 刺入 (자입) 하면 이 골반의 어긋남이 낫지 않을까 생각했던 것이다.

물론 이일에 관해서 이때는 아직 정확한 이론이 정립될 턱이 없었다。 겨우 내자신의 몸에 몇번 시도해 봤을 뿐이다. 이것을 A氏에 응용해본다는 것은 나로서는 큰 모험이였다.

그러나 이때 A氏의 가까이에는 MP 鍼은 눈에 띄지 않았다. 이때 나는 엉뚱한 생각을 하고 있었다. 10원과 1원짜리 요법이였다. MP 鍼을 사용하는 것과 원리는 같았기 때문이다.

나는 10짜리와 1원짜리를 호주머니에서 끄집어 내었다. 그리고 2명의 右手足에 그것을 세로 테이프로 점포 하였다. 그러자 어떻게 된 일인지 A氏는 다음 순간 나에게 말하였던 것이다.

「아! 선생님 통증이 없어졌읍니다. 」

그야말로 일순간에 그녀의 다리의 통증은 사라져 버렸다는 것이다. 다리뿐 아니라 그녀의 다리길이도 딱들어 맞게 되었으며 좌골신경통도 거짓말처럼 나아버렸다.

A氏의 아픔이 갑자기 사라져 버린것은 아직 믿기 어렵다는 느낌으로 아파던 다리를 몇번이고 쓰다듬고 있었다.

그런데 이 一件으로 놀란것은 다름아닌 나 자신이였다. 나는 A氏가 돌아간 뒤에도 얼마동안 그녀의 통증을 고친 두개의 동전을 혼자 오래도록 바라보고 있었다. 그야말로 우연한 일이라고 하겠지만 어찌하였던 이렇게 완치되고 나는 새로운 치료법에 연구심을 갖게 되었다. 이때 사용했 건 침대와 두개의 동전은 지금도 나의 치료실에 소중하게 보존하고 있다. 나의 영원한 기념품이다.

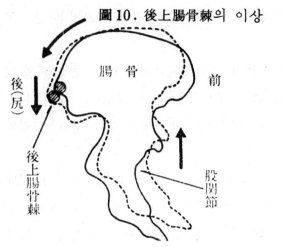

圖 10. 後上腸骨棘의 이상

腸 骨

前

後(尻)

後上腸骨棘

股關節

◉ 「PIA奇經療法」은 이렇게 하여 탄생되었다.

A氏의 증상이 나았다고. 하여 나는 즐거워만 할수 없었다. 나는 커다란 숙제를 짊어지지 않으면 안되었다.

그것은 왜 手足에 10원과 1원동전을 붙인것으로 다리의 길이가 원래대로 되돌아 왔는지? 왜 골반과 다리의 통증이 사라져 버렸는지? 좌골신경통이 어떻게 하여 완치되었는가의 물음에 대한 해명을 하지 않으면 안되었기 때문이다. 이것을 해명하는 것이 이 우연을 끌어 일으킨 나의 책임이기도 하였다.

그날부터 나는 온갖 참고서를 훑어보고 여러 사람에게 이 사실을 이야기 하였다. 또 자신의 몸에다 몇번이나 이 치료법을 시도해 보기도 하였다. 물론 이때는 MP鍼을 사용하고 있었다.

「요즈음의 나는 무언가에 사로잡힌것 같다」라고 나를

싸고 있는 사람들은 말하고 있었다. 특히 나의 부인은 「이번의 당신의 끈질김은 중증이구려」라고 놀라운 표정으로 나를 바라 보았을 정도였다. A氏가 완치된 사실을 해명하게된 것은 그로부터 한참 경과된 뒤의 일이였다. 결론부터 말한다면 A氏를 낫게한 이 새로운 요법은 「카이로푸라틱」과 「經絡」(경락)과 「피부분절」등의 이론이 이것을 해명하는 열쇠가 되었던 것이다.

즉 「카이로 푸라틱」이란 骨의 어긋남을 고치는 것이 치료법이며, 「經絡」은 인체의 피부위에 있는 「穴」과 「穴」을 연결하는 江의 흐름과 같은것을 응용한 것이며,「피부지각분절」이란 가장 서양의학적인 것으로서 피부상의 신경이 관련되어 있는 부분을 도시한 것이다. 이러한 이론을 활용하는 것에 따라서 A氏의 치료에 대한 의문점이 보기좋게 해결되었던 것이다. 정말로 A氏는 이 새로운 치료법을 탄생시킨 계기가 된 사람이였다.

어찌 되었던지 우연하게 발견된 이 치료법은 종래의 침구를 포함한 모든 치료법에는 찾아볼수 없는 몇가지 새로운 특징을 가지고 있어서 나는 이것을 「PIA기경요법」이라고 이름 지었다. PIA란 骨盤轉移(골반전이)와 伊藤寄經(이도기경) 에리아에 의한 기경요법의 머리글자를 사용한 것이다.

⦿ 일본보다도 외국에서 주목받는다.

내가 PIA기경요법을 이론적으로 정비하게된 한참뒤에

일본에서 제5회 국제침구학회가 개최되게 되었다. 이것은 세계 약 30개 국가에서 의사와 침구사가 1300명이 모인다는 대규모의 학회였다. 이 학회에서 나는 PIA기경요법을 처음으로 여러 사람앞에 발표하였다. 그러나 애석하게도 이때 회장에 있었던 많은 분들은 너무나도 뜻밖의 침구치료법을 눈앞에 두고 어리둥절 하였던지 대부분이 이해를 표시하지 않았다.

PIA기경요법이 본격적으로 주목된것은 그뒤 파리에서 개최된 제6회 국제침구학회였다. 이 자리에서 내가 PIA기경요법을 발표하고 끝마침과 동시에 통역이 나에게로 달려와서 「이도선생님, 여하튼 명함을 가급적 많이 주십시요. 직접 선생님으로부터 말을 듣기를 원하는 사람들이 쇄도하여 큰일입니다」라고 말하는 것이 아닌가. 온 세계에서 모인 의사와 침구사는 간단하고 이치에 꼭 들어 맞으며 더구나 속효성을 지닌 PIA기경요법에 놀랐던 것이다.

이날을 고비로 PIA기경요법은 일본국내보다 구미여러 나라에서 훨씬 더 주목되었고 또 각국의 친구들의 덕분으로 나는 적극적으로 설명회를 열었다. 그러므로 일본어 보다 영문의 교재가 먼저 출간되게 되었다.

⊙ PIA기경요법의 특징

그러면 여기에서 PIA기경요법의 특징을 정리해 보기로 한다.

우선 첫째 MP針을 사용하여 病 (병) 의 원인인 骨의

어긋남을 고쳐버린다는것, 이것은 즉 종래의 침구치료로서
는 생각이 미치지 못했던 것이다. 이 이론은 「카이로 푸
락틱」이론을 응용한 것에 의해 가능하게 되었다. 둘째로
PIA기경요법은 종래의 서양의학에도 동양의학에도 없는
독자적인 진단법을 가지고 있다는 것이다. 예를들면 지금
까지의 침구치료의 진단법은 「望, 聞, 問, 切」즉 望診 (
망진),聞診 (문진), 問診 (문진), 切診 (절진) 을 많이
활용하며 때로는 여러가지 측정기를 활용하는 수도 있다.
그러나 이러한 것들은 정확한 진단을 하기에는 얼마간의
결점도 있다. 그러나 PIA기경요법은 먼저 논술한 이론
을 토대로 하고 있는데서 순식간에 더구나 정확하게 진단
할 수 있는 것이 가능하게된 것이다. 그러므로 누가 진단
을 하더라도 같은 방법으로 진단할 수 있는 이점이 있다.

이것은 옛날 생각에 얽매이지 않고 새롭고 좋은 것을 더
많이 받아들여서 침구치료를 할려는 내 자신의 생각에서
고안된 것이며 그 중 하나의 성과가 「카이로 푸락틱」이
론의 도입이였던 것이다.

세째로는 종래의 침구치료와 PIA기경요법의 鍼의 재질
이 틀린다는 것이다.

종래의 침구치료에서 사용되어온 鍼은 스텐레스나 금이
나 은으로 된 것이 많다.

그러나 PIA기경요법으로는 MP鍼이 주역이다. MP鍼
이란 전술한것 처럼 鐵 (철) 과 亞鉛 (아연) 의 合金 (M

針) 과 金 (금) 과 銅 (동) 의 合金 (P針) 이다. 이 二種 (이종) 의 금속으로 만들어진 침이 生體電流 (생체전류) 를 조정하기가 훨씬 쉽다는 것은 말할 필요도 없다.

넷째로는 PIA기경요법은 침을 몸에다 직접 꼽지 않는 다는 것이다. 이에 대해서는 다음의 3. 「10원과 1원짜 리 동전은 어디에 붙이는가」에서 상세히 설명 하겠으나 세로 테이프로 붙이는 것만으로 충분하다는 것을 알게된다.

마지막으로 지금까지의 침구치료보다 고치게 되는 病 (병) 의 범위가 광범위하게 되었다는 것이다. 오히려 환자의 병명에 구애받지 않고 전술한 독자적인 진단법에 의한 진단을 하며 또 치료 하므로써 병명은 참고로서만 활용할 뿐이다.

예를들면 외과전문병원에 갔을때 안과계통의 병을 봐 주었으면 하는 생각을 했더라도 이것은 매우 어려운 일이다.

그러나 PIA기경요법이라면 그러한 분야에 구애받지 않고 그것이 암이든 풍이든 무엇이든지 즉석에서 병을 진단하여 그 치료법을 결정할 수 있게 되는 것이다. 이것이 PIA기경요법의 커다란 특징이며 이점인 것이다.

◉ 기경요법은 이런 병에도 효력이 있다.

PIA기경요법은 모든 침구치료로서 유효한 병이라면 틀림없이 효력을 발생한다.

침구치료 환자의 가장 많은 三者 (삼자) 라고 말하고 있는 腰痛 (요통), 座骨神經痛 (좌골신경통), 膝關節痛 (슬관절통) 은 물론 위궤양에 까지 유효하다.

그 밖의 것을 전부 나타낸다면 추간판 헤로니아, 경완증 후군, 두통 이명증, 불면증, 고·저혈압, 천식, 야뇨증, 생리불순, 냉증, 신염, 방광염, 십이지장궤양, 변비, 설사, 관절류마티스, 삼차신경통, 안면신경마비, 권태감 등등이다.

이중에서도 특히 효력을 발휘하는 것은 급성증상의 많은 질환들이다. 예를들면 교통사고로 인한 두통, 마비등의 휴유증, 뻐근한 요통, 추간판헤루니아 등

한편 만성화한 것에는 그의 치료법이 속효성을 나타내지 않는 것도 있다. 이것은 PIA기경요법의 한계라기 보다 악한것이기 때문이며 서양의학에서도 이것은 마찬가지다.

PIA기경요법에서 재미있을 정도로 효과적인 것이 冷症 (냉증) 이다. 서양의학에서는 그다지 취급되지 않는 병으로서 의사에게 병을 알려도 응해주지 않는 때가 많다.

그런데 흔히 足이나 허리에 냉증이 있으면 당연히 내부에 있는 臟器 (장기) 에도 혈행이 장해되는지 신경의 명령이 전해지지 않게 되기도 한다.

그래서 드디어는 다른 병을 유발 시키기도 한다. 실은 무서운 정도이다.

즉 냉증이란 다른병을 알리는 적신호이기도 하다.

PIA기경요법은 이것을 순식간에 고치고 만다. 이것은 MP침을 點布 (점포) 하는 것만으로 정상으로 되돌아간 생체전류가 근육의 긴장을 풀어 혈행을 잘 시키기 때문이다.

냉증은 혈행이 나쁘게 된 것이 원인이 되었기 때문이다.

그러므로 이것을 해결하면 낫게 마련인 것이다.

다음에 이것은 수많은 임상에서 알게된 것이지만 PIA 기경요법은 心臟 (심장) 의 이상에도 잘 듣는다.

한마디로 심장의 이상이라고 하지만 심장에 구멍이 뚫인 것에서부터 심근경색 협신증, 심장비대, 심장판막증, 부정맥등 많은 종류가 있다. 물론 PIA기경요법이 이러한 모든 병에 듣는다는 것은 아니다. PIA기경요법이 효력을 발휘하는 것은 심장의 장기 그 자체의 결함에 대해서가 아니고 기능적인 이상에 대해서이다.

이것은 나로서도 상상외의 치료효과였다. 또 최근에 두통, 현기증, 이명 등 목위에서 일어나는 증상으로 고생하는 사람이 매우 많아지고 있다. 이것도 PIA기경요법으로 즉석에서 진단도 되고 치료도 된다.

특히 이명이나 두통등 몸의 한쪽이 이상을 일으키고 있는 경우는 틀림없이 骨盤 (골반) 이 어긋나 한쪽 다리가 짧아져 있다. 이 짧은 다리를 PIA기경요법으로 하면 골반과 경추가 교정되면서 이명증이나 편두통이 나아 버리게 된다. 이것을 고치는데는 1초의 시간도 걸리지 않는다.

고혈압증도 한번으로 혈압을 20 ㎜ 쯤 내릴수가 있다. 왜 PIA기경요법으로 혈압이 내려지는가 하면 우선 혈행이 좋아지므로 혈관이 확장된다. 그렇게 되면 혈액은 넓어진 혈관으로 통하게 되므로 혈압이 내려지게 되는 것이다.

★ 침구서 도서안내 ★

◎鍼灸寶鑑(鍼灸臨床治療學)
◎痛症과 鍼灸治療
◎針麻醉
◎針灸實技全書(全五券)
 1)五行針灸의 新研究
 2)百萬人의 必要한 灸療法
 3)小兒針法
 4)皮內針法
 5)刺絡法
◎坐骨 神經痛과 針灸
◎實用經穴學
◎快速針刺療法
◎鍼灸醫學
◎針灸入門
◎針灸臨床醫典
◎針灸大成
◎良導絡治療入門
◎침구역학
◎침구이론의 고찰
◎침구 할인신편

★ 한방서 도서안내 ★

圖 11-2　胃反應點

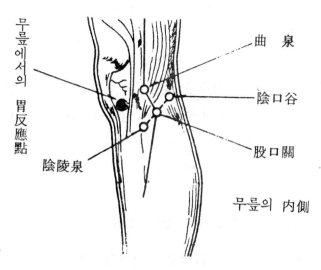

무릎에서의　胃反應點

曲　泉

陰口谷

股口關

陰陵泉

무릎의　内側

圖 11-2　貼布場所

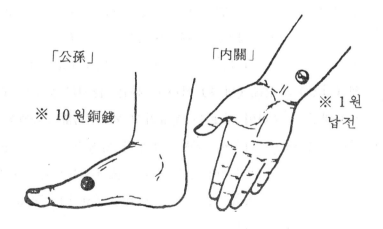

「公孫」

「内關」

※ 10원銅錢

※ 1원
납전

실은 나도 처음에는 MP針을 1 ㎜도 틀리지 않게 穴에 붙여 치료하였다. 그런데 어느날 차례대로 찾는 환자의 치료에 바빠서 穴에서 조금 빗나간 곳에 붙인적이 있었다. 규정된 시간이 지나고 침대에 있는 환자의 곁으로 되돌아 왔을 때이다. 문득 「큰 실수를 저질렀구나」라고 생각하였으나 환자의 상태를 물은 즉 별다른 이상은 발견치 못했다. 그뿐아니라 촌푼의 어긋남없이 穴에 붙였을 때와 같이 거뜬하게 통증을 사라지게 했던 것이다.

이것은 나로서는 커다란 발견이였다. 그래서 이 일로 인해 穴을 조금 더 넓은 개념으로 취해진 「이도기경 에리어」의 탄생으로 발전시켜 갔던 것이다.

◉ 건강을 左右하는 14개의 냇물의 흐름

옛날 사람들은 인간의 몸에는 「經絡 (경락) 이라고 하는 肺經 (폐경), 大腸經 (대장경), 脾經 (비경), 胃經 (위경), 心經 (심경), 小腸經 (소장경), 腎經 (신경), 肪胱經 (방광경), 心包經 (심포경), 三焦經 (삼초경), 肝經 (간경), 膽經 (담경) 이라고 하는 12개의 흐름과 다시 가운데를 전후하여 흐르는 분류라고 하는 督脈 (독맥) 과 任脈 (임맥) 을 더하여 모두 14개의 냇물의 흐름이 있다」고 생각하고 있었다. 이 열두개의 支流 (지류) 와 두개의 本流 (본류) 는 穴과 穴을 연결한 線狀 (선상) 이라고 생각하여 주기 바란다.

수천년 전의 사람들은 아마도 사람의 몸을 이러한 냇물

의 흐름에 비유하여 진단과 치료를 하고 있었을 것이다. 그래서 여러가지 병은 이 냇물의 흐름이 막혔을때 일어난 다고 생각하고 있었다.

즉 건강한 사람의 냇물의 흐름을 보면 수량도 알맞으며 막히는 일도 없이 조용하게 흐르고 있는데 對 (대) 해 병 걸려있는 사람의 냇물의 흐름은 반드시 어딘가가 막혀있다 고 말할 수 있을 것이다. 이 흐름이 막히는 곳은 병에 따라서 대체적으로 정해져 있다. 예를들어 胃가 나빴을 때는 「胃經이나 脾經」 腰(요) 가 아플때는 「肪胱經」(방 광경) 이나 「腎經」 (신경) 이라는 「經絡」 (경락) 이 막 혔다는 뜻이다. 그래서 옛날 사람들은 흐름이 막히기 쉬 운 장소를 「經穴」 (경혈) 이라는 명칭으로 우리들에게 전해 주었다. 현재의 침구 치료란 이 냇물의 흐름을 바 르게 하기 위해 針으로 자극하여 병을 고치는 치료법인 것 이다. 사실상 이러한 사고방식은 현대의 침구치료의 임상 에 많이 활용되어 뛰어난 효과를 올리고 있다.

재미있는 예를들면 먼저 逆兒 (역아) 의 치료법이다. 발 의 小指 (소지) 부분에 「至陰」 (지음) 이라는 穴이 있 다. 이곳에 灸(구) 를 하면 逆兒 (역아) 가 정상적인 胎 兒 (태아) 의 위치에 되돌아 가게 된다. 이것은 발의 小 指 (소지) 부분과 子宮 (자궁) 과의 經絡 (경락) 이 연결 되어 있는 것을 활용한 것이다.

圖 12 。 人體의 穴

圖 12. 人體의 穴 (1)

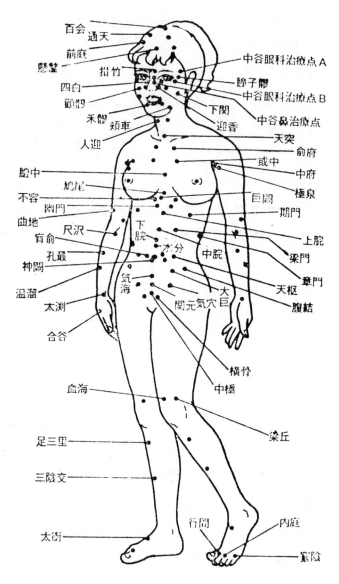

百会
通天
前庭
懸釐
攅竹
四白
觀髎
禾髎
頰車
人迎
膻中
鳩尾
不容
幽門
曲地
肓俞
孔最
神闕
温溜
太渕
合谷

中谷眼科治療点 A
睛子髎
中谷眼科治療点 B
中谷鼻治療点
下関
迎香
天突
俞府
或中
中府
極泉
巨闕
期門
上脘
梁門
章門
腹結
天枢

下脘
水分
中脘
気海
大巨
関元気穴

血海
横骨
中極

足三里
三陰交
梁丘

太衝
行間
内庭
竅陰

圖 12. 人體의 穴(2)

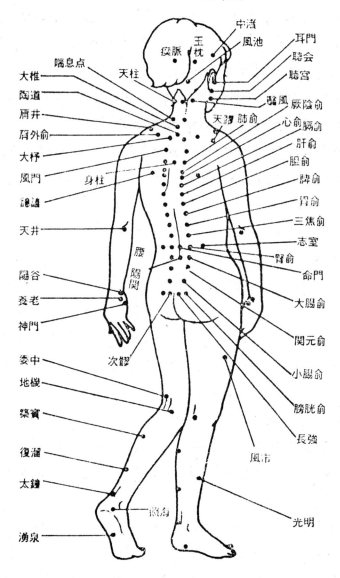

즉 小指 (소지) 부분에 灸로 자극을 加하면 逆兒 (역아)
가 子宮 (자궁) 에서 빙 돌아선다는 짜임이 되어있는 모양
이다. 이것은 침구분야 뿐만이 아니고 서양의학의 산부인
과에서도 크게 활용되고 있다.

아득한 옛날 三천년전에 전해온 지혜가 근대의학에도 취
급하고 있다는 것은 대단히 반가운 일이다.

逆兒 (역아) 뿐이 아니고 痔 (치) 가 좋지 못한 사람의
경우도 환부에서 멀리 떨어진 穴에 자극을 주는 것으로 나
아 버린다.

이곳은 머리꼭지의 「百會」 (백회) 라는 穴에 灸를 하
는 방법이다.

나의 친구중에 침구사인 K氏는 이 X 「百會」 (백회) 에
손으로 탕탕 두들기는 것으로 환자의 痔痛 (치통) 을 고쳐
버리는 것으로 유명하다. 이 百會 (백회) 와 肛門 (항문)
과는 督脈 (독맥) 이라는 냇물의 흐름이 연결되어 있으며
이것은 그 생각을 활용한 전형적인 예라고 할 수 있겠다.

실은 10 짜리와 1 원짜리로 위궤양을 고친다는 치료법도
三천연전의 옛사람들의 남겨준 「經絡」 (경락) 이라는 것
에 대해 이보다 더 편리한 것이 없다는 방법론의 토대위에
서 생각하게 된 것이다.

이야기가 조금 길어졌으나 이상 성명한 것 처럼 병을 고
치기 위해서는 반드시 穴이라는 것이 존재해야 하지만 임
상중에서 우연하게 이것은 穴點 (혈점) 이 아니고 약간 幅

(폭) 있는 범위가 아닐까 하고 생각한 것이 「伊藤」 (이도) 기경 에리아」인 것이다。 그러므로 10원짜리와 1원짜리를 약간 빗나간 장소에 붙였다 하더라도 그다지 신경을 쓰지 않더라도 충분한 효과를 얻을수가 있다.

「무릎의 위반응점」과 「公孫」「內關」을 이해 하였으면 다음은 실제로 붙여 보도록 하자。 그러나 먼저 다음의 재료들을 준비해 주기 바란다.

① 그다지 손때가 묻지않은 10원과 1원짜리 동전 각각 한 개

② 반창고 또는 세로테이프

③ 담요 또는 큰타올 한장

④ 손수건 한장

이상 4가지가 준비되었으면 다음은 연출효과이다。 이 치료법을 행하는 즈음에 가장 주위를 요하는 것은 조용한 방에서 시술해주기 바란다.

아무리 11원으로 효과를 얻는다고 해서 전차 안에서나 많은 사람들이 북적되는 곳에서 시술한다면 수행을 많이 쌓은 승이라 하더라도 좀처럼 정신과 육체의 안정을 얻기가 어렵다。 역시 어느정도의 연출효과는 필요하다고 하겠다。 그 환경 조성은 대체로 다음 4가지점을 유의하면 될 것이다.

① 조용하고 부드러운 음악을 흘러 보낸다。

② 실내온도를 24度 전후를 보존한다.

③ 실내는 너무 밝지 않도록 커튼을 치고 야간에는 작은 전구의 밝기가 알맞다

④ 클라스에 한잔의 와인이나 위스키-티를 한잔 마시면 보다 나은 효과를 얻을 것이다. 물론 후술하는 「酵素」(효소) 와 「스피루니나」도 잊어서는 안된다.

圖13. 伊藤奇經
　　　에리어(1)

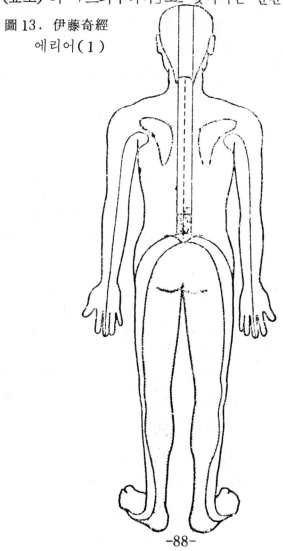

圖 13. 伊藤奇經
에리어 (2)

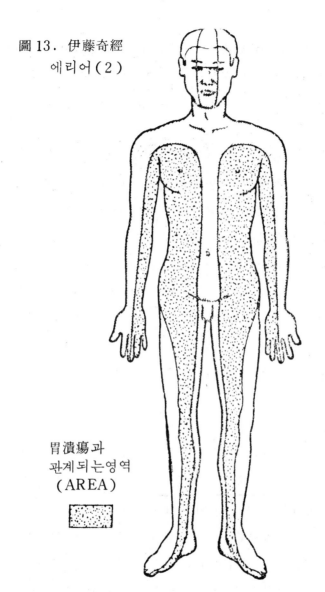

胃潰瘍과
관계되는영역
(AREA)

그러면 이제부터 10원과 1원짜리 동전 요법을   시작한
다.

먼저 「公孫」에 10원짜리, 「內關」에 1원짜리를 붙여주기 바란다. 붙이는 방법은 동전을 반창고로 十字 (십자) 모양으로 하는 것이 보통방법이지만 요는 움직이지 않도록 하는 것이 요령이다.

두개의 동전을 붙였으면 다음에는 반듯하게 누워서 안정을 한다. 이온化경향의 작용으로 인해 아무리 순간적으로 몸의 밧데리가 충전이 된다고 하더라도 붙여놓고 날뛰어 다닌다면 모처럼의 치료는 헛되게 마련이다.

손을 배위에 나란히 얹고 조용히 호흡을 조정한다. 시간적으로는 사람에 따라서 차이는 있으나 대체로 30분이 되면 손발이 따뜻하게 느껴진다.

더구나 이때 높혀진 열이 달아나지 않도록 담요로 덮어 열기가 새어나가지 않도록 한다. 또 손수건은 눈위에 조용히 가린다.

손발의 끝이 따뜻하게 된다는 것은 이온化경향이 제대로 잘 이루어 지고 있다는 증거이다. 생체전류가 작용하게 되면 근육이 부풀어 혈행을 돕는다는 것은 전술한 대로이다.

손발이 따뜻하게 되면 다음에는 眼氣 (안기) 를 재촉하게 된다. 실내의 알맞은 온도와 눈을 가린 손수건과 부드럽고 조용한 음악을 들어면서 느슨한 기분으로 그대로 잠들어 버리는 것이 가장 효과적이다. 약 30분이면 저절로 잠에서 깨어나게되니 정말로 신기한 것이다.

이것으로 10원과 1원짜리 동전에 의한 위궤양의 자기

진료는 끝난다. 너무 간단해서 무언가 서운한 생각을 가진 사람도 많으리라고 생각해 본다.

그러나 그 중에는 「아니 아무런 변화도 없다」라고 말하는 사람이 있을지도 모른다. 그분을 위해 다시한번 치료후의 몸의 변화를 살펴보자.

① 손이 화끈하여 포근하고 따뜻하게 되었나?

② 발이 화끈하게 따뜻하여 졌나?

③ 솔솔 잠이 오는지?

④ 푹 잠을 잤느냐, 어떠냐?

첫번째는 ① 만이라도 상관없으나 계속하면 ④까지의 변화를 얻는 것이 가장 이상적이다.

위와같은 변화를 볼 수 없었던 사람은 아마도 다음 사항이 틀린것이 틀림 없다.

穴을 잘못 찾아 붙인점, 10 원과 1 원을 반대로 붙인점, 안정을 하지 않은점.

이러한 사람은 다시한번 붙여 주어야 한다. 만족스러운 결과를 얻게 될 것이다. 그러나 정상으로 붙였는데도 아무런 변화가 없었다면 이것은 胃의 증상이 심한 중증이라고 보아야 한다.

그러나 이 치료법은 몇번이고 말했듯이 생체전류를 조정하는 것에 따라서 骨의 어긋남을 바르게 하고 신경의 압박을 없애는 것이다. 그러므로 한번의 치료로서 생체전류의 흐름을 조정하였으도 시간이 경과하면 그 효과도 조금씩 적어지게 된다. 예를들면 한때의 통증은 낫더라도 위궤양은 같은 경과를 거쳐 다시 악화 되어 버린다. 그러할 경우 이 치료법을 매일 계속해 주기 바란다.

위궤양은 특히 胃壁 (위벽) 이 상하는 병이다. 적어도 위벽의 상처가 아물게 될때까지 계속할 필요가 있다.

위궤양의 경우 완치되기 까지는 대체로 1개월이 소요된다. 완치되기까지 계속한다는 것은 10원과 1원짜리 요법에 한하지 않고 다른요법도 병용하는 것이 좋다. 덧붙여서 이 치료법과 병용하는 요법은 後述 (후술) 하는 酵素 (효소) 와 스피루리나를 복용하면 치료기간이 크게 줄어들게 된다. 반드시 활용해 주기 바란다.

위궤양이라는 병은 항상 통증을 유발하기 때문에 그렇다고해서 매일같이 병원에만 다닐수도 없는 것이다. 특히 바쁜 나날을 보내야만 하는 현대인으로서 이것은 고통이외의 짜증스러운 일이다. 이러한 통원치료의 번거로움을 덜어주기 위해서는 10원과 1원짜리에 의한 치료법이 가장 적당한 것이라고 생각한다.

4. 위궤양 이외에도 이런 효과가 있다.

◉ 腰痛・神經痛에도 즉효성 발휘

10원과 1원짜리 요법으로 낫는 것은 위궤양뿐이 아니고 예를들면 조금 연구를 加하는 것으로서 대부분의 병에도 큰 효과를 발휘한다. 그 대표적인 예를 8가지 정도 소개하기로 한다.

10원과 1원짜리도 낮는 병이라고 하지만 동전을 붙이는 장소는 그 병의 증상에 따라서 변한다.

다만 腰痛(요통), 背部痛(배부통), 肋間신경통, 足의 拇指痛(모지통), 膝關節痛(슬관절통), 動悸(동계), 喘息(천식), 狹心症(협심증) 등은 위궤양과 같은 장소에 붙인다.

한편 위궤양과 다르게 붙이는 것은 타박충돌의 후유증(자동차사고), 편두통등을 들 수 있다. 먼저 위궤양과 붙이는 장소가 같은 병을 알아보자.

◉ 붙이는 장소가 위궤양과 같은것

① 腰痛(요통)

요통을 말하는 가운데 가장 많은 것은 삔요통이다. 이것은 높은 곳에 있는 것을 부자연스런 자세로 내린다든가 무거운 물건을 부자연스러운 동작으로 들어 올린다든가 할때에 일어난다.

삔 요통이 일어나기 쉬운 것은 피로했을때 또는 크-라의 영향으로 몸이 냉해 있을때와 근육이 특별히 긴장되어 있을때 많이 발생한다.

삔 요통은 그야말로 경험하지 않은 사람은 그 피로움을 알지 못한다. 예를들면 걸을수도 또는 설수조차 없으며 다만 엎드려서 기어가는 수 밖에 없어 통증과 싸우는 수 밖에 없다고 하니 그야말로 측은한 생각이 드는것이 이병의 통증이다.

나의 친구인 K氏의 부인 (42才)은 작년 여름 K氏가 골프장에 나간 어느 일요일의 오후 허리를 삐고 말았다. 아침 일찍 K氏를 내보낸 뒤 오전중 그녀는 세탁 등 집안일을 하고 있었으나 햇살이 차츰 뜨거워지기 시작하여 방에 들어와 에어컨을 돌렸다. 한시간쯤 깜박깜박 졸고 난 뒤였다. 방안을 치우기 시작한 그녀는 갑자기 선반위가 지저분한 것이 마음에 걸려 선반 앞쪽에 있는 꽃병에 팔을펼쳤을 때였다. 이때 무리하게 키를 세웠던 것이 잘못이었다. 뚝하는 소리와 함께 그녀의 전신에 격통이 오기 시작했다. 더 이상 서있을 수 없을 정도로 고통스럽다. 호흡마져 하기 힘든다. 그녀는 그만 방바닥에 웅크리고 말았다. 아파서 몸을 도저히 움직일 수가 없었다. 그렇지만 그녀는 전화통 까지라도 갈려고 하였으나 마치 쇠망치로 힘껏 두들기는것 같은 격통에 움직일 때마다 비명을 지르지 않고는 못견디었다. K氏가 귀가한 것은 밤8시가 넘어서였다. 집안이 어두워 웬일인가 하는 불안감으로 조심조심 방안으로 들어가니 왠지 부인이 웅크리고 있지 않은가 사정을 듣고난 K氏가 나에게로 전화를 걸어온 것은 밤9시 쯤이였다.

즉 K氏부인은 낮부터 밤9시까지 혼자 웅크리고 그 심한 격통을 참고 있었던 것이다. 나는 K氏에게 10원과

1원짜리 요법을 지시하였다. 다만 이즈음에 또 하나의
처방을 가르쳐 주었다.

그것은 무릎의 「위반응점」의 밑에 있는 「陰陸泉」(음
능천) 이라는 穴을 강하게 지압하라는 것이였다。 말하자
면 그녀의 삔 허리는 한번의 치료로써 멋지게 낫고야 말
았다. 물론 완치가 빨랐던 것은 어제밤의 10원과 1원
짜리 동전에 의한 요법의 결과인 것이다.

② 部背痛 (배부통)

보통 어깨가 뻐근하다는 것은 근육통을 말하는 것이다.
이것은 등의 근육이 앞뒤에도 左右에도 긴장하는 것이 원
인이다。 이러한 때에는 등이 평평하여 공을 놓아도 구르
지 않을 정도이다. 이곳이 아픈 사람은 손자의 손으로
그부분을 누르든가 기둥에 등을 눌려 붙이기도 한다.

즉 견갑골의 안쪽부분이 약간 돌출하여 그야말로 울퉁불
퉁한 느낌이 있기 때문이다. 이것은 胃의 不調 (부조)로
인한 것에서 많으며 따라서 치료법도 위궤양과 같다. 다
만 「至陽」 (지양) 이라는 穴에 한번의 灸 (구)로써
나을 것이다.

얼마전에 젊은 여성이 이 통증으로 나를 찾아왔다. 아
주 美人이였으므로 지금도 기억하고 있다. 그 여성의 등
을 보았을때 五個所에 걸쳐 灸 (구) 의 자국을 보고 깜짝
놀랐다. 어찌된 셈인지 灸 (구) 의 자국이 새카맣게 되어
있었다. 美人도 이래서야 형편 없어진다. 針이든 灸던 過

多 (과다) 하면 역효과가 되기 마련이다.

圖 14. 요통穴

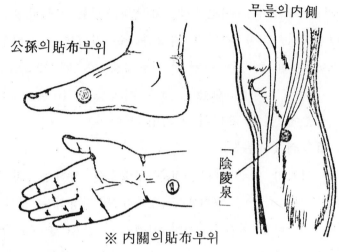

公孫의 貼布부위

무릎의 內側

「陰陵泉」

※ 內關의 貼布부위

圖 15　至陽穴

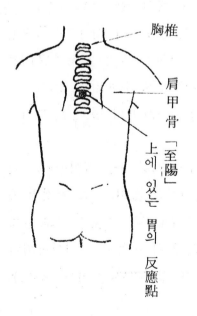

胸椎

肩甲骨

「至陽」

上에 있는 胃의 反應點

PIA기경요법　덕분으로 그녀의 背部痛 (배부통) 은 나았다.　그와 동시에 괴로 웠던 胃도 개운하게 되었다 고 하였다.

② 肋間神經痛 (늑간신경 통)

이것은 주로 右側 (우측) 협복이 갑자기 아파지므로 심할때는 걷는것 조차 불가

-96-

능하게 된다.

실은 작년 12월 내자신이 이것에 당하고 말았다. 건 널목을 건너려고 할때였다. 신호등에 걸려 급하게 서두른 것이 화근이 된 것이다. 조금 몸에 무리가 생긴것 같은 것을 느꼈다. 갑자기 협복에서 뻑－하는 날카로운 소리가 난 순간 나는 격통에 쌓이고 말았다.

왠지 걷는것 조차 괴로웠다. 그러나 그곳은 길한가운 데였다. 조심조심 길을 겨우 건넜다. 격통으로 눈앞이 캄캄하다. 이때 나는 틀림없이 뼈에 잔금이 생긴 것이라고 생각 되었다. 하여간에 아픈 협복을 눌리면서 나의 치료실로 돌아와 평소 친분이 있는 정형외과에 전화로 예약을 하였다. 그리고 나는 우선 통증을 줄이는 것만 이라도 해봐야 겠다고 생각하여 나의 조수의 손을 빌어 치료를 시켰다. 치료를 하였더니 통증이 단숨에 반감되 었다. 이것이 정말 뼈에 잔금이 생겼다면 이렇게 빨리 통증이 사라질 까닭이 없다.

생각했던 데로 뼈에는 이상이 없었다. 그렇다면 늑간 신경통은 나의 전문이다. 전후 3회의 치료로써 통증은 완전히 없었졌다.

이때 나는 MP針을 사용했던 것이지만 물론 10원과 1 원짜리 동전 요법으로도 비슷한 효과를 얻은 것이다.

그런데 이것을 붙일때 右胸(우흉)이 아플때는 동전은 左手와 左足에 사용해 주기 바란다. 이것이 늑간신경통에 붙이는 방법이다.

④ 足拇指 (족모지) 의 痛症 (통증)

이 통증을 말하는 사람도 최근에 많아지고 있다. 이것은 발의 拇指 (모지) 에 못이 생긴다든지 발톱색이 변하기도 하는 것으로 심한 통증을 수반한다。 또 拇指 (모지) 만이 구두에 까이는 수가 많다。

발의 拇指만 보아도 많은 병을 예상할 수 있으며 진단할 수도 있게 되었다。 그 중에서도 가장 많은 것은 무어라해도 소화기계의 병이다。 이것은 「經絡理論」(경락이론) 에서 보더라도 발의 拇指 (모지) 에는 「脾經」(비경) 「胃經」(위경)등 소화기 계통이 관련되는 拇指 (모지) 와 胃를 결부시킬수 있게 된다。

발의 모지뿐이 아니고 그 밖의 手足의 指 (지) 들도 저마다 내장과 관련을 갖고 있다。 특히 발의 小指 (소지) 는 子宮 (자궁) 과 관련되어 逆兒 (역아) 를 고치는 穴조차도 있다는 것은 전술한 되로이다。

즉 통증을 참으면서 거칠은 구두를 신고 있으면 결과적으로 胃를 탈내고 만다는 뜻이다。 미용사인 P녀 (25才) 는 피로 하다면서 나의 치료실에 다니고 있다。

어느날 P양은 양쪽발의 拇指에 붕대를 감고 왔던 것이다。 까닭을 물어 보았더니 그녀의 拇指 (모지) 는 구두에 까여서 빨갛게 부어올라 있었다。

나는 재빨리 그녀의 발을 치료하기 시작하였으나 이럴

경우 통증이 한쪽발에만 있다하더라도 양 手足에 10 과 1
원짜리를 붙일 필요가 있다. 이것은 위궤양과는 달리
조금 다른 치료법이다.

또 치료중에는 구두 또는 운동화를 신지 않고 가급적
이면 발의 拇指(모지)에 부담을 주지않도록 하여야 한
다.

⑤ 무릎관절통

무릎을 굽히는것 정도로도 견딜수 없이 아프다든지 또
부어오르기도 한다. 이것이 심하게 되면 병원에 가서 몇
번이나 물을 빼지 않으면 안된다.

이것의 치료의 특징은 아프지 않는 쪽의 手足에 동전
을 붙인다. 또 붙이고 30 분쯤 지난뒤에 아픈쪽의 무릎
을 잡아 당기게 하면 이것만으로도 거짓말같이 통증이 없
어진다. 이것은 전술한 「카이로 푸락틱」에서 응용하는
것으로서 매우 중요한 기술의 하나이다.

⑥ 動悸(동계, 숨찬병, 狹心症(협심증))

건강한 사람이라도 운동을 하면 심장이 헐떡헐떡 하여
숨이차게 되지만 이것은 심장의 기능이 지나치게 왕성하
여지기 때문에 생기는 현상이다.

피로해 있던지 심장의 활동이 둔해져있는 사람이라면
계단을 오른다든가 조금만 달려도 이러한 현상이 일어난
다. 특히 심한 사람은 빈혈을 일으켜 식은 땀이 나던가
얼굴빛이 파랗게 되어 가슴이 답답하다 한다. 흔히 말

하는 動悸 (동계), 숨찬것 현기증이라고 하는 것이 이런것들이다.

또 狹心症 (협심증) 을 지병으로 앓고있는 사람이 많다. 협심증이라는 것은 심장 둘레에 있는 심장을 움직이게 하는 근육이 기능장해를 일으켰을때 나타나는 현상이다. 호주머니 또는 손가방속에 협심증약을 넣고다니는 사람을 흔히 볼수있으나 이것도 바쁜 현대인들의 특유의 병일것이다.

이와같이 심장의 이상이 심해지면 左腕 (좌완) 의 내측에서 특히 小指쪽으로 저림이나 감각마비 현상이 생긴다.

나의 친구중에서 현지보고직을 하고 있는 사람이 이병의 주인공이다.

그는 원고마감 시간에 쫓겨 몇일이든 철야작업이 계속되면 左腕 (좌완) 이 전연 움직일수 없게 된다고 한다. 더구나 그의 경우 저림이 지나간 다음에는 팔에서 밑으로 감각이 마비되어 버린다.

10원과 1원짜리 요법은 실로 이병의 주인공에게는 정말 잘 듣는다. 이 까닭은 심장에 분쟁이 있는 사람은 생체전류의 흐름도 빠르기 때문이다. 현지보도직을 맡고 있는 그도 과로로 左腕 (좌완) 에 이상이 나타나기 시작하면 펜을 놓고 10원과 1원짜리를 발라 붙인다고 한다. 직효성이 있기 때문에 그사람으로서는 필연의 치료법이 된셈이다.

붙이는 장소는 위궤양과 꼭 같다。 말하자면 이것은
심장에 구멍이 뚫린 사람에게는 효과가 없다。 다시 말
한다면 내과 수술을 필요로 하는 사람은 이것으로는 손
쓸수가 없다는 것이다。

◉ 點布 (점포) 장소가 위궤양과 다른것

① 頸痛症 (경통증)

이 痛症 (통증) 은 언제 누구의 몸에 덤벼들지 예상할
수 없는 병이다。 주로 교통사고로 일어나는 확률이 가
장 높다.

그런데 이런 병의 환자를 자세히 살펴보면 이병에 걸
리기 쉬운 사람과 그렇지 않은 사람이 많은것을 찾을수
가 있다。 예를들어 두사람이 자동차를 타고서 함께 사
고를 당하더라도 頸痛症 (경통증) 에 걸린 사람과 비교적
가벼운 증상 즉 타박상 정도로 끝나는 사람이 있다。 이
것은 근육의 긴장도의 차이에서 온 것이라 본다.

한편 자동차에 관계하지 않고 운동경기등에서도 일어난
다。 예를들면 유도나 레슬링등 갑자기 외부에서의 충격
이 加해지는 운동도 조심하지 않으면 안된다.

그것은 하여간 경추의 관절이 삔 것이다。 더구나 보
통 염좌와는 달리 인간의 급소라 할수있는 목에 생기는
것이므로 그때의 신체적인 쇽크는 대단히 심각하다。 예
를들면 두통, 토기, 이명등의 증상이 연발하는 것이 보통
이다.

경통증에 10원과 1원짜리 동전을 붙이는 장소는 매우 복잡하다. 예를들면 자동차 충돌로 이것이 발생했을 경우에 바로 뒤에서 쇼크가 왔을 경우와 비스듬히 옆으로 충돌을 받았을 때의 點布 (점포) 하는 장소가 틀리는 것이다.

대개 충돌은 압도적으로 바로 뒤에서의 경우가 많으므로 여기서는 이 케-스만을 줄여서 설명하기로 한다.

먼저 左右手小指 (좌우수소지) 의 付根 (부근) 「後鷄」(후계) 에 10원짜리를 붙이고 그리고 左右足 (좌우족) 의 밖의 복숭아 뼈밑 「中脈」에 1원짜리를 붙인다. 이것은 胃궤양의 경우와는 붙이는 장소와 동전이 완전히 반대가 된다.

이것은 생체전류의 흐름이 胃궤양과 경통증과는 완전히 반대방향이기 때문이다.

圖 16. 경통증의 穴

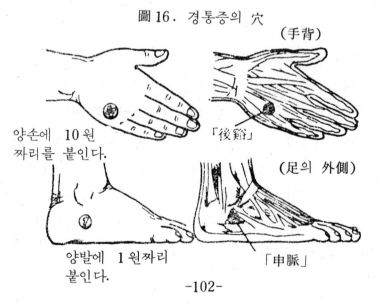

(手背)

양손에 10원 짜리를 붙인다.

「後鷄」

(足의 外側)

양발에 1원짜리 붙인다.

「申脈」

② 편두통

두통이라고 한마디로 말하더라도 이것은 두가지로 구분할 수 있다.

그 하나는 후두통 그리고 또 하나는 편두통이다. 이 편두통에는 매우 커다란 특징이 있다. 그것은 左右의 발의 길이가 다르다는 것이다.

예를들면 지금까지 입고있던 양복바지를 한쪽만을 질질 끌게 되었다던가 구두의 밟은 모양도 제법 左右 차가 생긴다. 심할때는 左右발의 길이가 3 cm정도가 틀릴때도 있다.

10원짜리와 1원짜리를 붙이는 장소는 짧아진 다리쪽의 즉 바른쪽다리가 짧다면 바른쪽 손목 「外關」 (외관) 에 10원짜리를 그리고 1원짜리는 긴쪽발의 小指付根 (소지부근) 의 「臨泣」 (임읍) 에 붙인다.

이것은 재미있게도 두개의 동전을 붙인 순간 발의 길이가 본래대로 되돌아 간다.

이러한 것은 발길이의 차이가 골반을 左右로 어긋나게 하여 그것이 목뼈의 가장 중요한 제1경추마져 左右 어느 한쪽으로 비틀리게 하였기 때문이다.

편두통은 이러한 骨의 어긋남으로 인하여 발생하기 때문에 어긋난 경추나 골반이 제위치로 환원되게 되면 그 즉시 편두통도 소실되고 만다.

圖 17 편두통의 穴

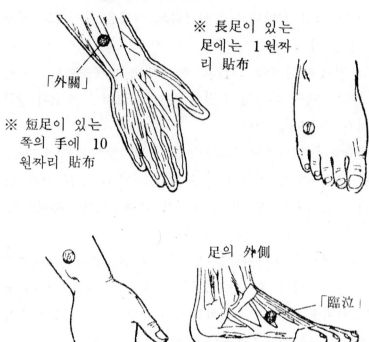

「外關」

※ 長足이 있는
足에는 1원짜
리 貼布

※ 短足이 있는
쪽의 手에 10
원짜리 貼布

足의 外側

「臨泣」

第三章 이것이 伊藤 (이도) 式 위궤양 療法 (요법) 이다.

1. 효소를 사용하면 보다좋은 효력이 있다.

다음과 같은 이야기가 있다.

3년전 동경의 모병원에 47才의 男性이 만성위궤양의 수술을 하기위해 입원하였다. 회사원 F氏다.

F氏가 입원한 그날 이웃 침대에서 경통증의 치료를 위해 입원하고 있던 중년남성이 효소원액을 마시고 있는 것에 흥미를 느낀 F氏는 옆환자로부터 「잘듯는다」라는 그 남성의 말에 반신반의 하면서도 속은셈 치고 효소요법을 시작하였다고 한다.

F氏는 컵에 시판하고있는 효소액을 부어 아침저녁으로 한잔씩을 20일간이나 계속 마셨던 것이다.

이제 F氏의 수술할 날이 다가왔다. 그런데 수술전에 파륨을 마시고 X선을 비추어도 이전에는 확실하게 확인되었던 위궤양이 자체조차도 소실되어 있었다. 이상하게 생각했던 의사들은 만일을 위해 다시 정밀검사를 하였지만 그래도 궤양은 보이지 않아 다만 나은 흔적으로서 조금 위벽에 험자국만이 보일 뿐이었다. 퇴원한 F氏는 그리고 얼마뒤에 나를 찾아왔다. 나은 것은 좋은 일이지만 대관절 어떻게 된 셈인지 그것을 모르고는 안심할수가 없다고 하였다.

F氏의 경우는 옆 침대에 있었던 경통증의 사나이로부터 가끔 산소요법의 가르침을 받았지만 효소는 확실히 위궤양에는 특효력이 있다. 보다정확하게 설명한다면 산소는 위궤양에 限하지 않고 「炎」(염)이 붙는 炎症(염증)을 불러일으키는 病名에는 잘 듯는 것이다. 이것은 산소가 지닌 抗炎症(항염증) 작용이 유효하게 작용하기 때문이다.

효소에는 이런 작용이 있다.

효소가 치료에 미치는 작용으로서 ① 체내 환경 정비 ② 항염증 작용 ③ 항균작용 ④ 분해작용 ⑤ 혈액정화작용 ⑥ 세포부활작용의 6종으로 고려된다.

이것들에 대하여 설명하기로 한다.

① 체내환경 정비

이 작용은 체내 환경의 균형을 취한다는 것이다. 예를 들면 혈액을 약한 알카리성으로 만든다. 몸속의 이물질을 제거한다. 장내의 균형을 갖는다. 세포의 강화를 촉진한다. 병원균에 대한 저항력을 강하게 하는 등

② 항염증 작용

이것은 몸속의 환경을 정비하는 작용을 하는 것이다. 염증이란 세포의 일부가 상처를 받아 파괴 혹은 손상되어 거기에 병원균이 모여 성장하기 시작하는 것이다. 이것을 직접 고치는 것은 효소가 아니다. 이 경우의 효소의 작용은 백혈구를 운반해오는 것이다. 그리고 백혈

구의 작용을 촉진하여 상처를 받은 세포에 힘을 준다는 것이다.

③ 항균작용

백혈구에 의해 식균작용을 촉진하는 것과 동시에 효소 그자체도 항균작용이 있어서 병원균을 죽인다. 또 효소는 세포의 신생을 촉진하는 작용도 갖고 있다.

④ 분해작용

염증을 일으킨 장소 혹은 그것에 의해 혈관속에 정체된 고름이나 오물을 분해하여 깨끗이 청소하여 정상 상태로 돌아가게하는 작용력이 있다. 또 병을 고친다는것과 직접 관계는 없지만 음식물의 소화흡수를 쉽게 돕는 것도 효소에 의한 분해작용의 하나이다.

⑤ 혈액분해 작용

이것은 혈액속의 노폐물을 몸 밖으로 내어 보내고 또 염증등으로 생긴 병독을 분해하여 그것을 배설하는 작용을 한다. 그 밖에 산성화 되어있는 혈액에 대하여 혈액속의 지방을 분해하여 약 알카리를 만드는 힘을 가지고 있는 것이다. 혈액의 흐름을 잘되게 하는 작용도 한다.

⑥ 세포부활 작용

세포의 신진대사를 촉진 하는 것으로서 이것에 의해기초적인 체력을 만드는데 일환책이 되어 있다. 또 상처를 받은 세포의 新生 (신생) 을 촉진한다.

F氏의 경우 이러한 六種의 효소작용이 강하게 일하여

胃꿰양이 완치된 것이지만 구체적으로 어떠한 작용에 의해 그의 胃꿰양이 완치되었는가를 살펴보자

胃꿰양이란 먼저 설명한 것처럼 胃벽에 상처가 생기는 것이다. 더구나 F氏의 경우는 수술을 해야할 만큼 중증이였다. 그의 몸에서는 커다란 손상이 생겼다는 뜻이다. 손상은 시급히 고치지 않으면 안된다. 방치하여 두면 상처는 점점 커진다. 특히 胃의 경우는 胃酸 (위산) 이라는 강렬한 파괴작용을 하는 酸 (산) 을 간직하고 있기때문에 1초라도 빨리 胃벽을 원상태로 고칠 필요가 있다.

건강한 사람이라면 손상을 최소한으로 막기 위해서 몸의 모든 부분에서 모여든 수천개에 달하는 효소균이 손상이 생긴 부분 즉 胃에서 행동을 개시한다. 이러한 효소의 작용에 의해서도 건강한 사람의 胃는 지탱되어 있다는 것이다. 그런데 F氏의 경우는 정신적 스트레스나 기타의 지장으로 효소의 양이 극도로 감소되어 있었던지 혹은 효소자체의 힘이 줄어있었음이 틀림없다. 그의 胃에 상처는 효소의 작용이 충분하지 못했기 때문에 마침내 꿰양에까지 발전되기에 이르렀던 것이다.

그런데 F氏는 간혹 이웃침대에 잠자고 있던 경통증인 사람으로부터 효소요법의 가르침을 받았다. 그래서 마신 효소원액이 그의 체내에 침투하여 환부에 작용했기 때문에 치료가 되었으며 그야말로 援軍 (원군) 의 덕분이었다. 작은 힘이지만 지금까지 환부에 작용하고 있었고 그의

체내에 있었던 효소와 체질에다 추가 되었다. 즉 원군이
협력하였다는 것에 의해 F氏의 위궤양은 치료의 방향으
로 착실하게 나아가기 시작하였다.

먼저 효소의 작용에 의해 모세혈관에 고였던 노폐물이
깨끗하게 청소되었다. 다음에 혈관의 소통을 잘되게 하여
혈액을 풍부하게 공급하여 혈액속의 백혈구가 병원균을
죽이고 마지막으로 혈액속에 포함되어있는 영양분으로 새
로운 세포를 만들어서 胃궤양이 상처의 자체도 없이 삭아
졌다는 까닭이다.

물론 F氏의 완치는 효소에 의한것만은 아니다. 그가 입
원한 것으로 인해 지금까지 관계하고 있었던 직업이나 가
정문제등 일상생활에서의 정신적 스트레스에서 해방된 것
도 胃궤양 치료에 커다란 보탬이 되었다고 할 수 있다.

F氏의 경우는 우연하게도 이 두가지의 좋은 조건이 있
어 주었기 때문에 위궤양을 완치하게 했던 것이다.

또 대장이 나쁠때도 효소원액을 먹으면 위궤양과 같은
똑같은 효과를 볼 수 있다。

圖. 일반약품과 효소약품과의 다른점

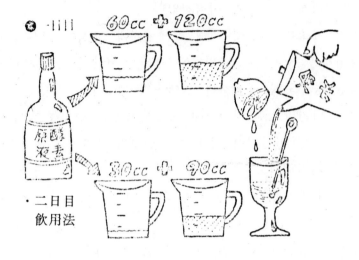

◉ 酵素 (효소) 의 正體 (정체)

그런데 효소란 어떤 모양을 하고 있는 것이며 인간과는 어떤 관계를 가졌으며 어떠한 성분으로 되어 있는 것일까? 나는 효소의 모양과 크기를 이 눈으로 확인하기 위해서 모대학의 발효학 교실의 실험실을 찾은 일이 있었다.

효소는 물론 肉眼 (육안) 으로 볼 수는 없다. 눈으로 보기 위해서는 X선으로 조사하여 보지 않으면 모르는것처럼 작은 물체다. X선으로 보면 하나의 효소는 水晶 (수정) 처럼 모가 져있다. 대체로 4각형이나 5각형등 다각형이 많으며 그중에는 각이 없는 것도 있다. 색은 무색투명하다. 크기는 1 ㎜의 1억분의 1이라고 할정도로 극소한 단위이다. 그래서 이것들이 마치 화물열차 처럼 세로로 줄지어 있다. 즉 전자현미경으로 본 효소라는 것은 재목을 운반하는 화차나 석탄차 오일차 처럼 각각 형이 틀리는 화물차가 길다란 줄을 지어서 있는 상태이다. 이것이 효소균의 형태이다.

효소는 본래 人體에 존재하고 있는 것이다. 인간과 효소와의 관계는 인간이 탄생하기 전의 단계 즉 卵子 (난자) 와 精子 (정자) 의 생태인때부터 비롯되어 있는 것이다. 그래서 이러한 효소의 작용하기에 따라 卵子와 精子의 결합이 이루어 지는 것이다.

즉 이 효소가 없으면 母胎 (모태) 속에서 卵子와 精子

가 合體하여 새로운 생명을 만들어 갈 수가 없다.

그 뒤에도 효소는 인체내에서 그 기능을 멈추지 않고 유년기, 성년기 그리고 죽을때까지 혈액속을 흐르고 있든 가, 혹은 세포속에 들어박혀 있든가 또는 여러가지 臟器 (장기) 속에서 일을 하고 있다.

효소는 소화기관이나 각 臟器 (장기) 로 만들어진다. 만들어진 효소는 그 하나하나가 별도의 작용을 하고 있다. 즉 하나의 효소는 하나의 작용만 하지 않고 수수께끼 같은 것이라고 생각한다.

효소원액의 대부분은 원료인 야채, 해조, 약초속에 포함되어 있는 수분과 抽出 (묘출) 될때 加해진 糖質 (당질) 이다.

나머지는 有用박테리아, 食用곰팡이, 단백질, 脂肪 (지방) , 미네랄, 비타민등이 포함된다.

市販 (시판) 하고 있는 효소원액속에 포함되어 있는 성분은 효소와 발효의 모체로 된 酵母 (효모) 와 효소등 무려 수천개 이상의 것이 녹아 스며들어 있다.

어느 메이커의 제품을 분석한 것을 보면 100종류까지는 확인되어 있지만 국제공인 기준번호로 내놓을 수 있는 것은 35종류로 되어 있다.

이상으로 효소의 효과등을 어느정도 알게 되었으리라. 믿는다. 그러나 문제는 이 효소를 어떠한 방법으로 사용하는가 하는 것이다. K氏처럼 우연에만 의지하는 것만으로는 안된다.

나는 위궤양인 사람에게는 「胃궤양 효소 飮料法 (음료법)」 그 밖의 환자에게는 「伊藤式 二十四時間 酵素絶食法」 (이도식 24시간 효소절식법) 을 권장하고 있다.

먼저 위궤양으로 고통받는 사람을 위해 「胃궤양 효소 음료법」을 말할까 한다.

다만 이것에는 동양의학적인 견지에서 본 체질에 의한 요법이 여러가지로 틀리므로 다음의 체질 진단에 맞는 요법을 해 주기 바란다.

① 實熱型 (실열형)

식욕이 왕성하고 비만체질이 이 型이다. 하복부가 특별히 튀어나온 것이 특징이며 여성에게는 그다지 보이지 않는다.

이 형은 胃액의 분비가 성하기 때문에 먹어도 또 먹어도 배가 허전하다. 그 결과 胃가 상하고 만다. 實熱 (실열) 의 형은 언제나 몸이 달아 있다. 胃의 활동이 활발하기 때문에 그 활발한 힘 때문에 반대로 胃가 상하게 되어 버린다. 즉 胃의 과다한 활동 탓이라는 뜻이다.

《 實熱型 (실열형) 의 치료법 》

胃, 十二指臟궤양에 한해서 다른 병과는 효소원액의 음료법이 틀린다. 이 경우에는 효소원액을 물로 엷게하여 아침, 낮, 저녁, 각 30cc 씩 복용하고 먹기좋게 하기위해 미리 잘 식혀 두는 것이 좋다. 2일째부터는 아침 저녁으로 30cc 씩 하루 두번 음용한다.

그 뒤 胃궤양이 좋아지면 일반 복용법을 참고하여 주기 바란다.

◉ 食事法 (식사법)

胃벽을 상하게 하는 것이나 위액의 분비를 높이는 향신료는 피해야 한다. 식사는 조금씩 잘 씹어서 평소의 양 8분정도가 가장 알맞다. 몸이 달기 쉬우므로 찬 맥주등을 먹고싶은 생각이 나겠지만 말할것이 알콜종류는 이로울 까닭이 없다. 그리고 도움이 되는 것은 소염작용이 있는 아스파라카스나 콘프는 위벽의 궤양을 없애는데 매우 효과가 있다. 그 밖에 가지, 수박, 바나나, 국화꽃, 팥, 계, 율무등도 좋다.

◉ 먹어서는 안되는것

위장기능을 항진시키는 인삼 등은 오히려 궤양부위를 악화시킨다. 그 밖에 좋지 못한 음식물은 밤, 사과, 복숭아 매실, 쇠고기, 송어, 뱀장어, 계란 등이다.

◉ 이용되는 한방약

防風通聖散 (방풍통성산) , 大柴胡湯 (대시호탕)

② 虛熱型 (허열형)

얼핏 보기에 약해보이는 체질이다. 몸은 따뜻하다. 胃의 활동이 약간 약해져 있다. 이러한 형은 吐氣 (토기)나 식욕부진을 수반함으로 바로 알 수 있다. 또 허열형의 경우는 오줌이 잘 나오지 않는다는 증상도 나타난다.

몸 맵시는 물론 야윈형이다. 여러가지 면으로 실열형과
는 반대형이다. 胃가 잘 소화되지 않는다는 것도 허열
증에 흔히 나타나는 현상이다.

이것은 胃內停水 (위내정수) 라 하여 胃속에 물이 고여
밍밍하다. 심하게 되면 胃가 뜨끔뜨끔한 통증을 느끼게
된다. 허열형의 사람의 복부에 귀를 대어보면 부글부글
소리나는 것을 들을 수가 있다.

〈허열형의 치료법〉

◉ 효소음료법

첫날 음료법은 실열형 음료법과 동일하다. 2일째부터
는 아침저녁 각 30㏄씩을 1일 2회 복용할것, 실열형과
같은 방법으로 음용하여 다시 효과를 높일 필요가 있다.

◉ 食事法 (식사법)

소량의 향신료는 胃을 적당히 자극하여 胃의 활동을 높
이는 것으로서 매우 효과가 있다. 꿀은 스테미너를 보급
하고 그 밖에 도마도, 포도, 참깨, 율무, 밀, 현미, 감,오
리고기, 잉어, 계란, 쇠고기 등도 좋다.

먹어서는 안되는 것은 살구, 파인애플, 밀감 등이다.

◉ 사용하는 한약

半夏瀉心湯 (반하사심탕), 小柴胡湯 (소시호탕),柴胡桂枝湯
(시호계지탕)

③ 虛寒型 (허한형)，

胃의 활동이 완전히 약해졌기 때문에 식욕이 전연 없어

겨서 무기력하게 된다. 이 형은 매우 고치기 어려워 병이 장기화 하고 냉증도 수반된다. 복공내의 臟器 (장기) 에 긴장감이 없어져 점점 증상을 악화시켜만 간다. 내장이 밑으로 쳐지는 것이므로 「물구나무 서기는 매우 효과적이다」

〈허한형의 치료법〉

◉ 효소 음료법

조석으로 약 30cc씩 1일 2회 음용한다. 이 형은 다른형과는 달라서 胃궤양의 증상은 가벼울 수 있다.

후술하는 「伊藤式 二十四時間 絕食法」에 따를것

◉ 食事法

소량의 알콜 특히 알맞게 데운 술은 식욕증진을 위해서 마시면 좋다. 스테미너를 더해주는 밤, 인삼은 가장 좋으며 그 밖에 매실, 복숭아, 사과, 송어, 뱀장어, 계란, 쇠고기, 호도 등이 좋다.

먹어서는 안되는 것은 수박, 몸을 냉하게 하기 때문에 좋지 않다. 그 밖에 국화, 도마도, 팥, 아스파라카스, 배, 바나나, 율무, 계 등은 좋지 않다.

◉ 사용되는 한방약 — 安中散 (안중산)

이상이 효소의 胃궤양 치료법이다.

◉ 萬能特效 (만능특효) 酵素絕食法 (효소절식법)

다음에는 「伊藤式 二十四時間 酵素絕食法) 이다. 이요법은 주로 다음과 같은 병에 효력을 발휘한다.

① 두통, 견통, 냉과상기, 현기, 피로감, 불면증, 요통, 식욕감퇴, 허약체질, 알레르기체질, 빈혈증, 숙취, 저혈압 노이로제, 히스테리, 痔 (치) , 자율신경실조증, 口內炎, 胃炎, 생리불순, 생리통, 갱년기장해, 습진등등

② 병원에서 진단결과는 이상이 없다. 하지만 왠지 상태가 좋지 못한 사람

③ 체질개선 건강증진, 건강회복을 원하는 사람

이 건강법은 처음에는 24시간 효소절식법을 한다. 이것은 체내의 노폐물을 내보내는데 목적이 있다.

다음에는 매일 효소원액을 마신다. 이 목적은 체내의 환경을 정비하는데 있다.

즉 체내의 바란스를 취해서 건강을 만들어 내려는 방법이다. 이 기간은 29일간 합계 30일간을 하나의 과정으로 한다.

왜 30일간이나 걸리느냐 하면 효소원액은 일반 신약과는 달라서 효과가 나타나는 방법이 다르며 고치는 방법도 근본부터 개선한다는 효소의 특성에 의하기 때문이다. 그러므로 확실한 효과를 기대할수 있기 때문이다. 거기에다 효소는 다른 신약처럼 부작용도 없으며 안전하여 누구라도 복용할 수 있다는 이점을 가지고 있다.

이 방법은 어떻게 하여 건강회복에 효과가 있는가? 그것은 말할것 조차 없이 효소의 생체 바란스 작용이 중심이 되기 때문이다. 체내의 환경을 좋게하는 활동을 종

합적으로 할 수 있도록 식생활 수면, 운동, 배뇨, 배변등 생활리듬을 조정하여 동시에 효소에 의한 건강한 체력환경 조성이 참된 건강을 만들어 간다는 짜임이다.

그러면 이제 효소 건강법의 첫째 조건으로 반드시 준비해 주기 바라는 두가지가 있다.

① 植物性 複合酵素液 (식물성 복합효소액)

② 浣腸약 1 개

◉ 몸속에 대청소가 시작된다.

이제 효소절식법이다. 처음 출발하는 첫날 아침은 便意 (변의) 가 있고 없고간에 일어나면 바로 浣腸 (완장) 부터 한다. 이것은 腸內 (장내) 에 남아있는 숙변을 내어보내는데 목적이 있다.

숙변은 대부분의 사람에게 모두 있으므로 이것이 이상발효 한다면 그 독소가 肝臟 (간장) 으로 들어가 건강을 손상시키게 된다. 이것은 임상적으로 볼때도 분명하다. 그러므로 어떻게 하던 숙변은 내보내지 않으면 안된다.

말하자면 몸속의 대청소부터 시작한다는 뜻이다. 浣腸 (완장) 으로 숙변을 내어보내면 첫날 하루는 아침, 점심, 저녁을 효소 원액만 먹는다.

※ 효소절식중의 효소 「메뉴」

　　　재료 : 효소원액　60cc

　　　　　 : 냉수　　　　120cc

　　　　　 : 레몬즙 약간

: 스피루리나 10정 (아침, 저녁, 복통)

〈 食料方法 (식료방법) 〉

아침, 점심, 저녁때에 효소원액을 한잔씩을 마시는데 이
때 60cc의 효소원액에 두배의 냉수를 조용히 부어 천천
히 저어서 레몬즙을 약간 넣으면 된다. 또 효소원액에
물을 타는 것은 마시기 직전에 해야 한다.

2일째 부터의 「메뉴」는 아침에 일어나서 바로 한잔
그리고 저녁에 한잔씩을 마신다. 이때 2일째 부터의 효
소원액의 양은 반으로 줄여 30 cc에다 물 90 cc로 줄인
다. 그러면서 하루 세끼의 식사는 평상시와 같이 먹어도
괜찮다. 다만 양은 보통때의 8분을 목표하는 것이 알맞
다. 이것을 29일 계속하는 것이다.

효소절식중에는 체내에서 여러가지 변화가 생긴다. 이
것은 효소의 작용에 의해 신진대사가 촉진되어 소화기계
기관의 기능항진과 노폐물의 배출이 성해지기 때문이다.
예를들면 방귀가 나온다든가 발한이 성해지든가 혹은 便
(변)과 尿 (뇨)가 잘 나오게 된다. 땀은 사람에 따라
어느만큼은 냄새가 나든가, 尿 (뇨)에도 누른빛이 비치지
만 이것은 모두 몸속에서의 대청소가 순조롭게 행해지고
있다는 증거니 염려할 필요가 없다.

공복감도 이 기간중에는 없다. 오히려 服張 (복장)하
는 느낌이지만 이것도 효소가 작용하고 있기 때문이다.

이상이 효소를 사용하는 치료법이다.

물론 이 사이에도 「10원과 1원짜리 요법」을 동시에
연용한다. 믿어지지 않을 정도의 효과에 반드시 놀라고
말것이다.

2. 의사도 놀란 스피루리나 (Spirulina)

옛날에 멕시코 원주민의 상용식이였다.

「스피루리나」이것은 여러분들도 처음 듣는 이름일 것
이다.

이것은 라틴어로서 먼 옛날부터 아프리카, 멕시코 등지
에서 생식하는 가장 영양가 높은 약초의 이름이다. 그러
므로 이것은 그 옛날 원주민들의 상용하던 식물이었다.
그들은 스피루리나가 함유된 물을 모래밭에서 여과하여 햇
볕에 건조시켜서 분말하여 그대로 저장했다가 식용으로
사용했다고 한다.

스피루리나를 식용으로 하는데는 소맥분을 섞어서 빵을
만든다든지 향신료를 加해 스-프로 만들어 마시는 방법
이 많았다고 한다. 또 만두나 과자를 만들어 팔기도 했
다.

스피루리나가 채취되는 곳은 재미있게도 염분의 농도가
높은 호수이다. 그러므로 실제로 복용할 때는 향내와 맛
이 있어 먹기가 좋다고 한다.

예를들어 아프리카의 사하라사막 깊숙이 「챠트」공화국
이라는 나라가 있었다. 이곳에는 챠트라는 커다란 호수가

있어서 이 호수의 일부에 따로 「요언」이라는 호수가
있다. 이곳에 천연의 스피루리나가 번식하고 있다. 이호
수는 염분농도가 높기 때문에 어패류는 생식하지 못하며
더구나 둘레는 사막지대이므로 축산도 되지 않는다. 따라
서 부근 주민은 스피루리나에 포함되어 있는 담백질을 유
일한 영양공급원으로 하고 있었던 것이다. 한편 멕시코
에서도 古代 (고대) 의 멕시코 고원에서 번영했던 인디언
이 스피루리나를 상식하고 있었다는 기록이 있다.

물론 지금도 멕시코 국민들의 스피루리나의 식용은 한
창이며 1973년 멕시코 정부는 스피루리나에 대해 「영양
가가 높고 의료 효과를 가진 건강식품」으로 허가를 하고
있을 정도이다.

그러나 이것은 근대에 이르러서부터 급속하게 부활한
것으로서 그 전에는 장기간에 걸쳐 스피루리나를 식용이
나 의료효과의 약으로는 사용하고 있지 않았다.

해발 2000 m의 멕시코 고원에는 많은 염분을 가진 호
수가 산재하고 있었으나 멕시코에 침입했던 스페인군에 의
해 이들 호수는 차차로 매립되어버려 현재 남아 있는 것
은 멕시코시의 남부에 있는 「스테밀크」호수와 북부에 있
는 「테스크크」호수만이 남게 되었다.

이 「테스크크」호수는 소다 「탄산나트륨」의 함유량이
많아 1943년부터 소다 회사에 의해 다시 염수의 농축작
업이 시작되었다. 이 농축된 염수를 딴 곳으로 옮겨 그

곳에서 축조된 염수지가 「칼콜」地 (지) 라고 하는 거대한 못이 되었다. 그리하여 스피루리나는 이곳에서 엄청난 양이 번식되고 있다. 스피루리나는 원래 「칼콜」地가 되기전부터 이 일대에 자생하고 있었던 것이지만 칼콜地에서 자라는 것과 비교하면 질과 양이 모두 뒤떨어지고 있었다.

즉 칼콜地가 농축 염수였기 때문에 스피루리나로서는 가장 번식하기 쉬운 조건과 환경이 조성되었다는 것이 틀림없다.

다만 현재 일본의 큰 메이커등은 이들 원산지의 스피루리나는 잡균이나 중금속등이 함유되어 있을 염려가 있기 때문에 크게 배양하고 있는 공장에서 생산되는 것을 원료로 하고 있다.

◉ 증가되고 있는 半健康人 (반건강인)

최근에 스피루리나가 크게 환영을 받아 놀랄정도로 주목을 집중시키고 있다.

이것은 정말 반가운 일이다. 그러나 현 단계로서는 아직 미래의 식량으로서 적당하다는 觀點 (관점) 에만 묶여져 있는 것이 아쉽다. 스피루리나는 미래의 식량만으로서 아니고 현재에 가장 필요하다고 보고 있다. 이렇게 말하는 것은 한방치료의 식사요법으로서 여러가지 면으로 장점을 가진 사실 나의 치료실에서도 놀랄만큼 효과가 있다는 것을 알게 되었기 때문이다. 나의 매일의 임상에서도 권태감, 피로감등의 몸의 부조화함을 호소하는 사람들이 많아지고 있다. 그런데 이 증상의 특징은 의사의진찰을 받아 보아도 아무곳도 이상이 없다는 것이다.

「○○氏 뭣하러 병원을 찾았느냐」등의 말을 듣고 김빠진 사람처럼 되돌아 서야만 한다. 즉 구체적인 증상이 표면에 나타나지 않는다.

예를들면 46才의 회사원 B氏 그는 최근에 와서 불가한시간의 잔업에도 고통을 느낀다고 한다. 몇번이고 병원을 찾았으나 생각했던대로 「아무곳도 이상이 없다」고 정면으로 상대하여 주지를 않았다고 한다.

B氏도 처음에는 「그런가…」고 생각하고 있었으나 요즈음 일주일정도 결림과 두통이 특히 심해져 때로는 強氣症 (강기증) 마저 일어난다고 한다. 그래서 B氏는 생각끝에 나를 찾아 상담하기로 하였다.

B氏의 이와같은 몸의 상태가 고르지 못한 것은 대개의 사람들이 경험하고 있는 것과 같은 것이다. 나에게는 이러한 상담자가 흔히 찾아 온다. 이것을 「半健康」이라고 하며 특히 한방치료의 대상이라 할 수 있다.

그 증상의 일부를 소개하기로 한다.

① 왠지 피곤하면서 나른하다.

② 감기에 걸리기 쉽다.

③ 때때로 일어설때 현기증이 일어난다.

④ 간단한 운동으로도 관절과 근육이 아프다.

⑤ 피로감이 다음날까지 계속된다.

⑥ 깊은 잠이 들지 않는다.

⑦ 때때로 아침밥이 싫어진다.

⑧ 발이 냉하여 잠을 잘수가 없다.

이러한 형은 평소 몸의 상태가 좋지 않아 휴일에도 집에 들어박혀 잠만 잔다.

나는 이러한 반 건강한 **사람들**에게 스피루리나를 권하고 싶다. 자기 치료로서 먼저 스피루리나의 자연의 단백질을 보급하는데서부터 시작할 것이다.

또 스피루리나는 체질을 개선하는 작용도 있다. 이러한 반 건강인 체질을 검사하여 보면 약 90 %가 산성체질인 것이다.

스피루리나에게는 산성체질을 알카리 체질로 바꾸는 작용이 있는 것이다.

그러면 산성체질이란 무엇인가에 대하여 간단히 설명해 보기로 한다.

우리들의 생명을 유지하기 위해 음식물에서 영양소를 섭취하고 있다.

음식물이 에너지원이 되기 위해서는 먼저 체내에서 이것이 연소되지 않으면 안된다. 그런데 이때에 연소가 되면서 타버린 가스 즉 탄산가스와 수소이온이 발생한다. 탄산가스는 폐에서 呼氣 (호기) 로서 몸 밖으로 나오기 때문에 문제되지 않지만 수소이온은 산소와 결합되어 혈액속으로 흘러들어 가기 때문에 그것이 尿 (뇨) 로 통해서 나오지 않는 경우가 있다。 즉 혈중의 더러운 찌꺼기가 되는 것이다. 이 상태가 산성체질이라고 불리우는 것이다.

산성체질에서 일어나는 병은 여러가지가 있으나 무좀도 그 중의 하나이다.

나 자신이 초봄부터 초여름에 걸쳐 매년 무좀으로 골치를 앓아 왔다. 그렇다고 무좀약을 쓰면 곧 나을 정도로 가벼운 상태가 된다. 그러나 이 시기는 바쁜 나머지 음주량이 많을때이기도 하다.

그러면 또 발생하여 고통을 주고 하였다. 그러나 스피루리나를 알고부터 5 일부터 아침저녁으로 10 정씩 복용하였더니 어느사이 없어졌는지 이제는 무좀약 이름마저 잊어버렸다.

무좀약을 발견한다면 노벨상 감이라고 말하고 있으나 스피루리나에 의한 혈액의 정화도 노벨상감이 될지도 모른다. 그러면 산성체질이 왜 건강을 손상시키느냐 하면 산소 결핍상태를 일으키기 때문이다. 혈액중에 수소이온량이 증가하면 이것을 몸밖으로 배출하는데는 많은 량의 산소가 필요하다. 그 결과로서 체내의 산소가 대량으로 빼앗기게 된다는 짜임새이다. 그다지 운동도 하지 않았는데 피곤하든가 의욕이 없어진다든가 하는 것도 이것이 원인이다.

그래서 이러한 현상이 심해지면 본격적인 병으로 진행되어 간다.

산성체질이 병의 온상이 된다는 연유가 여기에 있다. 즉 현대인의 반건강 상태는 그야말로 병발생 일보직전의 위험선에 있다고 말할 수 있을 것이다.

그래서 그러한 현실에서는 나의 치료법이 가장 빛이 날 때라 생각한다.

◉ 이렇게 효과가 높은 스피루리나

C氏는 48才의 회사원이다. 그는 이때까지 이렇다 할 병을 앓아본 일이 없어 말하자면 건강이 그의 자랑이었다.

그런 C氏가 근간에 왠지 건강상태가 좋지 못하다고 가족들에게 말하기 시작하였다. 평소 건강했던 그였기에 「조금 피로했겠지」 정도로 부인도 별로 신경을 쓰지 않았다고 한다.

그리고 부터 3일후 오후에 사원식당에서 점심식사를 마친 C氏는 잘 드나드는 다방에서 커피를 주문하였다. 커피를 두서너 모금 마셨을 때였다. C氏는 胃가 울럭거리는 느낌을 느꼈다. 갑자기 눈앞이 캄캄해지면서 기름땀이 커피컵에 떨어졌다. 급성 胃궤양이었다.

다행히 C氏의 증상은 胃벽까지는 이르지 않아 식구들이나 회사동료들의 놀랐던 가슴을 가라 앉혔지만 C氏의 胃궤양에 대해 특필할 것은 그 뒤에 있다.

뭔가 담당의사가 「신기록이다」 라고 말한것처럼 C氏의

회복은 빨랐던 것이다.

C氏가 평소처럼 회사에 출근하여 산적된 업무를 처리하게 된것은 일주일뒤 부터였다. 일주일로서 胃궤양이 완치 되었던 것이다.

C氏의 회복이 빨랐던 것은 내가 지시한대로 약 4배의 물을 탄 효소원액과 스피루리나를 아침저녁 10정씩을 복용하였기 때문이다.

그는 전에부터 대학시절의 친구로부터 스피루리나에 대한 이야기를 듣고 있었다. 다만 지금까지 지극히 건강했던 C氏는 스피루리나를 한번도 먹어본 일은 없었지만 그 효과에 대해서는 이미 알고 있었던 것이다.

급성 胃궤양뿐이 아니고 스피루리나는 만성에도 탁월한 효과를 보인다.

◉ 糖尿病 (당뇨병) 도 完治 (완치) 되었다.

스피루리나는 위궤양 외에도 의사가 손쓰기를 두려워 하는 간염, 당뇨병, 백내장, 빈혈, 변비 등에도 특이한 효과를 나타낸다. G氏 (48才) 는 당뇨병으로 앓은지 오래이며 이럭저럭 6년이나 되었다.

이 동안 G氏는 끈기있게 계속 병원에 다니고 있었다. G氏가 처음 나의 치료실을 찾은것은 한달쯤 전의 일이였다.

그때 나는 스피루리나를 권하였다.

G氏가 바로 2·3일전에 내치료실로 달려왔다. 당뇨병

이 나왔다고 하는 것이다

이야기를 들어보니 지금까지 130 *mm* 였던 혈당치가 85 *mm* 로 내렸다는 것이다. 나도 일개월 전에 그녀로 부터의 당뇨병의 상담을 받은 사람으로서 이것은 실로 반가운 소식이였다.

그러나 그녀가 내집으로 달려온 것은 또 하나의 까닭이 있었다。 그것은 그녀의 당골 의사가 「10년동안이나 낫지 않았던 당뇨병이 얼마되지 않는 동안에 혈당치가 130미리에서 정상치인 85미리로 줄어든 것은 대관절 무슨 까닭인가 뭔가 특별한 약을 복용한 것은 아닌가」라고 끈질기게 질문하더라는 것이다.

「오늘 伊藤先生님께 당뇨병이 좋아지게 된 까닭을 꼭 듣고야 말겠다고 달려왔다」한다.

여사뿐이 아니고 G氏자신도 의사를 놀라게한 스피루리나의 효용을 일초라도 빨리 나로부터 듣고 싶었던 것이다.

이를테면 어제도 내 치료실로 친구인 의사로부터 전화가 걸려왔다. 스피루리나에 대한 문의였다. 그는 나의 설명에 하나하나 큰소리로 대화를 응해온다.

그는 마지막에 이렇게 말하였다.

「그렇게 잘듣는 약이라면 나도 환자들에게 권해보기로 하자」그것은 매우 맥빠진 소리였다. 의사 자신도 그 효력에 다만 혀를 돌리고 있었다.

여기에서 당뇨병에 대해 좀더 설명해 두기로 한다.

당뇨병의 원인은 인슐린이란 홀몬 작용이 불충분하기 때문에 일어나는 대사 장애이다. 이것은 어떤것이냐 하면 인슐린이 부족하면 음식물에 포함되어 있는 포도당을 분해하여 에너지로 바꿀수 있는 기능이 어렵게 된다.

그렇게 되면 사람의 몸은 당분 대신에 脂肪 (지방) 이나 단백질을 분해하여 에너지의 부족을 보충할려는 활동이 시작된다. 대사 장애란 당분뿐이 아니고 지방, 단백질을 포함한 것이다. 이 당뇨병의 대책으로는 인슐린의 부족을 해소하는 것이지만 그를 위해서는 세가지 방법이 있다.

① 체내에서의 인슐린의 수요를 줄인다.

② 체내의 인슐린 생산을 촉진

③ 체외에서 인슐린을 보급한다.

이 가운데 ②와 ③은 약에 의지하지 않으면 안된다. 즉 스피루리나는 ①의 인슐린의 절약에 관여하고 있는 것이다. 인슐린을 낭비하지 않기 위해서는 하루의 총 칼로리를 최소한으로 억제하여 적정체중을 유지하는 일이다. 보통 이것은 식사요법에 의지하는 것이지만 스피루리나를 복용함에 따라 문제는 해결되는 것이다. 스피루리나를 복용하는것 만으로 식물성의 양질의 단백질을 섭취할 수 있게 되며 더구나 알카리성 식품이므로 체내에서의 영양소의 대사가 원활하게 된다.

미국의 「죤슨」 박사의 남긴 말에

「당뇨병은 고칠수는 없는 병이지만 조정할 수 있는 병이다」라고 한 유명한 말이 있다. 즉 자기관리 나름대로 건강한 사람과 같은 생활을 할 수 있다는 것이다. G氏의 경우도 의사의 지도에 따라 그녀의 자신의 엄격한 자기관리를 하면서 스피루리나를 복용한 것이 혈당치의 개선에 크게 이바지 한 것이라고 생각한다. 또 스피루리나는 변비에도 생각하지 않던 효과를 보이는 것을 알게 되었다.

변비의 원인에도 여러가지가 있다. 그중에서도 대장이 지나치게 길던가 또는 가늘게 되어있는 것에는 그다지 효력이 없지만 그밖의 변비라면 스피루리나는 틀림없이 효력을 나타낸다.

나의 조수인 L군은 슬관절통에서 요통이되어 그와 더불어 변비가 되어버렸다. 그의 변통은 일주일에 한두번 정도이다.

나는 그에게 효소 30cc에 물을 약 4배로 타서 아침 저녁으로 스피루리나 10정씩과 아울러 복용하는 방법을 가르쳤다. 그래더니 그 다음날 「선생님 오늘 아침에는 기분좋게 便通(변통)을 했읍니다」라고 말했다. 「이렇게 빨리 효력이 나타납니까」라면서 의아스러운 표정을 지으면서 스피루리나의 약병을 바라보고 있었다. 이것이 계기가 되어 그는 완전히 효소와 스피루리나의 신봉자가 되었다.

이상이 스피루리나의 효용이다.

그러면 스피루리나의 복용방법에 대해 설명해 보기로 한다.

◉ 스피루리나의 효과적인 복용방법

약이나 건강식품을 복용할 경우 가장 주의하지 않으면 안되는 것은 그 분량과 그 시기이다. 예를들면 아무리 약이나 건강식품이 효과가 있다하여 아무렇게나 먹으면 효력이 있는 것도 듯지않고 오히려 해를 보는 두려움도 있다. 다행히 스피루리나는 아무리 대량을 먹어도 해로운 일은 없지만 그렇지만 "過는 不過와 같다"로 그 효과를 최대한으로 높이기 위해서는 역시 정해진 양을 정해진 방법으로 복용해야 하는 것이다.

스피루리나의 복용방법은 병의 종류나 증상에 따라 다르므로 일단은 다음 방법을 표준삼아 주기를 바란다.

1일 20정 복용, 아침저녁 10정씩 복용, 이것은 3개월 계속하는 것이 가장 적절한 방법이다.

1일 30정 복용, 아침·낮·저녁 10정씩 3회복용을 1개월 이상 계속한다.

이것은 중증인 변비나 만성질환등의 경우이며 증상이 좋아지면 1일 20정으로 한다.

즉 스피루리나의 복용은 1일 20정에서 30정 도 복용기간은 3개월 이상이며 시간적으로는 식전 30분이 가장 효과적이다. 그런데 이 복용방법은 어디까지나 스피루리나만을 단복할 경우에만 적용된다. 이것이 10원과 1원짜리 동전 요법과 효소액을 연용하면 어떻게 될까?

10원짜리 1원짜리 요법은 1일 1회씩을 약 30분 동안 실시한다. 또 효소는 30cc의 원액을 약 4배의 물로 엷게하여 스피루리나 10정과 함께 복용한다. 즉 이것은 10원짜리 1원짜리 요법과 식사요법과 효소와 스피루리나를 같이 활용한다는 것이다. 말하자면 가장 이상적인 三重療法 (삼중요법) 이다. 이는 말할 필요조차 없이 그만큼 효과가 빠르며 많은 병에 효력을 발휘하게 된다는 뜻이기도 한다. 이를테면 나의 경우는 「산스피루리나 E」를 치료용으로 사용하고 있다.

⊙ 스피루리나는 이렇게도 안전하다.

마지막으로 스피루리나의 안전성에 대하여 설명하기로 한다. 옛부터 약과 독은 종이 한장 차이라고 하였다. 특히 잘듣는 약은 반드시 부작용이 있는 법이다. 나의 친구인 의사가 수년전에 다음과 같은 말을 하였다.

「잘듣는 약이라는 것은 반드시 부작용이 있는 것이다. 그러므로 그것을 환자에게 넘겨 줄때는 일단은 그 이야기를 해주고 만일에 이상이 생기면 의사를 찾도록 당부해 둔다. 반대로 부작용이 거의없는 약은 효과도 적다.」 물론 환자에게는 그런말을 할수 없으므로 아무말하지 않고 약을 넘겨주게 되지만 기분으로 환자의 마음을 편안하게 할 정도의 효과일 것이다. 그러므로 유당 만으로도 복통이 없어지는 예가 허다하다.

일본인들이 약을 즐긴다는 것은 옛날부터 유명하지만 최근에는 약을 멀리 할려는 경향이 보이기 시작하고있다.

바로 이러한 현상은 약에 대한 부작용을 두렵게 생각하고 있기 때문이다.

예를들어 사리트마이트 사건이다. 이것은 수면제로서 이약의 부작용으로 기형아가 출생했다는 결과였다. 신문 TV, 잡지 등에서 대대적으로 보도 되었던 것이 사회문제로까지 발전되어 갔던 것은 아직도 우리들의 기억에 생생하다.

또 다음과 같은 건강식품의 케스도 있다. 동경에 있는 A노인은 오랫동안 류마치스를 앓고 있었다. 수족은 굳어지고 무릎도 제대로 쓰지 못한다는 것이다.

어느날 그는 병원의 대합실에서 류마티스에 듯는 건강식품에 대한 이야기를 듣고 재빨리 마을 약국에서 구입하였다. 그 식품의 효용에 대해서는 다음과 같은 설명서가 기록되어 있었다.

「자연의 초목이며 잎과 뿌리 그리고 화분을 원료로 하여 꿀로서 환약으로한 알카리성 식품」

이것이 정말로 효력이 있었다. A노인의 수족의 굳은것과 통증은 완전히 멈추었다. 그러나 실은 이 건강식품 속에는 적은 양이라고는 하지만 부신피질 홀몬이 함유되어 있었던 것이다. 더구나 건강식품의 다른성분도 화학적으으로 합성된 것이였다. 「순자연식품」이란 빨간 거짓말이었다.

부신피질홀몬은 부신에서 분비되는 홀몬으로서 류마티스에는 놀라운 효과가 있다. 그러나 그만큼 부작용이 강하여 웬만하면 잘 쓰지 않으며 의사 외에는 소비시킬 수 없는 것이다. 가장 전형적인 부작용은 「몽페이스」라고 하여 얼굴이 뿌루뚱하여 둥글게 되든가 장기간 사용하면 뼈가 물러져 골절되기 쉽다는 것이다. 또 위궤양등에는 증상을 급속히 악화시키고 만다.

이런 위험한 성분이 들어있는 것을 「건강식품」이라고 판매하고 있었다. 경찰의 조사에 의하면 이런류의 약사법 위반사건은 년간 400건이나 된다고 한다.

그야말로 효용과 함께 위험도 같이 팔고 있다고 할 수 있다.

이러한 부작용이 있는 약이나 건강식품과는 달리 스피루리나는 많은 의사나 과학자에 의해 그 안전성이 확정되어 있다. 식품종합 연구소 응용미생물 부장인 "海老根喜夫」氏는 스피루리나의 안전성에 대하여 다음과 같이 말하고 있다.

「오래되고 신선한 스피루리나는 다른 녹엽 (크로레라나 해태스므스)과 비교하여 알카리성과 약체의 크기부터 培養 (배양), 그리고 영양면에서 그 특성이 뛰어나며 안전성에 관해서도 우수하다고」 말하였다. 농수산청의 보고 내용을 인용한다면 스피루리나는 제품화되기까지 다음 사항에 대해 임중한 검사를 받고 있다.

① 독성이 완전히 없을것

② 영양가가 높을것

그러나 스피루리나는 지금까지 이 기준에 위배된 일이 없었다 한다.

즉 스피루리나에 관한한 그 기준은 전연 무용한 것이라 할 것이다.

현재 약이나 건강식품의 재점검의 소리가 높아지고 있는데 스피루리나만은 무조건으로 관청의 허가가 얻어지고 있다.

높은 효용도 가졌으며 더구나 안전성에도 뛰어난 스피루리나야 말로 그야말로 지금부터의 건강식품이라고 할 수 있다.

이 일은 나의 임상예의 결과에서도 효소와 함께 한방치료를 할 때 빼놓을 수 없는 건강요법만이 아니고 건강한 美人을 만드는데도 이 스피루리나가 커다란 효과를 보이고 있다는 것도 마지막으로 첨가하여 둔다.

第四章 우리들은 11원 요법을 이렇게 응용하였다.

1. 11원요법으로 위궤양을 극복한 사람들

붙여서 30分으로 胃痛이 살아졌다. (42才 회사원 동경거주)

나는 전에부터 10원과 1원동전 요법에 대해서 이도선생의 치료실에 다니는 친구로 부터 들어 알고 있었다. 그러나 그때는 몸도 건강하여 별 관심을 가지지 않고 있었다. 좀 별다른 치료법 이구나 하는 정도로만 생각하고 있었다.

그러다가 일주일 전쯤부터 胃가 밍성밍성 아프기 시작했다. 말하자면 요즈음은 불경기로서 회사도 할당제도를 취해 제법 큰 문제였다. 조금은 심신이 과로하기 시작했다. 작업이 계속되어 무리를 했기 때문에 그것이 胃에 영향을 준것이라 생각된다.

그래서 10원과 1원짜리 요법이 생각났다. 이것쯤이야 자택에서 치료할 수 있다는 친구의 말을 듣고 실제로 그는 자택에서 이요법을 사용하여 병원에는 가지않고 기여히 위궤양을 고치고 말았다. 이 방법으로 낫는다면 바쁜 나로서는 큰 다행스러운 일이 아닐 수 없다.

이도선생님의 치료실을 찾아서 10원과 1원짜리 요법을 받고 30분을 잠자고 난뒤 놀랍게도 胃통은 사라지고 말았다.

先生은 「통증이 없어졌다고 안심하면 못쓴다. 바빠서 통원할 수 없으면 자택에서 10원과 1원요법을 계속하라」는 말씀이였다. 물론 그것은 계속하고 있다. 그러나 요즘은 별로 胃로 인한 고통이 없기 때문에 붙이는것을 잊어버리기 마련이다. 이러한 나의 건망증을 알고있는 친구로부터 매일밤 8시반이 되면 「어이 어떠냐 하고 있나?」라고 전화가 걸려오면 나는 부랴부랴 치료를 하게된다. 최근에 우리 회사에도 胃질환을 앓고있는 사람이 많으므로 이 방법의 치료를 가르쳐 주려는 생각이다.

2. 신경성 위염에서 胃궤양으로 진행한 것을 11원 만으로 그쳤다.

M氏 (48才) 회사경영

내가 처음 胃의 이상을 느낀것은 지금부터 8년전 이해는 아시다시피 제1차 섬유쇼크로 이 불황의 회오리가 전 일본을 휩쓸어 내가 경영하던 회사도 예외없이 그 여파를 정면으로 받고야 말았다.

이때의 경영부진으로 신경을 혹사했던 것이 어느날 회의 중에 갑자기 胃가 꾹꾹 아프기 시작하였다. 재빨리 나는 병원에서 胃의 검사를 받았으나 신경성 胃炎이라는 것이였다. 이때 조금만 더 胃를 조심하였더라면 좋았을 것을 뭐라해도 회사의 위기였기에 나는 그날 부터 다시 戰列(전열)에 되돌아 가지 않으면 안되게 되었던 것이다. 병원에서 받은 약의 덕택인지 일단은 통증이 멈추었으므로 걱정하지 않고 있었으나 五日뒤 출근을 하다가 현기증을 일으키며 胃에도 통증이 심해져 그대로 병원으로 운반되었다. 급성 胃궤양이었다, 그대로 二주일정도 입원하고 말았다.

胃통이 사라지면 나는 또 사업상의 戰列에 되돌아 가지 않으면 안되었다. 그 뒤에도 몇번이나 胃통은 있었으나 「정신적인 문제라 그다지 신경 쓸 문제는 아니다」 등으로 내마음대로의 이유를 들어 나는 결코 내가 하는 회사일에서 떨어지지 않았다.

그뒤 석유 쇼크도 수습이 되어 회사도 안정 상태로 되어가고 胃의 통증도 없어져 나는 오랫동안 胃의 존재를 잊고 있었다. 그러다가 반년전 또 다시 다가온 불황으로 나의 胃통도 재발되고 말았다. 이번에도 일을 마치고 병원으로 가야할 형편이 되지 못했다. 그때 친구로 부터 「매일 통원하지 않아도 胃궤양을 낫게해 주는 선생님이 계신다」라는 말에 소개된 것이 伊藤先生님이였다.

伊藤先生은 불과 二~三분동안 내몸을 쓰다듬은것 만으로 「胃궤양이 재발될 염려였다」라고 진단되었다. 그 자리에서 MP針으로 치료받은 덕분으로 胃통이 소실되어 나는 다음날부터 일을해도 좋다는 허락을 받았다.

다만 여기서 세가지 조건이 있었다. 하나는 아무리 바쁘더라도 주二회는 先生의 치료를 직접 받을 것

다음에 매일 반드시 한번은 자택에서 10원과 1원 짜리

를 몸에 붙일 것

　마지막으로 근무시간 중에는 하는 수 없지만 그외의 시간에는 직무에 대해서는 일절 생각하지 말것 등이다.

　이 가운데 내가 매일 할 수 있는것은 11원을 붙이는것뿐이다. 주二회의 직접 치료는 바쁘기 때문에 자연 주一회 아니면 十日의 一회꼴이 되고 그러다가 마지막에는 二주에 一회꼴의 정도가 되어 버렸다. 또 직무를 잊어버린다는 것도 단순한 사원이라면 몰라도 회사경영을 하고 있는 입장으로서는 처음부터 무리한 이야기였다. 나는 집에 돌어와서도 회사일을 걱정해야만 할 입장의 인생이였다.

　그러나 11원 요법은 놀라울 정도였다. 선생으로부터 받은 두가지 약속은 지키지 못해도 이 11원 요법을 계속한 것 만으로 나는 지금도 胃의 변조를 느끼지 않고 있다.

　최근에는 晩酌 (만작)도 때때로 하게되지만 별로 이상을 느끼고 있지 않다.

3. 효소와 스피루리나의 연용으로 딸 內外는 健康 (건강)이 펄펄

　　A부인 (55才 주부)

　내 딸은 작년에 결혼하였다. 사위의 직업 관계로 좀 멀리 가서 살게되었다.

　그 딸이 바로 한달쯤 전에 혼자만 되돌아 왔다。이전부터 걸려 있었던 胃궤양이 다시 악화되어 버렸다.

그곳은 더운 지방이므로 그만큼 음식물 등도 지방질이 강하므로 이것이 딸의 胃를 탈내고 말았던 것이다. 결혼 당시는 거의 낫고 있었던 胃궤양이였지만 또 다시 재발되고 말았다. 그래서 딸만 되돌아 온 것이다. 바로 五反田의 伊藤先生 치료실에 다니게 하였으나 二주일 정도의 치료로서 많이 회복되었다. 그렇게 되니 딸은 남편에게로 돌아 갈려고 하였다. 「완치 되거던 돌아가거라」하는 내말은 듣지 않는 딸애라 伊藤先生께 상의하였더니 11 원에 의한 치료법을 가르쳐 주었다. 또 이때 함께 灸(구)에 의한 치료법도 가르침을 받았다. 이것은 무릎 조금 밑 안쪽에 있는 「陰陵泉 (음능천)」이라는 穴이였다.

지금 내 손에는 조금전에 날아 들어온 딸의 편지가 있다. 그 내용에는 11 원 요법과 灸(구)법 치료가 신효하여 이제는 胃통이 완전히 없어졌다는것과 무엇 보다도 그 지방의 지방질 음식도 마음대로 먹을 수 있게 되었다는 등 상세하게 적혀 있다.

또 딸은 동경을 출발하기 앞서 ''이도선생으로부터 효소와 스피루리나에 대한 건강법을 배웠으므로 딸의 지병이였던 변비와 냉증도 낫고 말았다. 지금은 사위되는 사람에게도 11 원 요법과 효소와 스피루리나를 강제적으로 먹게하고 있다고 한다.

4. 점심시간에 회사의 휴게실은 11원요법과 친구들로 가득

나는 3개월전에 胃병을 앓아 이도선생님의 치료실에 다니게 되었다.

3회의 치료로서 胃통이 많이 줄어들었으나, 본격적으로 치료를 시작할려고 할때 大阪(대판)으로 전근하게 되었다.

二개월 전의 일이다. 아직은 완치되지 않은 상태였으니까 또 언제 어디서 胃통을 당할지 모를 일이였다. 그런 두려움을 품고 있었으므로 선생님께 그일을 상의하였더니 그때 10원과 1원짜리를 건네 주면서 선생님은 싱글싱글 웃으시며 「그동전이 당신의 胃를 고친다」라고 말씀 하셨다. 아마 이것이 10원과 1원짜리 요법이였겠으나 현재 대판에서 나는 매일 이것을 계속하고 있다.

10원과 1원짜리 요법과 함께 이도선생은 시판중인 「에레기방」 즉 磁石을 말한다. 이것을 사용하는 방법도 가르침을 받았다. 이것은 발의 「公孫(공손)」에 10원짜리를 붙이면서 그곳에서 가까운 곳에 磁石의 N극을 붙이고, 손의 「內關」(내관)에는 1원짜리를 붙인 다음 가장 가까운 곳에다 磁石 S극을 붙인다는 것이였다. 이렇게 치료를 하다 보니 효력이 강하게 나타나는 것을 알 수 있었다. 그런데 내가 이 치료법을 실시하는 것은 언제나 회사의 휴게실이였다. 어차피 독신이였으므로 회사의 사택에 들어가는 것은 한잔하고 들어가기 때문에 매일 밤중이였다.

규칙적인 생활을 하는것은 회사내에서 근무하는 시간 뿐
이였다. 그러므로 언제나 점심시간중의 휴식시간을 이용
하였다.

그러다가 동료사원들이 그런 나를 보고 「뭐야뭐야」하면
서 다가왔다. 그래서 나는 11원요법에 대해서 이야기를
하여 주었더니 모두가 처음에는 의아하게 생각하고 있었으
나 최근에는 「나도 해볼까」라면서 이제는 점심시간의 휴
게실은 언제나 초만원을 이루고있다.

같은과에 소속되어있는 O氏 (34才)는 요즈음 완전히
11원요법의 信者(신자)가 되어 버렸다. 특히 大酒(대주)
를 한 다음날에는 더욱 휴게실은 만원상태이다.

5. 空腹 (공복)을 호소하는 1/3의 胃를 11원으로 달래다.

S氏(37才) 회사원

나는 8개월전에 급성 胃케양으로 胃를 $\frac{2}{3}$까지 잘라 버렸
다. 즉 나의 胃는 보통사람의 $\frac{1}{3}$밖에 되지 않는다. 물론
胃는 $\frac{1}{3}$로 줄어도 내몸이 $\frac{1}{3}$로 줄었다는것은 아니다. 즉
一회의 식사량이 줄어던 양만큼은 나의 식사의 회수를 많
이 갖지 않으면 안된다는 것이다.

예를들면 아침에 나는 5時에 일어난다. 눈만뜨면 공
복이다. 이때 하루의 첫 식사가 시작된다. 7시에서 8
시사이 이번에는 가족들과 함께 식사를 취한다.

이런식으로 매일 나는 식사시간을 많이 낭비하고 있다.
심할때는 一二식을 더한다. 이런경우는 밤중에 많다. 배
가 허전하니 잠이 깨고만다. 그야말로 난처할 때가 많다.
식사시간을 줄이기 위해 나는 무리하게 밥주머니에 음식물
을 집어 넣게 되었다. 이렇게 하면 자연히 무리가 되므로
胃는 무거워진다. 이래서는 또 胃궤양을 재발시키고 말것
이다. 라는 두려움을 느끼던 어느날 부인의 권유로 한방
건강센타의 선생님을 찾게되었다. 그곳에서 가르침을 받
은것이 11원요법이였다. 선생은 그 사용법으로서 다른때
보다 좀 과식된 상태다 할때는 과식될 수 있는 기회가
만들어질때 식사전에 두개의 동전을 몸에 붙이고 옆으로
누워 있으라고 지시하였다.

선생의 말대로 실행하였더니 피로웠던 胃가 편안하게 되
었다. 선생의 말에는 이 「11원요법은 胃의 소화작용을
돕는다」고 말했다. 그 덕택으로 전에처럼 공복은 느끼지
않았다. 또 이때 선생은 효소요법도 가르쳐 주었다. 이것
은 효소를 4배의 물로 엷게하여 미리 냉장고속에 넣어
두었다가 물대신에 먹는다는 것이다. 이것은 식사와
식사 사이에 먹는다. 공복을 그다지 느끼지 않게 된
것은 아마도 효소를 먹은 덕이 아닐까.

한때는 하루에 8회에서 9회의 식사를 취하지 않
으면 견딜수가 없었으나 지금은 11원요법과 효소덕
분에 一일五회로서 회수가 줄어들게 되었다.

여분의 시간을 나는 이제 유용하게 활용하고 있다.

6. 會議中 (회의중)의 동료의 胃궤양도 11원으로 三十分만에 깨끗이

M氏 (48세) 회사원

일전에 나는 회사의 정기 건강진단으로 십이지장궤양의 의심이 있었다. 의사로 부터의 진단을 받았다. 이런 새 삽스러운 말을 듣고보니 정말 최근에 나는 특히 술을 마신 뒤에는 胃가 그리좋지못한 느낌을 더러 받았다.

즉시 렌드켄 검사를 받았으나 어느때에 胃궤양이 나은 흔적이 지적되었으며 그 胃궤양은 저절로 치료된 것임을 알 수 있었다. 그리고 부터 지금까지 느끼지 못했던 胃가 별로 좋지못한 느낌을 받으니 매우 신경이 쓰이게 되었다.특히 이러한 느낌은 공복시에 많이 느꼈다. 그러면 암이라도 되는것이 아닌가 하고 나의 걱정은 필요이상으로 커졌다.

이즈음 나는 친구로 부터 소개되어 치료를 받기에 이르렀다. 내가 선생님께 「胃가 쌀쌀한 것이 마음에 걸린다」라고 말했더니 바로 그것이 胃가 악화될 수 있는 동기라고 말하였다.

선생으로 부터 배운 자가요법은 10원과 1원짜리 동전을 몸에 붙인다는 것이다. 다시 효소를 아침 저녁 30 cc씩 그리고 스피루리나 10정씩을 연용하도록 지시를 받았다. 그 덕분으로 요즈음은 완전하게 胃는 콘디숀이 좋아졌으며 때로는 효소도 스피루리나도 먹는것을 잊을 정도이다. 그러나 무엇보다도 나의 불안을 씻어준 것은 11원 요법이다. 하여간 胃가 쌀쌀하던것이 이제는 완전히 없어졌기 때문이다. 11원쯤이야 하고 얕보았던 것이였지만 나는 이것이 이렇게 가치가 있다는 것을 몰랐다. 나는 지금 번쩍번쩍 닦은 10원과 1원짜리를 결코 손에서 멀리 할 수 없게 되었다. 그런 어느날 회사의 동료가 회의석상에서 갑자기 「胃가 꾹꾹 찌른다」면서 웅크리고 있었다. 그의 얼굴은 창백하고 기름땀을 흘리고 있었다. 이도선생으로 부터 胃궤양에 대한 이야기를 들은바 있어 동료의 「무릎의 胃반응점」을 눌러 보았다. 그순간 그는 얼굴을 찡그리면서 몹시 아파하였다.

동료는 틀림없이 胃궤양 이었다. 胃부분을 누르면서 괴로워하는 동료를 옆으로 눕게하여 그의 손과 발에 10원과 1원짜리를 붙였다. 그런 뒤 30분쯤 지나서 그는 벌떡 일어섰다. 그리고는 「M君 고맙다 이제 다 나았어 이제 괜찮아」라면서 제자리로 돌아갔다. 나는 그의 얼굴을 보았다. 확실히 혈색이 좋아져 있었다. 그러나 여기서 또 무리한다면 위험하다고 생각한 나는 그를 병원으로 데리고 갔다. 일주일 뒤 휴무를 마치고 회사에 나오자마자 나를 잡고 10원과 1원에 대한 것을 열심히 물었다.

7. 허리가 뻐근한데 11 원요법으로 보행도 가능하게 되었다.

K氏 (45 才) 회사원

추석 휴가가 끝난 3일 뒤였다. 동료인 S군이 근무중 갑자기 뻐근한 허리를 당하고 말았다。 이때까지 가만히 앉아서 일을 하고있던 그가 갑자기 일어나려고 할때였다. 그는 고통으로 얼굴을 찡그리면서 엎드린체 일어설 수도 앉을 수도 없었다。 얼굴색은 창백하고 식은땀이 뺨을 적시고 있었다。 S군은 최근에 어깨통이며 요통을 조금 호소하고 있었다.

이렇게 된것은 실은 우리 회사는 기분 전환을 위해 책상 배치를 바꾸었다。 그때 S군은 「에어콘」 바로 뒷자리에 앉게 되었다. 젊은 시절이면 몰라도 그도 벌써 41 세이다. 그 나이로 「에어콘」의 냉기를 장시간 등에다 받았으니 견딜수가 없는 것이다。 그러던 그가 이번 추석 휴가중에 그 사람 답게 가족 써어비스를 어떻게 했는지 혹사하고 만 것이였다。 피로가 쌓이고 쌓인 뒤라 삐그득한 허리는 당연하다고 봐야 할것이다.

나는 지난날 나의 허리를 낫게해 준 이도선생님이 생각 나서 바로 전화를 걸어보았다。 응급처리 방법을 물어보기 위해서였다.

선생은 처음에 묻기를 환자의 발바닥이 냉해 있는지를 물었다。 우선은 이 냉을 고치는 것이 선결문제로서 나는

-147-

약국에서 팔고있는 호카론을 그의 양말밑 속에 넣었
다. 그런 다음 10원과 1원짜리를 수족의 각 혈에 붙
였다. 그런 얼마후 친구는 엎드린체 쿨쿨 잠들고 말았다.
나는 그가 잠들고 있는 동안 몇차례 그의 수족을 만져 보
았다. 조금전 까지 얼음같이 차웠던 손발이 거짓말 처럼
따뜻하여졌다. 그것을 살펴본 나는 한결 안심하고 일자리
로 되돌아 갔다.

S군은 그로부터 三~四十分 뒤에 눈을 떴다. 지금까지
의 과정을 살펴보고 있던 동료사원들을 놀라게 한 것은 이
때였다. 왠일인지 그렇게도 괴로워하던 사람이 거짓말 같
이 그자리에서 선듯 일어서서 두세번 허리복근을 양손으
로 두들기더니 여러사람 앞에 태연하게 인사를 하고 일자
리로 되돌아 갔다.

물론 이것은 단순한 응급처치 였으므로 한때는 좋아졌
지만 또 언제 재발할지는 장담 못한다. 나는 그에게 오늘
은 일을 쉬고 이도선생님께 완전치료를 받도록 촉구했다.

그로부터 一개월이 지난 지금은 그의 삐긋한 허리는 완
전히 나은것 같다. 그리고 그때 내가 붙여준 11원을 언
제나 번쩍번쩍 닦아서 항상 호주머니 속에 넣고 다닌다.

8. 잠에서 깨어났더니 膝痛(슬통)은 없어졌다.

　　Y氏(55才) 회사경영

나의 슬통은 실로 10년을 넘어섰다. 지금까지 수없이

-148-

병원문을 두들겼다. 수십회 무릎에서 물을 뽑아냈다. 결국은 같은 방법을 거듭 되풀이하는 방법뿐이였다. 최근에는 이제 이것은 일평생 나에게 붙어다니는 숙명적인 병으로 알고 체념하고 있었다. 그런데 어느날 우연하게 11원요법을 알게 되었다. 회사의 부하인 H군이 가르쳐 주었다. H군은 지난날 슬통을 11원요법으로 고친 사람이다. 이것은 묘한 이야기다. 나는 지금까지 이도선생을 알지도 못하며 치료실을 찾아가본 일도 없다. 즉 나의 11원요법은 그야말로 나의 부하로부터 들은것 만으로 내자신이 치료를 해 봤던 것이다. 나만이 아니고 누구든지 그렇게 생각하고 있겠지만은 10원과 1원짜리를 붙였다고 병이 나을수 있다는 것은 도저히 이해할 수 없는 일이다. 처음나는 H군이 하는 말을 귀담아 듣지 않았다. 그런 내가 11원 요법을 해 보려고 마음먹은것은 얼마동안 아프지 않았던 무릎이 재발하였을때 나는 언제나 다니던 병원 문앞에까지 와 있었다. 그런데 그날따라 병원 현관을 들어서기가 싫어졌다. 병원에서 치료를 받는다 하여도 또 물을 빼는것 뿐이 아닌가 이런짓을 여러번 되풀이 해 보았지만 마찬가지다. 이것이 그때 나의 솔직한 심정이였다. 결국 나는 병원에 들리지 않고 집으로 되돌아 오고 말았다. 그러나 슬통은 이런 내마음의 변화에는 관계치 않고 덮쳐왔다. 그날은 회사를 쉬면서 자택에서 정양하고 있었으나 조금씩 조금씩 통증은 끈질기게 공격해 오는것을 견디기가 어려워 옛말에 물에 빠지면 지푸라기라도 잡는다는 식으로 답답한 나머지 H군으로부터 들었던 11원요법을 해 보았던 것이다. 나는 양복 안 호주머니에 넣어 두었던 수첩을 끄집어내어 들쳐보았다. 거기에는 H군이 써준 슬통의 11원요법이 기록되어 있었다.

하지만 두개의 동전을 붙이고 나는 반듯하게 누웠다. 무릎의 통증은 여전 하였지만 그것을 꾹 참고 있으니 어느새 가물가물 잠들기 시작했다.

30分쯤 잤는지 문득 의식을 차렸더니 조금전 까지 그렇게도 나를 괴롭혔던 슬통이 거짓말 같이 없어졌다.

이때부터 나는 언제나 11원을 소중히 가지고 다니게 되었다. 시간만 있으면 회사에서나 집에서나 11원요법을 시작하고야 말았다.

전에는 회사의 계단을 오르는데 손잡이에 의지하고 있었으나 이제는 쑥쑥 오르게 되었다. 그야말로 11원 요법의 덕분이다. 이처럼 효과적인 11원에의 치료법을 개발하게 된 이도선생께 정말 감사를 드릴 따름이다.

9. 심장병으로 울었던 스포츠맨의 치료담

N氏 (34才) 스넥코너영업

나의 대학시절 공수도라는 제법 과격한 운동을 하고 있었으며 졸업과 동시에 갑자기 운동을 중지하고부터 몸을 그다지 움직이지 않게 되었다. 이것이 원인인지 요즈음에는 조금만 움직여도 가슴이 두근거리고 쉽게 피로가 몰려 온다. 예를들면 계단을 오르는데도 전처럼 힘차게 오를수 도 없거니와 숨이 차고 맥박이 빠름을 알 수 있고 현기증 을 일으키기도 한다. 전에는 심한 운동을 하여도 아무렇 지도 않았던 내가 왜 갑자기 이렇게 약하게 되었는지 이해 할 수 없다. 역시 운동을 갑자기 중단한 것이 원인이 된 것인지

나는 친구의 소개로 이도선생을 찾았다. 친구도 전에 몸 이 나른하여 선생을 찾아가 특수한 요법으로 그 증상을 고 치게 되었다. 한번의 치료로서 매우 좋아졌다. 돌아오는 길에 육교를 뛰어올라 봤으나 전처럼 숨이 차지는 않았다.

그날 선생은 자택에서도 치료할 수 있다면서 11원요법 을 가르쳐 주셨다.

이 기묘한 치료법을 들었을때 나는 바른말로 눈이 휘둥거 렸다.

이제 나는 매일 조깅을 하고 있다. 제법 먼길을 달려도 숨이 차지 않게 되었으니 그야말로 11원 덕분이 아닌지!

10. 경통과 두통에도 11원요법의 효과가.

S氏 택시기사

운전경력 15년 지금까지 무사고였던 내가 뜻밖에 충돌 사고로 목과 두통병을 앓게 되었다. 나는 근처 병원에서 재빨리 기부스로 목은 고정되었으나 왠지 두통이 일어나

견디기에 괴롭다. 의사에게 물어도 이런 증세만은 어떻게 손을 쓸수가 없다는 것이다. 동경에서 침구사의 공부를 하고있는 아우가 이도선생을 소개해 주었다. 나는 五板田에 있는 선생을 방문하여 치료를 시작하기 앞서 나에게 묻는것은 사고의 사항이였다. 그러면 사고의 현황과 치료와는 어떠한 관계가 있느냐고 물어 봤더니 사고가 생길때 부딪친 각도에 따라 치료법이 전연 달라진다는 것이다.

나는 전문적인 것은 잘 모르기 때문에 그뒤 선생이 어떠한 치료를 했는지는 알 수 없으며 三회의 통원으로 두통이 거짓말처럼 나아버렸다.

나는 그동안 아우의 아파트에 묵고 있었으나 언제까지나 그렇게 통원치료를 받고 있을수 없었으므로 일단 고향으로 돌아가야만 했다. 그래서 선생은 자택에서 할 수 있는 치료법으로 11원요법을 가르쳐 주셨다. 그리고 二개월이 경과되었다. 얼마전 선생의 건강센타를 찾아 증상을 보아 달라 하였더니 이제 거의다 낫고 있다는 것이다. 기부스도 필요없다는 것이다. 11원요법을 매일 1회씩 붙였던 성과라고 생각되어 새삼 그 위력을 알게되어 선생과 아우에게 감사하고 있다.

11. 의사가 깜짝 놀란 11원요법의 냉증치료
M氏 (47세) 주부

나는 냉증으로 고생하고 있었다. 그런데 냉증이라는 것은 병원이나 의사가 그다지 중요시 해주지 않았다. 몇 번이나 병원문을 두들겨 보았지만 언제나 불명확한 수법이였기 때문에 조금도 차도가 없었다. 나의 냉증은 보통 냉증과는 달리 함께 잠자고 있는 주인이 싫어할 정도로 심하였다. 주인 몸 마져도 냉해진다는 것이다. 특히 여름은 나로서는 지옥과 같은 것이다. 나와 같은 냉증에는 에어콘은 대적인데 반하여 주인은 더위를 몹시 싫어하므로 회사에서 돌아오면 언제나 에어콘을 켜곤했다.

그러나 나는 참을수 없는 고통이면서도 하루종일 일하고 돌아온 주인에게 무리한 부탁을 할 수도 없었다.

그러할때 친구로 부터 이도선생을 소개받아 MP鍼이라는 특수한 침을 몸에 붙인것 만으로 여러가지의 병을 고치는 분이라고 들었다. 실제 치료를 받는다면 나의 병이 나을지 어떨지가 매우 불안했다. 그런데 내가 선생께 냉증으로 괴로워 하고 있다고 하였더니 선생은 싱글벙글 웃으면서 「실은 냉증에 가장 잘 듣는것이 MP鍼이다. 얼마동안만 참아 주십시요」라고 하였다. 치료중에 발에 카이포를 넣어 주었다.

선생이 말한대로 정말 잘 들었다. 수족뿐이 아니라, 온몸이 따뜻하게 몸속에서 부터 따뜻하여 왔다. 정말 거짓말 같이 냉증이 없어졌다.

그러면 지금부터 나을때 까지 얼마나 통원치료를 해야

하느냐고 물었더니 「H씨의 냉증은 그렇게 심한것이 아
니니 통원할 필요는 없다」라고 하였다. 그래서   11원요
법의 가르침을 받았고 그로부터 약 20일간의 자가치료로
서 몸서리 나든 냉증은 완치가 되었다. 정말 이도선생
께 감사드리고 싶다.

12. 1회의 11원 요법으로 야뇨증이 나았다.

D氏 (53才) 주부

나의 손자는 6세. 내년에 국민학교에 입학하게 되지만
야뇨증이 조금도 낫지않았다.   그의 부모는 언제인가는 낫
겠지 하는 낙관적인 생각이지만 나는 걱정이 태산 같았다.
많은 사람으로 부터 조롱을 당하면 어떻게 하나 하는 생각
만 들어 손자를 데리고 여러 병원을 다녀 보았다.   그런데
도 손자의 야뇨증은 조금도 낫지 않는다.   이런 가운데 이
도선생을 소개받아 재빨리 찾아 보았다.   그랬더니 손자의
야뇨증은 단 一회의 치료로서 낫고 말았다.   나는 신기하
여 이 일을 선생께 전화로 알려 드렸더니 先生의 대답은「
신기한 것이 아니다」라고 태연하셨다.   나는 매일 손자에
게 11원을 붙여주고 있다.   이제 완치 되었으나 재발 될
까 하는 노파심에서 계속하고 있다.

附
磁氣에 對한 常識과 健康法

※ 磁氣가 人間生活에 있어 大端히 必要한 것
이며 PIA와 깊은 關係가 있어 이 附錄編
을 첨부하였음。

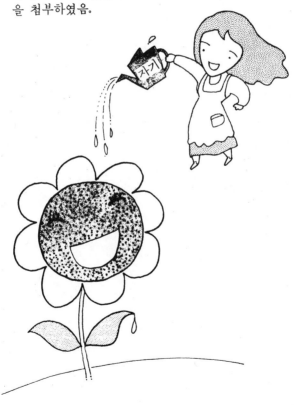

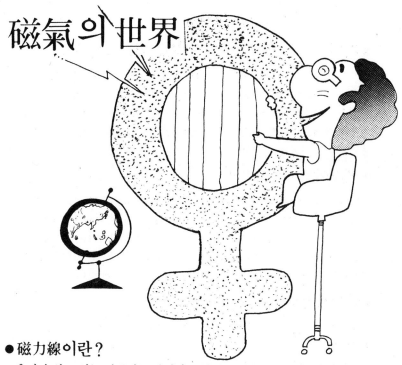

磁氣의 世界

● 磁力線이란?

　우리가 살고 있는 지구에는 상이한 두가지 물리현상이 있다. 즉 重力과 地磁氣이다.

　萬有引力과 遠心力으로 분리되는 중력이 없으면 이 지구상에 생물이 존재할 수 없듯이 地磁氣가 없으면 인간은 생존이 불가능하다.

　1) 磁氣의 성질은 同極끼리는 서로 밀고(反發力), 異極끼리는 서로 당기는 힘이 있다(吸引力).

　2) 磁針은 항상 남북을 가르킨다.

　3) 자석은 철(Fe)을 끌어당기는 힘을 가지고 있다는 것은 이미 잘 알려져 있는 성질이다. 이러한 힘의 근원을 磁氣라고 한다.

　N극에서 S극으로 향하는 磁氣線을 磁力線이라고 하며 磁力線이 존재하는 장소를 磁場이라 한다.

　공기, 물, 햇볕 그리고 자력선이 인간생존의 4대 필수요소이지만, 우리는 자력선을 감지할 수 없기 때문에 자력선의 중요성에 대해 이해하지 못하고 있는 실정이다.

● 자기콤파스(磁針)는 왜 남북을 가르키는가?

그것은 지구가 하나의 거대한 자석체이기 때문이다. 즉 지구의 북극 가까이에는 자석의 S극이 있고 남극 가까이에는 자석의 N극이 있으므로 자침의 N극은 북으로, S극은 남의 방향으로 당기기 때문이다. 그러므로 서울 南山에서도, 동경 富士山의 정상에서도, 태평양상에서도 자침은 항상 북극을 가르키게 되는 것이다.

● 훼라이트자석이란?

훼라이트(Ferrite)란 영구자석이란 뜻으로 酸化鐵(FeO₃)을 주원료로 하여 Barium이나 Strontium 또는 Samarium을 혼합하여 제조된다.

약 1,200℃ 이상의 전기로(爐)에서 소결시켜 성형시키는 것으로 자력은 20년에 3% 정도 자연감소되는 정도이며 거의 영구적으로 자력을 보전한다. 훼라이트자석이 永久磁石이라 불리우는 이유가 여기에 있다.

● 여기서 말하는 GAUSS란?

가우스란 자기의 힘을 나타내는 단위로 磁束密度를 말하는 것으로 자장의 강도에 투자율(投磁率)을 곱한 양을 나타낸 것이다.

간단히 말하면 1cm²면적당의 자력선의 수를 나타내는 것이다.

500 Gauss란 1cm²내의 500개의 자력선이 형성되고 1,000 Gauss란 자력선이 1,000개란 것을 말한다.

자기치료기에 500가우스 또는 900가우스짜리 자석이 90개 또 200개 내장되는데 이것은 500가우스×100=50,000가우스로 계산되는 것이 아니라 500가우스 자석을 90개 200개 연결하거나 포개 어도 역시 500가우스 이지만 자장형성이 100배 넓다는 계산이다.

磁石의 힘인 Gauss는 磁石의 재질, 강도, 공정방법에 따라 결정되지만 일반적으로 자석의 두께에 비례하고 자석면적에 반비례한다. 결국 자력은 자석의 두께가 두꺼우면 자력은 증가하고 직경 또는 면적이 넓으면 자력은 감소한다.

자력선이란 항상 N극에서 S극으로 흐르는 성질을 가지고 있기 때문에 S극보다 N극의 자력이 더 강하다고 한다.

●상상을 초월하는 磁氣의 作用

자석공장이나 강한 자장이 형성되는 발전소 둥에서 근무하는 종사자들은 고혈압환자가 없다는 것이다. 또 자장이 형성되는 고압선 아래서는 농작물이 잘되고 어항에 자기를 띄우면 어항속의 고기가 더 싱싱하고 잘 자란다는 사실이다. 소위 자석 바람이라고 하는 자기풍이 많은 해에는 풍년이 든다고 전해오고 있다.

1972년 일본의 다나까(田中) 전 수상이 중국을 방문하였을 때 중국에서 자석의자 2대를 선물했다고 한다.

이 의자에는 여섯개의 자석이 붙어 있어, 50여종의 질병을 치료할 수 있는 진귀품이라 하여 최고급 선물로 간직하고 있다고 한다.

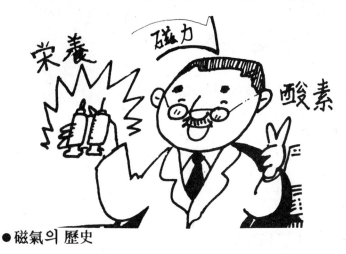

●磁氣의 歷史

"다레스"라는 사람이 서력 600년전에 자철광이 철판을 끌어 당긴다는 사실을 관찰했다고 전해오고 있다.

12세기경 "도루코"의 "Magnesia"라는 지방에서 자철광이 발굴되면서부터 Magnet라 명명되었고 12세기 중반경의 W.Kirubato(영국. 1540～1603)가 발견하고 학문적으로 연구·발표하여 나침판이 항해에 사용되었다.

그후 17세기에서 18세기에 거쳐 자기학이 과학으로 발전하여 "뉴톤" "쿠론" "후레밍"과 같은 학자가 나와서 자기학이 발달되었다.

磁力線과 人間

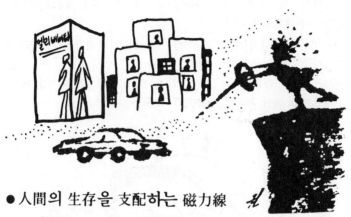

● 人間의 生存을 支配하는 磁力線

지구가 하나의 거대한 자석체인 이상 지구상에 인류가 출현한 2백수십만 년전부터 자기의 영향 아래서 모든 동·식물이 생존해·왔다. 인간은 자석위에서 태어나 자석의 영향 아래서 성장하고 생활해 왔다. 인간이 생존하는데 공기, 물, 햇볕이 중요하다는 것은 알고 있으면서도 자력선의 중요성에 대해서는 인식을 못하고 있다. 자력선은 인간의 감각기관에 감지되지 않기 때문이다.

● 지금 地球는 磁氣不足

지구 자력은 과거 500년간에 거의 1/2정도 감소되었고 더욱 놀라운 일은 최근 100년간 약 5%씩 자연감소되고 있다는 사실이다.

이대로라면 2,000년후에는 0(Zero)에 가까와진다고까지 말한다.

어떻든 지자기가 해마다 감소되고 현재에도 계속 감소되고 있는 것은 분명하다. 더욱이나 아스팔트 콘크리트, 철근건물, 자동차 속에서 생활하는 우리들의 환경조건 때문에 그나마도 미약해진 자력을 차단 당하고 있어 전혀 地磁氣를 받지 못하고 있는 실정이다.

● 지금 地球는 磁氣不足

地球物理學者들의 발표에 의하면 지구 자력은 과거 500년간에 거의 1/2정도 감소되었고 더욱 놀라운 일은 최근 100년간 약5%씩 자연감소되고 있다는 사실이다.

이대로라면 2,000년후에는 0(Zero)에 가까와진다고까지 말한다.

어떻든 지자기가 해마다 감소되고 현재에도 계속 감소되고 있는 것은 분명하다.

● 인체내에도 자기가 흐르고 있는가?

사람의 몸안에는 체내의 활동전류에 의해 그 주변에 $\frac{1}{10^{-4}} - \frac{1}{10^{-7}}$ Gauss 의 아주 미약한 자기가 흐르고 있다.

이것은 나이론 내의를 입고 벗을 때 정전기가 일어나는 것으로 증명되고 병원에서 검사방법으로 사용하는 心電圖나 筋電圖는 인체내에 흐르는 자기의 원리를 응용한 검사이다.

● 자기가 본격적으로 의학에 응용된 것은?

2천년전 중국 漢나라때 司馬遷의 사기(史記)中 "편작창공열전"에서 자석을 약으로 사용했다고 전하고 2세기경에 저술된 약초학의 전문지인 "신농본초경"에는 "자석을 심한 담, 사지관절통, 요통, 난청, 종기, 연주창, 자궁암, 냉, 생리통등"의 치료에 쓰여진다고 적고 있다.

치료를 목적으로 자기가 응용된 것은 1943년경부터이지만, 일본에서는 1958년부터 의학계의 임상연구가 활발하게 진행되어 1961년 후생성의 의료용구 허가를 받게 되었다.

우리나라에서는 처음으로 (주)寶元에서 주관하여 1980년 카톨릭의대에서 임상이 실시되고 경희대 한의대, 대전대 한방병원, 대구대부속병원에서 임상논문이 발표되고 1981년 이를 인정하여 보건사회부장관의 의료기허가를 받게 되었다.

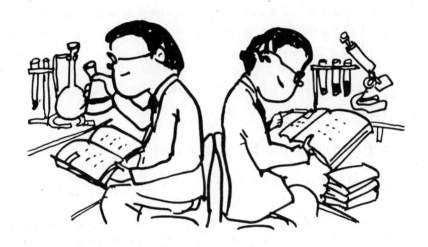

1940년대에는 자기생체학에 관한 연구논문이 121편밖에 되지 않았으나, 1970년대에는 무려 330편의 연구논문이 발표될 정도로 동·서양의 의학계 관심이 날로 늘고 있는 실정이다.

최근 임상통계에 의하면 자기치료가 가능한 질병이 무려 100여종에 달하고 있는 것으로 보고되고 있다.

「磁氣와 生命體」와의 연구논문수

年　　　代	論　文　氣	年　　　代	論　文　數
1840~1849	3	1910~1919	14
1850~1859	0	1920~1929	10
1860~1869	0	1930~1939	50
1870~1879	3	1940~1949	121
1880~1889	12	1960~1969	341
1890~1899	5	1970~1976	330
1900~1909	32	計	971

● 인체에 자기가 부족하게 되면

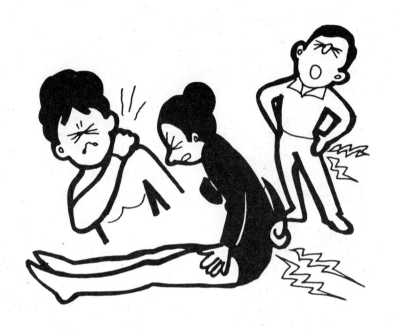

　　우선 혈액중의 "ion"질이 나쁘게 되어 혈액이 산성화된다. 그리고 혈관
내의 과잉 "Cholesterol"의 축척으로 혈액순환계통의 질병이 유발되지만
무엇보다도 중요한 것은 현대병의 원인인 "自律神經失調症"과 "내분비
장애"에 영향을 미친다는 사실과 "Hemoglobin"이 활성화되지 못한다는
사실이다.

　　일본의 유명한 의학박사 "나까가와"(中川)는 인체에 자기가 부족하면
특별한 이유없이 등, 어깨 또는 목덜미의 근육이 뻐근하거나 쑤시고 결
리는 증세, 요통, 흉통, 원인불명의 두통, 두중, 어지러움증, 혈압, 불면
증, 객관적 병리소견이 없는 상습변비 등 소위 "자기 결핍 증후군"에 걸
리게 된다고 한다.

● 自律神經失調症에 미치는 磁力線의 효과

　자율신경인 교감신경과 부교감신경의 긴장상태가 서로 평형을 유지하고 있지 않은 상태를 말한다.

　인체내의 신경조직에는 지각신경, 운동신경, 자율신경이 있다.

　자율신경이란 위와 장의 움직임, 혈관의 수축, 팽창을 조절, 혈행을 관장하고 호르몬분비, 신진대사를 지배하고 근육의 긴장이나 골격근을 다스린다.

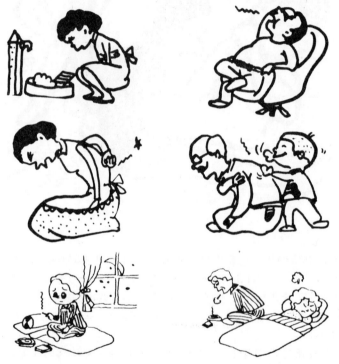

　예를 들어 날씨가 추워지면 혈관이 수축되어 몸을 움추리게 된다. 이것은 체온을 뺏기지 않으려는 자율신경의 방어작용이다.

　자기가 자율신경의 활동에 영향을 미친다는 사실을 처음 주장한 사람은 1938년 덴마크의 "K. M. Hansen"이다.

● 磁力線은 "이온"에 영향

혈액속에는 혈구나 혈장이란 눈에 보이지 않는 입자모양의 작은 물체가 끊임없이 브라운운동이란 연속운동을 하면서 荷電狀態 (전기를 띠고 자기가 일어나고 있는 상태)로 존재하고 있다.

그리고 이와같은 입자를 대전입자·ION이라고 부르고 있다.

이것들의 이온에는 양전기를 띤 양이온(＋이온)과 음전기를 띤 음이온(－이온) 두 종류가 있어 그것들은 서로 일정한 균형을 유지하고 있다.

그 균형을 수소이온 농도를 나타내는 지수 PH (폐하) 로 말하면, PH 7. 44 (약알칼리성) 전후로 유지되고 있어야 정상적이다.

● HOMEOSTASIS

혈액중의 플러스 이온이 증가하면 확실히 혈액은 산성이 되고 신체에 변조가 일어나기 쉬운 상태가 된다. 반대로 마이너스 이온이 지나치게 증가하여도 마찬가지로 변조가 일어나게 되는 상태에 놓이게 된다.

결국 혈액은 항상 PH7. 44전후의 약알칼리성을 유지할 필요성이 있게 마련이지만, 인체에는 신비적이라 할 수 있는 훌륭한 磁氣調節機能이 있어 항상 이 균형을 유지하기 위해서 작용하고 있다. 이것을 生體의 恒常性 維持作用 (Homeostasis) 이라 부르고 있다.

● 산성체질이 되면

인체에는 혈액, 체액, 타액에 이르기까지 모두 PH 7. 0～PH 7. 4전후의 약알칼리성이어야 건강상태를 유지할 수 있다. 그러나 우리의 주식은 쌀인데다 미식, 편식과 고기, 설탕, 계란등 산성식품을 많이 섭취하기때문에 PH 6. 8, PH 6. 5, 6. 0…으로 점차 산성체질이 되고 있다.

산성체질이 되면 우선 피로가 쉬오고 신진대사가 정체되고 수면장애를 일으키게 된다. 심하면 당뇨병, 동맥경화, 뇌일혈로 발전하는 무서운 결과를 초래하게 된다.

●HEMOGLOBIN에 절대적인 영향을 미치는 磁力線

인체내에는 혈액 1mm³ 당 450~500만개의 적혈구가 있다. 적혈구의 성분은 수분을 제외하면 거의 헤모그로빈이다.

Hemoglobin은 heme라는 磁性을 띤 철을 함유한 붉은 색소와 globin 이라는 단백질로 결합되는데 1분자중 4개의 Heme가 들어 있다.

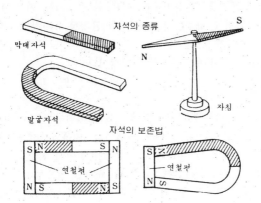

자석의 종류

막대자석

말굽자석

자석의 보존법

자침

연철편

연철편

사석: (상) 자석의 종류
(하) 자석의 보존법
(보존할 때는 오른쪽
그림 같이 연철쪽을 붙
여 둔다.

Heme가 심장을 통과할 때 심장에서의 전류영향을 받아 强磁性의 Heme로 되어 산소운반과 탄산가스 배출이란 Hemoglobin 본래의 기능을 다하게 된다.

헤모그로빈에 함유되어 있는 Fe성분이 N·S로 정확히 되면 헤모그로빈의 기능이 활성화되어 산소운반, 영양공급과 폐기물 방출이 원활하게 된다.

이때 헤모그로빈의 철이 미약한 N·S자 성을 띤 성분으로 되면 본래의 기능을 다하지 못하여 결국 40~60兆에 달하는 인체세포는 산소결핍 증세를 일으켜 난치성 질병이 생기게 되는 것이다.

왜 Hemoglobin의 핵인 hemo가 强磁性의 Fe로 되어야 하느냐 하는 문제는 현대과학으로도 해답을 내리지 못하고 있다.

● CHOLESTEROL 과 磁力線 ?

正常血管

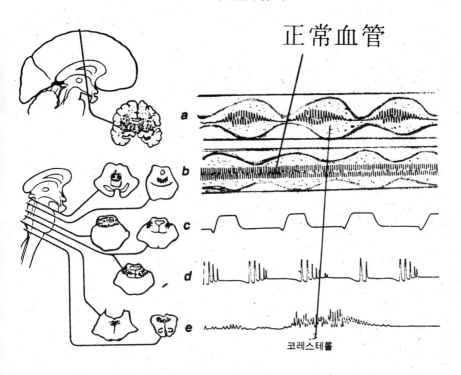

a

b

c

d

e

코레스테롤

코레스테롤은 대단히 악인취급을 받고 있다. 그러나 코레스테롤 본래 의 작용은 세포막을 만들고 내분비물(각종 호르몬)을 만들어 내는 중요 한 역할을 하고 있는 것이다. 그러므로 이것들의 광고문을 정확하게 말 한다면 "과잉 코레스테롤…"이라고 표현해야만 될 것이다. 또 이것은 최 근 신문지상에도 표현된 일이지만 코레스테롤에는 HDL과 HBN의 2종 류가 있으며 HBN은 동맥경화 등을 억제하는 작용이 있는 것이 판명되 고 있다. 한편 HDL은 가장 정도가 심한 코레스테롤이며 과잉 코레스테롤 이 되어 혈관의 내벽에 물때와 같이 쌓이고 血壓上昇 - 血管의 變性 - 彈 力性의 喪失 - 動脈硬化 - 죽음에 이르는 원인이 된다.

HBN의 정의라고 하면 HDL은 악의 코레스테롤이라고 말할 수 있다.

●코레스테롤이 쌓이면

과잉 코레스테롤은 마치 물때와 같이 혈관내부의 벽에 쌓이게 된다. 그리고 검사로 두껍게 되어 혈관의 폭을 좁히고 혈액이 통하는 통로를 좁게 한다. 이 좁혀진 혈관내를 혈액이 충분히 흐르게 하기 위해서는 심장으로부터 혈액을 내보낼 때의 압력을 높여주는 것이 필요하게 된다.

즉 혈압이 높아지게 되는 증상이 최초로 나타나게 된다.

― 혈압이 높아지게 되고 그리고…

이와같은 肥厚狀態의 진행에 따라 石灰質化가 시작된다. 즉 혈관의 탄력성이 없어지고 아주 약하게 되어 동맥경화란 증세를 나타낸다. 동맥경화가 진행하면 혈관이 높은 혈압에 견디어 내지 못하여 파열출혈이라는 치명적인 증세를 일으키게 된다. 심장동맥의 경화가 진행하면 심근경색, 뇌동맥의 경화는 뇌연화증, 그것이 파결하면 뇌출혈(뇌졸증)이란 증세로 나타나게 된다. 또 이것과는 별도로 동맥경화로 인해 간경변, 뇨독증, 산성고혈압증 등의 수반증상이 일어나는 원인이 되기도 한다.

●중년이후에는 왜 코레스테롤이 쌓이기 쉬운가?

과잉 코레스테롤의 축적에 의한 동맥경화의 현상은 중년에 한하여 일어나는 것은 아니며 증례에 의하면 19세인 비교적 젊은 계층에도 나타나게 되지만 노화현상이 두드러지게 나타나는 중년이후에 가장 많은 것은 사실이다.

젊은 년대의 사람이 코레스테롤식품의 대표라 할 수 있는 버터, 고기, 달걀 노른자, 삼치의 살코기등을 배부르게 먹었다고 하더라도, 스포츠나 왕성한 생활활동 그리고 육체적인 성장에 요하는 소비칼로리 등의 역할을 하게 되어 완전연소하게 되면 과잉 지방이나 과잉 코레스테롤의 작용으로서가 아니라 필요불가결한 영양원이 되는 것이다. 그러나 중년기에 접어들면 젊을 때와 같이 소비칼로리로서의 연소가 불완전하게 되는 경향이 많으며 美食에 의한 扁食習慣이 생겨서 과잉상태가 된다. 이와같이 중년을 지난 사람의 혈관안에는 많든 적든간 쉽게 과잉 코레스테롤이 쌓이게 되지만 이것은 老化現狀의 한가지로서 피할 수 없는 것이라 할 수 있다.

●코레스테롤의 예방법(1)

전체 코레스테롤의 2/3는 간장에서 만들어 내고 나머지 1/3은 음식물에서 섭취되고 있으므로 美食이나 扁食으로 코레스테롤 식품을 지나치게 먹지 않는 것이 필요하다. 또 간장의 기능이 좋으면 균형있게 코레스터롤을 만들어내게 되지만 기능이 좋지 않으면 불균형하게 되므로 간장의 기능이 항상 양호한 상태를 유지하도록 배려할 필요가 있다.

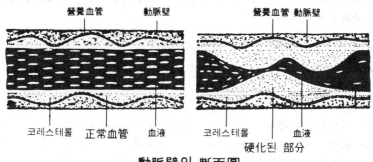

動脈壁의 斷面圖

●코레스테롤의 예방법(2)

노화현상에 의한 코레스테롤의 부착은 어느정도까지는 어쩔 수 없다고 할 수 있지만 더욱 진행하여 肥厚 - 石灰質化 - 更化상태까지 되지않게 하기 위해서는 혈관내의 혈액의 흐름 즉 "혈류작용"을 원활하게 할 필요가 있다.

일반적으로 건강한 성인의 혈액량은 체중의 약 1/13~1/14(5~7ℓ)이라고 하지만 이정도의 혈액이 불과 23초 전후의 짧은 시간에 우리들의 전신을 일주하고 있다. 그러므로 혈관내의 혈액이 흐르는상태를 항상 양호하게 유지하므로서 물때모양의 과잉 코레스테롤을 혈액순환작용에 의해서 땀이나 오줌으로 체외로 배설할 수 있는 것이다. 물론 혈액작용을 원활하게 하는 것은 과잉 코레스테롤의 배설 뿐만 아니라 근육의 뻐근함이나 통증의 완화 그 밖의 중요한 작용을 하는 것은 말할 나위도 없다.

● 건강상태를 점검해 봅시다. (평상시 7항목 이상이면 요주의)

동맥경화가 진행하면 여러가지 自覺症狀이 나타난다. 그 일부로서 다음 30항목을 들 수 있다.

(1) 평상시 3항목 이상 있는 사람 : 동맥경화의 초기
(2) 평상시 5항목 이상 있는 사람 : 동맥경화가 진행
(3) 평상시 7항목 이상 있는 사람 : 요주의

물론, 이것들의 증세는 동맥경화 이외의 원인에 의해서도 일어나는 증세이기도 하지만, 이런 증세가 평상시 몇개가 겹치고 있을 때에는 매우 경계해야 될 것이다.

● 스스로의 건강상태를 점검 해보자.

1. 현기증이 난다.··········( )
2. 머리가 무겁다.··········( )
3. 귀울음이 난다.··········( )
4. 어깨, 허리가 뻐근하고 아프다.················( )
5. 숨이 차고 헐떡인다.···( )
6. 심장이 두근거린다.·····( )
7. 손발이 떨리고 냉하다.···( )
8. 눈이 침침해진다.·········( )
9. 혀가 꼬부라진다.·········( )
10. 쉬 피로해진다.··········( )
11. 간장부근이 아프다.······( )
12. 손발이 저리다.··········( )
13. 가슴에 압박감이나 통증이 있다.···········( )
14. 잠이 잘 오지 않는다.····( )
15. 머리나 손발이 붓는다.··( )
16. 밤에 오줌이 자주 마렵다.( )
17. 건망증이 심하다.·········( )
18. 끈기가 없다.···········( )
19. 판단력이 둔해진다.······( )
20. 완고해진다.···········( )
21. 화내기 쉽다.············( )
22. 마음이 초조하다.········( )
23. 변비되기 쉽다.··········( )
24. 목소리가 쉰다.··········( )
25. 식욕이 없다.············( )
26. 체중이 갑자기 준다.·····( )
27. 설사를 자주 한다.········( )
28. 마구 담배가 피우고 싶다.( )
29. 술취한뒤 기분이 지나치게 불쾌하다.···········( )
30. 전신이 나른하다.·········( )

● Vitamin 不足에는 비타민 보충을
磁気不足에는 磁気보충을

체내에 흐르는 미세한 $\frac{1}{10^{-4}} - \frac{1}{10^{-7}}$ 가우스의 미세한 磁氣와 땅으로부터 천부적으로 받아야 할 地磁氣 보충으로 인간은 건강을 유지하게 된다.

그러나 위와같은 여러가지 이유로 人體에는 자기가 부족하게 된다. 인체에 자기가 부족하게 되면 각가지 身體不調의 요인이 된다.

때문에 인체에 부족한 자기를 인위적으로 보충시켜주는 방법을 개발한 것이 자력선 치료법이다.

磁氣缺乏으로 인한 질병치료에 자기를 보충시켜야 하는 것은 비타민증후군에 비타민을 투여하는 것과 같은 이치이다.

임상의학면에서 연구를 진행하고 있는 학자들 사이에서 더 많은 증상에 대한 治療室例를 발표하고 있다. 즉 혈류개선작용에 의한 각종 통증의 완화, 비만증 예방, 치료 또 사지의 마비나 냉증의 개선뿐 아니라 혈압, 동맥경화, 자율신경실조증에 效果있음이 구체적인 임상실험을 통해 발표되고 있다. 중국 한 의학서에 의하면 자석치료가 가능한 질병이 무려 100여종 이상이 된다고 적고 있다.

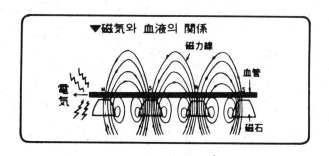

▼磁気와 血液의 関係

● 磁氣作用의 MECHANISM (I)

자기가 인체에 어떤 형태로 작용함으로서 치료효과가 나타나게 되는 것일까?

일본 후생성 약무국 조사과에 의한 설명은…

혈액은 그 속에 이온이 있어 혈관내를 흐르고 있는데 이온의 흐름은 전류로 간주할 수 있으므로 혈관에 자장을 주면 프레밍의 법칙에 의해 혈관에 영향을 주고 작용하게 된다.

반대로 혈관에서 磁場을 자르는 것과 같은 운동이 일어나게 되면 혈관내에 전기가 흐르게 되어 따라서 혈액순환에 영향을 받게 된다. 이 원리를 응용한 치료기로서 500～1,500가우스정도의 표면자속밀도를 가진 영구자석등을 복대등에 장착한 것과 전기에 의해 전장(자장과 같은 것으로 생각하여도 무방하다)을 주게 하는 것이 있다.

본기를 자력선 치료기로 호칭하기도 하지만 磁場 또는 電場은 학술상으로 상정하여 고찰한 것이어서 자력선이란 특별한 선이 있는 것은 아니다 인체에 미치는 磁気作用을 도해로 설명하면 아래와 같다.

(의학박사 나까가와 (中川), 日本)

```
┌──────────────────────────────┐
│      磁気를 인체에 作用시킨다      │
└──────────────────────────────┘
               ↓
┌──────────────────────────────┐
│  새로운 電気가 発生한다 (電磁誘導)  │
└──────────────────────────────┘
               ↓
┌──────────────────────────────┐
│  혈액중에 電流가 생긴다 (誘導電流)  │
└──────────────────────────────┘
운동에네지를 전기에네지로  ↓  바꾸는 물리적 촉매작용
┌──────────────────────────────┐
│  혈액중 "음이온"증가 (電解質解離)  │
└──────────────────────────────┘
               ↓
┌──────────────────────────────┐
│        自律神経에 영향            │
└──────────────────────────────┘
               ↓
┌──────────────────────────────┐
│  내분비 촉진 · 末梢순환에 작용     │
└──────────────────────────────┘
산소영양보급과  ↓  탄산가스 배출촉진
┌──────────────────────────────┐
│   혈액순환촉진 · 病症의 개선       │
└──────────────────────────────┘
```

●磁氣作用의 MECHANISM (Ⅱ)

약간 전문적이며 어렵게 되지만 일본의 神戸病院 의학박사 "井内"가 설명하는 자기작용의 메카니즘은 "생체내의 모든 구성물질은 荷電狀態 (이온상태)로 존재하고 이것들에 電位差를 주게 되면 전류가 흘러 여러가지 물리화학적 변화가 일어나는 것은 생체의 전기적 성질이나 전기 자극에 의한 말소부위의 생체반응을 보더라도 명백한 일이다."

혈액에 관해서도 그 속에는 혈구나 혈정이란 하물질이 있어 혈액이 맥동적으로 이동한다는 것은 즉 이온의 이동이며 전류(맥류)가 흐르고 있다는 것을 뜻하고 있다. 그리고 이와 같은 혈액이 이동하는 혈관의 주위에는 당연히 자장이 존재한다. 따라서 외부에서 인체에 자장을 작용시키면 혈관에 새로운 기전력(전압)이 발생한다. 즉 자장을 가로질러 혈액과 그밖의 체액이 이동하면 거기에 새로운 기전력이 발생하여 혈액에 영향을 주게 된다.

한편 물리화학적 변화는 혈액 중의 전해질 해리(이온화) 현상으로서 나타난다. 그리고 이런 현상은 지나친 긴장상태로 인하여 unbalance (불균형)가 되어 있는 자율신경에 작용하여 전기자극을 주고 자율신경 본래의 기능적인 밸런스(균형)를 회복시킨다.

이 결과 혈관운동신경 본래의 밸런스(균형)가 회복되어 혈액의 순환작용이 재활되어 이와 같은 혈류 개선작용은 당연히 근육의 지나친 긴장상태의 완화나 경결상태를 개선하여 증세의 경감이나 개선을 초래하게 되는 것으로 보인다.

자기치료는 다른 전기요법과 같이 마비나 동통의 경감을 대상으로 하는 물리요법의 하나로서 임상을 통하여 응용되어 가는 것으로 생각되는데 그 기초적 연구, 임상보고의 자료발표는 근래 점차 증가하고 있다고는 하지만 아직 불충분하며 그 작용기능에 관한 과학적 해명에 대해서도 금후의 연구에 기대할 바 많은 것이 현재의 상황이 아닌가 생각된다.

磁力線治療의 效能·效果

韓 國

1981년부터 1983년 사이에 카톨릭의대 부속병원, 대전대학부속 한방병원, 대구대학부속병원에서 환자 2,000여명을 대상으로 임상실험을 실시하였다.

임상대상의 주된 증상과 치료 결과는

제 품 명	주된증상통	치료효과(%)	제 품 명	주된증상통	치료효과(%)
보 원 파 스	요 통	93.3	보 원 베 드	불 면 증	96.7
	두 통	90.0		요 통	85.7
	전신근육통	86.7		전신피로감	83.3
	변 비	89.3		전신근육통	75.0
	불 면 증	77.3		두 통	90.0
마그네밴드	요 통	98.0	썬 쿠 션 (자석방석)	전신피로감	90.0
	생 리 통	95.5		변 비	74.8
	복 통	98.4			

상기와 같은 제품별, 증상별 임상효능이 인정되고, 중대한 부작용도 없어 안전성이 확인되었다.

따라서 자기치료는 혈액순환불순으로 인한 동맥경화, 심장병등 만성병, 성인병 예방치료에 적절한 치료기이다.

● 효과적인 자기요법

우선 90-200개의 Ferrite로 구성, 배열되어 있는 베드와 베개를 취침시 매일 사용한다.

그리고 부분적인 집중효과를 얻을 수 있는 마그네밴드나 자석파스를 局部治療에 사용하면 치료효과를 극대화할 수 있다.

근육경직 및 통증에 대한 자기치료기의 치료효과

최신의학 Vol. 26, No. 6, 1983/ (807) P. 125~133

가톨릭의대 정형외과

의학박사 **문명상 · 이현구**

– Abstract –

The effect of magneto-therapeutic devices over stiffness and pain

Meang Sang Moon, M.D., Hean Gu Lee, M.D.

Department of Orthopedic Surgery, Catholic College of Medicine Seoul, Korea.

The effect of the magneto-therapeutic devices over stiffness and pain was studied on 261 volunteers, 140 males and 121 females.

In order to carry out the study as similar as possible to double blind method, we used the test products with magnetic flux density of 500±50 Gausses and 200±20 Gausses magnetic force.

By this results, the effect on improvement in the symptom was observed in 95 cases (76%) out of the 125 cases with magnetic products, while 22 cases (22.4%) out of the 98 cases with non magnetic products.

日 本

자기치료의 임상실험은 昭和53년~55년사이에 1124명을 대상으로 실시하였다.

- ●견 통
- ●뒷목의 통증·근육경직
- ●두통·두중
- ●사지통.냉증
- ●피로감
- ●등과 허리의 통증
- ●불면증
- ●현기증
- ●고혈압
- ●사지탈럼감
- ●신경통
- ●변비통등

*Experience Clinical Use of Magneto Device – Japan, Tokyo Medical College Hospital, Kinki Medical College Hospital의 임상결과는 93.6%라는 믿지 못할 치료효과를 확인할 수 있다.

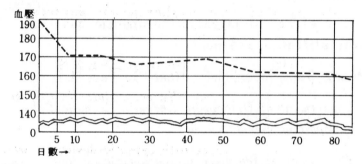

血壓의 臨床實驗의 10例의 平均値
("이스스"病院의 中川 恭一博의 研究 "데이타")

●効果發現과 不作用

인체에 위해한 중대한 부작용은 없으나 치료기를 부착 또는 사용한 2－3일후 갑자기 고열이 생긴다든가 습진, 땀띠가 돋고 어지러움증을 수반하는 경우가 있다. 이런 경우 2－3일 쉬었다가 몸을 깨끗이 하고 다시 사용하면 2－3일후 그러한 증세는 사라지고 병세가 호전되는 것을 느낄 수 있다.

효과 발현은 개개인의 신체조건에 따라 다소 차이가 있으나 사용후 일주일 전후로 87.5%의 가장 많은 효과발현이 확인된다.

症狀別 效能 · 効果

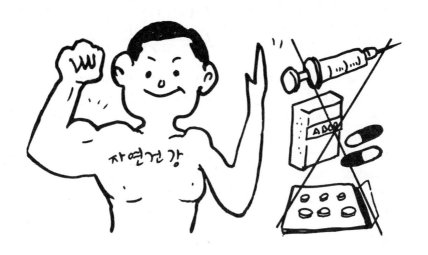

※다음은 우리 주변에서 흔히 볼 수 있는, 질병에 대한 자기요법의 효
  능, 효과를 고찰해 봅시다.

● 불면증

  불면증의 경우, 일반적으로 뇌가 충혈상태에 있게 됩니다. 이러한 경우,
자기의 작용에 의해, 말초혈관의 혈행이 좋아짐으로, 전신의 혈행도 촉
진되고, 그에 따라 뇌의 충혈상태도 해소되어, 수면을 할 수 있게합니다.
  최근 자기치료기는, 자력의 강약의 배치뿐만 아니라, 구조나, 재질면에
서도 편안하게 잠을 잘 수 있도록, 적합하게 설계가 되어 있어, 더욱 현
저한 효과가 나타나고 있읍니다. 요컨대, 자기치료기는 전신의 혈행을
좋게 하여 전신근육의 긴장을 해소함과 동시에, 뇌의 충혈을 제거하게되
어, 편안히 잠을 잘 수 있게 됩니다.

● 두 통

두통의 원인은, 뇌의 혈관이 확장되어서 생기는 경우와 수축이 되어서 생기는 두종류로 크게 나눌 수 있다. 자기베개나 자기베드를 사용함으로 써 뇌혈관내의 혈행이 좋게 되어 두통도 가시게 되지만 뇌 확장성 또는 뇌수축성 두통의 어떠한 경우에도 혈관벽의 근육활동이 정상화되고 나아 가 뇌혈관의 과다팽창인 경우에도 두통이 치유됩니다.

● 고혈압

고혈압은 장기간에 걸친 잘못된 식생활에 의해 혈액이 오염(산화) 되 어 코레스테롤등 중성지방물질이 혈관벽에 부착되어, 말초혈관이 좁아졌 든가, 경화 수축된 상태가 되어 혈액의 저항이 커지게 되어 발생됩니다.

이러한 상태에서는 심장이 높은 혈압으로 혈액을 압축하게 되며, 이런 상태를 방치하게 되면 심장에 부담을 가중시켜 심부 전증이 되거나, 동맥 경화가 빨리 발생하게 됩니다. 이러한 경우 자기요법을 실시하면 말초혈 관의 과도한 수축을 방지하며 혈행을 개선하여 심장이나, 혈관계의 활동 기능저하를 방지하여 빠른 시일에 고혈압도 치료하게 됩니다.

● 변 비

변비는 현대인 특히 부인들에게 많이 발생되는 질병입니다. 대부분의 사람은 1일 1회 대변을 보는 것이 보통이지만 1일 4회, 5회를 보는 사 람도 있고 1주일에 1회만 보는 사람도 있읍니다. 최근 식생활에 있어서, 백설탕 흰쌀밥등을 많이 섭취하게 되어 식물섬유질이 부족하게 되었다. 섬유질이 적은 음식만 먹게 되면, 변비가 고질화되며, 우리들이 먹는 식 물성중에 섬유질은 장의 벽을 자극하여 장의 운동을 촉진하게 됩니다. 백 설탕, 백미에는 섬유질이 부족하므로, 변비가 되기 쉬우며, 이러한 경우 자기요법을 실시하면, 장의 혈행이 좋아지며, 장의 전체적인 운동력이 회 복되어, 변비증을 개선하게 됩니다.

● 천 식

천식은 발작적인 호흡곤란을 일으키는 만성적인 질병이며, 발작은 기관 지의 일부 근육이 일시적으로 수축되어, 기도가 협소해지거나, 확장되기 때문에 발생이 됩니다. 천식의 발작원인은 꽃가루 고양이나 개의 털 실내의 먼지 등으로 인한 알레르기 반응, 감기에 의한 호흡기감염, 여러 종류의 약물 및 공기중의 자극물질등에 의해 발생하지만 그밖에 심리적, 정신적인 흥분이나. 불안이 원인이 되는 경우도 있읍니다. 천식발작은 기관지 근육이 흥분되어 점막이 과민해진 상태에 갖가지 스트레스와 자극이 가하여지게 되어 발생된다고 합니다. 자기치료를 시행함으로써 이상흥분 및 과민상태에 있는 기관지의 혈행이 좋아지고, 긴장도 완화되어, 효과가 나타나게 됩니다.

자기에 의한 천식자료 과정을 살펴보면,

1. 자기에 의해 전신의 혈행이 좋아지고 몸과 마음의 긴장이 동시에 풀리며 기관지의 흥분 및 과민상가 감소되고 천식이 치료됨.

2. 자기로 인하여 폐의 혈행이 좋게 되므로 폐의 까스교환이 원활해지고 담의 발생도 적게 되어, 천식의 증세가 효과적으로 개선 치료됨.

● 관절통, 류마치스 관절염

관절이 움직이는 곳에는 기계의 윤활유와 같은 역할을 하는 골액이 있다. 이 골액은 골막에서 분비되며 골막부분의 혈행이 나빠지면 골액분비가 잘 안되므로 관절부분에 저항이 높아지게 되어 관절통이 생기게 된다. 그러므로 이러한 부분에 자기요법으로 치료하면 골막이나 관절구성체의 혈행이 좋게 되어 골액의 분비 및 관절구성체의 영양상태도 개선되어 연골의 탄력성이 회복됨으로 관절통이 치료되게 됨.

● 저혈압 (현기증)

저혈압의 대부분은 기능적인 원인으로 발생하지만 특히 자율신경 실조에 기인한다. 자기요법으로 자율신경의 운동을 조절하여, 정상으로 회복하여 줌으로써 혈압도 정상이 되어, 저혈압도 해소됩니다. 또한 현기증은 급히 일어났을 때 일시적인 혈압의 저하로 뇌의 혈류가 순간적으로 적어지게 되어 발생되는 현상이지만, 자기의 작용에 의해 혈행을 좋게 하여, 뇌의 혈행을 개선함으로써 혈압저하현상도 해소됨으로 현기증에도 효과가 있읍니다.

● 신경통

신경통은 신경이 장해를 받아서 발생되는 통증이지만 여기에서는 추간판 이상돌출로 생기는 신경통(좌골신경통)과 손, 발등의 말초신경의 염증으로 오는 말초신경통등이 있다. 이러한 신경통에 의한 통증은 형언할 수 없을 정도로 극심한 고통을 수반하게 됩니다.(예 : 송곳으로 찌르는 것 같은 통증, 전기에 감전된 것같은 통증) 일반적인 치료법으로는 진통제 등이 사용되고 있으며, 근치란 매우 어렵고 진통제 사용보다는 자기요법을 실시하면 자기는 신경을 둘러싸고 있는 세 혈관내에 혈류를 원활히 하고, 더 나아가서는 근육의 경직도 완화되어, 신경의 이상압박도 없어지게 되므로 여러 유형의 신경통이 치유되게 됩니다.

● 마음이 조급함 신경불안

스트레스 과잉의 현대사회에 있어서는 너나 할것 없이 모두 신경이 과민해져 때로는 이상 흥분상태가 되어 있읍니다. 이러한 경우 자연요법,근본요법의 하나로 자기요법을 응용함으로써, 몸 전체의 혈행이 개선되어, 근육의 응고 및 경직도 풀리게 되며 신경이상 흥분 및 과잉 긴장상태도 해소되어 안정을 찾게 되므로 각종 유형의 불안정한 기분도 일소되게 됩니다.

● 위궤양 십이지장궤양

위궤양과 십이지장궤양은 위나 십이지장 점막이 산에 대한 저항력이 약화되기 때문에 발생된다고 한다. 그러면 점막이 산에 대해 저항력이 약해지는 원인은 육류, 백설탕등 음식물의 과잉섭취와 같은 무절제한 식생활에 기인하지만 특히 정신적 사회적인 스트레스가 원인이 되는 심인성 사례가 점증하고 있읍니다. 위궤양이나 십이지장궤양의 경우에는 국부적인 빈혈이 생기므로 자기치료로 위나 십이지장 점막의 혈행을 개선해 줌으로써 응혈 및 염증을 해소 치료하게 됩니다.

● 경직근육통

혈액응고 경직근육통은 그 원인의 첫째가 육류, 백설탕 및 흰쌀밥등의 과잉섭취와 같은 식생활의 잘못에 기인되며 그외는 근육이나 신경의 쓰임에 따라 발생된다. 혈액응고 경직근육통이 심한 경우 자기요법을 활용하면 현저한 효과가 나타나며 이 치료 메카니즘은 다음과 같다.

1. 인체에 자기가 침투되면 혈액에 기전력이 발생하게 되고 지각신경을

자극하여 운동신경의 흥분을 진정시키게 된다.

2. 운동신경의 흥분이 진정되면 근육의 긴장이 완화되어 경직이 풀리고 혈행이 좋아진다.

3. 그에 따라 핏속에 충분한 산소와 영양분이 공급되어 근육의 피로 물질인 유산등을 제거하여 경직, 근육통이 치료됩니다.

● 코골음

코골음은 신체 어느 부분에 이상이 있다는 증표로 볼 수 있다. 코를 고는 원인은 코점막이 부어서 공기의 유통이 나쁘게 된 경우와, 잠자는 자세 또는 베개의 영향으로 머리가 높고 턱이 낮게 되어 혀가 땡기고 숨통이 좁아져 생기는 경우가 있다. 전자의 경우에 자기요법을 시 행하면 혈행이 좋아지고 코점막의 부기가 가라앉게 되어 공기의 유통이 원활하게 되므로 코고는 것이 치료된다.

現代人의 自覺症狀

마음이 조급하다.	7.4%
불면증이 있다.	8.3%
눈이 피로하기 쉽다.	29.6%
어깨가 뻐근하다.	25.1%
빈혈,기미	6.6%
위장이 좋지 않다	23.7%
비만에 고민한다	19.8%
야위어서 고민한다	9.1%
변비가 자주 있다	6.1%
몸이 나른하다	19.5%

症狀別 経穴磁気療法

자기요법으로 치료가 가능한 질병은 무려 100여종에 이른다고 한다. 그러나 여기서는 몇개의 증상을 선별하여 구체적으로 설명하기로 한다. 통증이 수반되는 질환은 통증부위에 우선 2~3개정도 첨부해야 하지만, 자기치료효과의 극대화를 위해서는

(1) 증상에 따른 기경급소점(奇経急所) 에 N.S 를 구분하여 기본적으로 첨부한다.

(2) 증상에 따른 경혈점에 N극을 보조적으로 첨부한다.

(3) 증상별 경혈점도해가 없는 경우에는 기경급소점에만 첨부하거나 경혈 조건표를 참조한다.

경혈점 찾는 방법

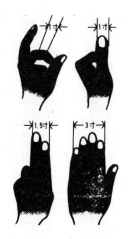

● 경혈점은 대충 ● 표시 부근이므로 눌러 압통이 있는 자리나 뼈와 뼈 사이, 함중, 근육과 근육사이의 오목 부위 또는 불록나온 부위를 경혈점으로 보면 된다.

기경 팔맥(奇経八脈)의 치료혈 (治療穴) 설명

①후계(後谿)……독맥(督脈)의 종혈(宗穴)로서 독맥증(督脈症)을 다스리는 특효혈(特效穴)이다. 손바닥을 자기(自己)쪽으로 향해 구부려 주먹을 쥐면 새끼손가락의 근부(根部)에 굵은 가로금이 생긴다. 그 금의 첨단이 후계(後谿)이다. 이 점을 손바닥쪽으로 향해 세게 눌러 강한 압통을 느끼면 독맥(督脈)에 이상이 있다고 보아야 한다. 독맥증은 이 후계점을 주혈(主穴)로 하고 신맥(申脈)을 객혈(客穴)또는 종혈(從穴)로 짝지어 고친다.

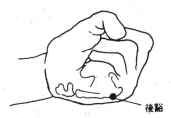

後谿

②열결(列缺)……임맥(任脈)의 종혈(宗穴)로서 임맥증(任脈症)을 다스리는 특효혈이다. 엄지를 직각으로 세우면 손목의 엄지쪽 근부(根部)에 가로금이 생긴다. 이 금에서 3cm 가량 위쪽의 툭 튀어 나온 뼈(橈骨莖狀突起)의 위쪽 가장자리에서 약간 안쪽의 홈(맥박이 뛰는 점)이 이 열결이다. 임맥증(任脈症)은 이 열결(列缺)을 주혈(主穴)로 하고 조해혈(照海穴)을 객혈(客穴)또는 종혈(從穴)로 하여 치료한다.

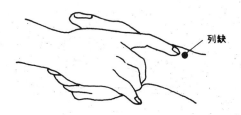

列缺

③ 신맥(申脈)……양교맥(陽蹻脈) 의 종혈(宗穴) 로서 양교맥증(陽蹻脈症) 을 다스리는 특효혈이다. 바깥 복사뼈의 가장 높은 곳에서 1.5cm 정도 되는 홈이 신맥혈이다. 양교맥증(陽蹻脈脈症) 을 실제로 다스릴 때는 후계혈(後谿穴) 을 객혈(客穴) 또는 종혈(從穴) 로 하여 짝을 지어 치료한다.

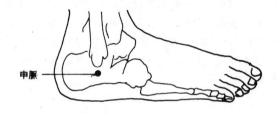

申脈

④ 조해(照海)……음교맥(陰蹻脈) 의 종혈(宗穴) 로서 음교맥증(陰蹻脈症) 을 다스리는 특효혈이다. 안쪽 복사뼈의 바로 밑이며 복사뼈 아래 가장자리에서 1cm 아래의 홈이 조해혈이다. 반대쪽의 바깥복사뼈 밑으로 향해서 손가락 끝으로 눌러 강한 압통이 있으면 「음교맥 증」 이라고 한다. 실제로 음교맥증(陰蹻脈症) 을 치료할 때는 열결(列缺) 을 객혈(客穴) 또는 종혈(從穴) 로 하여 짝을 지어 한다.

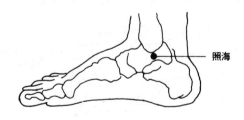

照海

⑤ 외관(外關)……양유맥(陽維脈)의 종혈(宗穴)로서 양유맥증(陽維脈症)의 특효혈이다. 손등과 팔의 경계선(즉 팔목의 가로금) 중 손등에 가장 가까운 금의 중간에서 위쪽으로 3 횡지(橫指)되는 점(요골과 척골 사이)이 외관이다. 실제로 양유맥증(陽維脈症)을 치료할 때는 임읍(臨泣)을 객혈(客穴)또는 종혈(從穴)로 하여 짝을 지어 한다.

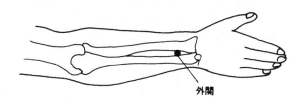

外関

⑥ 내관(內關)……음유맥(陰維脈)의 종혈(宗穴)로서 유맥증을 다스리는 특효혈이다. 손바닥쪽의 손목의 가로금(손바닥에 가장 가까운 가로금)중간에서 위로 3 횡지(橫指)되는 점(두 힘줄 사이)이 내관이다. 실제로 음유맥증(陰維脈症)을 치료할 때는 공손혈(公孫穴)을 객혈(客穴)또는 종혈(從穴)로 짝지워 치료한다.

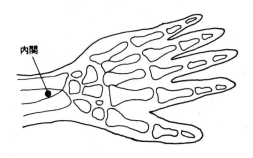

内関

⑦ **임읍(臨泣)** ······ 대맥(帶脈)의 종혈(宗穴)로서 대맥증(帶脈症)을 다스리는 특효혈이다. 발등에서 새끼발가락과 네째발가락 사이를 훑어 올라 가서 막히는 곳이 임읍이다. 실제로 대맥증(帶脈症)을 치료할 때 는 외관(外關)을 객혈(客穴) 또는 종혈(從穴)로 하여 짝지워 치료한다.

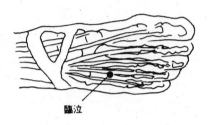

臨泣

⑧ **공손(公孫)** ······ 충맥(衝脈)의 종혈(宗穴)로서 충맥증(衝脈症)을 다스리는 특효혈이다. 엄지발가락의 근부(根部) 관절 뒤에서 뼈의 아 래 가장자리를 훑어 가다가 막히는 곳이 공손이다. 이곳의 압통감이 심하면 충맥증(衝脈症)이라고 한다. 이 충맥증을 실제로 치료할 때는 내관(內 關)을 객혈(客穴) 또는 종혈(從穴)로 하여 "짝"을 지어 치료한다.

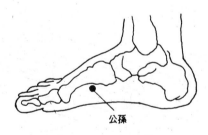

公孫

奇経急所経穴点

●督脈症(독맥증)

(一般症候) 척추에 따라 나타나는 異和感, 관절염, 류머 티즘, 神経痛, 머리, 목, 어깨, 발의異常神 経的인 증상 또 양기과잉으로 생기는 제증상 이 나타난다.

(磁石첨부점)

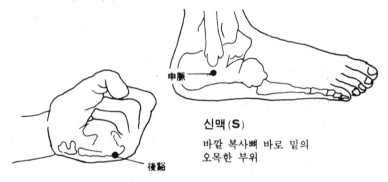

申脈

신맥 (S)
바깥 복사뼈 바로 밑의
오목한 부위

後谿

후계 (N)
손바닥을 자기쪽으로 하여 주먹을 쥐면
새끼손가락쪽으로 가로 굵은 금이 생긴다.
그 금의 끝에서 안쪽지점

(적 응 증) 경추디스크, 어깨결림, 등뼈에 따라 생기는 경결 (통증), 신경통, 공포증, 노이로제, 중풍, 간질, 목 의종창, 피로, 고혈압, 발열, 코병, 이명, 난청 등, 안질환, 팔, 다리의 냉증, 통증, 산후풍.

●任脈症 (임맥증)

(一般症候) 腹部正中線上의 異和感 심장 폐 및 기관의 異常, 위장병, 당뇨병 등 복부의 내장에 생기는 病 그리고 종양, 습진등이 생긴다.

(磁石첨부점)

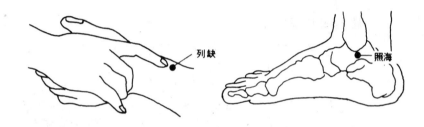

열결 (N)
엄지손가락을 직각으로 세우면 손목의 엄지쪽 根部에 가로금이 생긴다.
이금에서 3cm 위쪽 튀어나온 뼈에서 약간 안쪽
(맥박이 뛰는 점)

조해 (S)
안쪽 복사뼈의 바로 밑이며 복사뼈 아래 가장자리에서 1cm아래의 오목부위

(적 응 증) 심장부 명치끝 통증, 기관지 천식 가래, 폐질환, 위장질환, 유행성감기, 복부이상, 설사, 변비, 방광염, 여드름, 당뇨병, 종양, 습진, 가려움증, 구내염, 설염, 인후염, 임파선염, 비출혈, 축농증, 이하선염, 부인과질환, 하복부울체, 무월경, 유즙의 결핍, 산후복통.

●陽蹻脈症 (양교맥증)

(一航症候) 오장육부의 육부 즉 위, 대장, 소장, 담, 삼초, 방
광을 지배한다.
피부의 출혈증상, 부종, 뇌출혈, 뇌졸증, 이명등의
질병에 걸리기 쉽다.

(磁石첨부점)

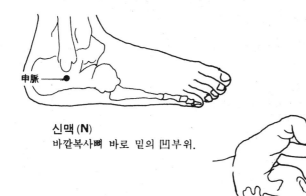

申脈

신맥 (N)
바깥복사뼈 바로 밑의 凹부위.

後谿

후계‖(S)
주먹을 쥐면 새끼손가락의 근부에
굵은 가로금이 생긴다.
가로금 맨 끝에서 손바닥 안쪽.

(적 응 증) 두통, 경추"디스크", 견갑골의 통증, 요통, 언어장
애, 팔다리의 마비, 화농성종기, 삼차신경통, 늑간
신경통, 사지관절의 통증과 냉증, 안통, 녹내장,근
시, 이명, 코막힘, 대하증과 ㅁ한증, 도한. 젖몸살

●陰蹻脈病 (음교맥증)

(一航症候) 오장 즉 신, 비, 간, 심, 폐를 지배하고 몸의 앞쪽을 다스린다.

(磁石첨부점)

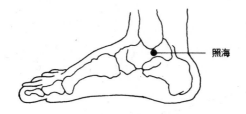

조해 (**N**)
안쪽 복사뼈의 바로 밑 1cm 정도
아래의 오목부위.

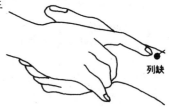

열결 (**ㄹ**)
손목안쪽으로 맥박이 뛰는 점.

(적 응 증) 불면증, 인후염, 무뇨증, 황달, 임포, 전립선염, 변비, 방광경련, 멀미, 혈뇨증, 척추강직, 전신경련, 늑간신경통, 요통, 하복부통, 설사, 냉증, 위약, 간염, 신염, 폐렴, 심장병 등 오장의 질환 눈의충혈, 산부인과질환, 혈행장애

●陽維脈病 (양유맥증)

(一般症候) 팔다리의 三陽 즉 팔의 소양, 태양, 양명과 다리의
소양, 태양, 양명의 6개 양경만의 변동을 조절한다.
염증성의 양성질병과 관련이 많다.

(磁石첨부점)

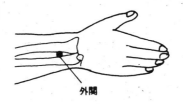

外關

외관(N) 손등과 팔의 경계선(팔목금) 중
손등에 가장 가까운 금의 중간에서
위쪽으로 3cm 정도의 뼈와 뼈사이함중

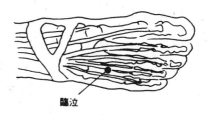

臨泣

임읍(S) 발등에서 새끼발가락과
네째발가락사이를 타고
올라가다 막히는 지점.

(적 응 증) 눈다래기, 안면신경마비, 망막염, 저혈압, 부정맥,
기후에 과민한 증상, 피부염, 발진, 여드름, 가슴
앓이, 두드러기, 신경과민, 현기증, 뇌충혈, 간질,
반신불수, 도한, 권태감 등 부정자궁출혈

●陰維脈病 (음유맥증)

(一般症候) 팔다리의 三陰 즉 팔의 태음, 소음, 궐음 및 다리의 태음, 소음, 궐음의 6경의 변동과 신경계의 변동을 한다. 특히 심장과 위의 변조가 나타난다.

(磁石첨부점)

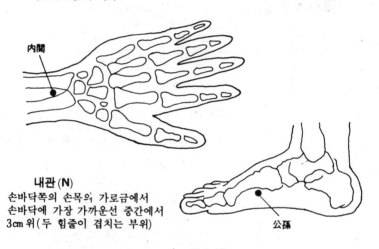

内關

내관 (N)
손바닥쪽의 손목의 가로금에서
손바닥에 가장 가까운선 중간에서
3cm위(두 힘줄이 겹치는 부위)

公孫

공손 (S)
엄지발가락쪽 위의 둥근관절이
끝나는 오목한 부위

(적 응 증) 심흉부의 압박감, 심계항진, 숨찬증상, 한숨이 잦은 증상, 격정, 정신불안, 복부의 냉증, 심박염, 간염, 치질, 손의경련, 공포증, "알레르기"성빈혈, 무력증, 장"카다르", 치육염 고혈압, 저혈압, 노이로제, 구내염, 편도염, 기관지염, 신경과민, 피부염, 여성의 불감증, 토사광란.

●帶脈症 (대맥증)

(一般症候)

팔다리의 三陰, 三陽, 즉 12正経과 교차하여 12
경락의 변동을 조절한다.
대맥의 변동은 "류마티즘"성 질환과 생식기능의
질환으로서 나타나기 쉽다.

(磁石첨부점)

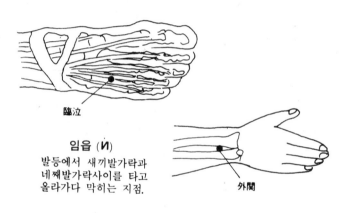

臨泣

임읍 (И)
발등에서 새끼발가락과
네째발가락사이를 타고
올라가다 막히는 지점.

外関

외관 (S)
손등과 팔의 경계선(팔목금) 중
손등에 가장 가까운 금의 중간에서
위쪽으로 3cm정도의 뼈와 뼈사이함중

(적 응 증)

두통, 두중, 빈혈, 반신불수, 척추경직, 손, 팔
의 마비, 요통, 허리에서 옆구리, 하복부로 당기
는 통증, 하지신경통, 냉증, 두드러기, 피부염,
생리불순, 자궁출혈, 백대하, 정신쇠약, 피로,
혈전증, 백내장, 치통, 골수염.

●衝脈病(충맥증)

(一般症候) 오장, 육부와 밀접한 관계를 가지고 있다. 그리고 정경 12경락과는 관계없이 오직 오장육부의 변동을 조정한다.

(磁石첨부점)

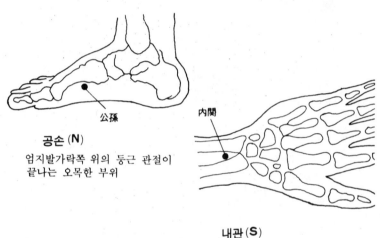

公孫

공손 (N)
엄지발가락쪽 위의 둥근 관절이
끝나는 오목한 부위

内関

내관(S)
손바닥쪽의 손목의 가로금에서
손바닥에 가장 가까운선 중간에서
3cm 위 (두 힘줄이 겹치는 부위)

(적 응 증) 순환기계, 심장의 통증, 협심증, 가슴의 압박감, 뇌충혈, 소화기계, 식욕부진, 가슴앓이, 잦은하품 위장질환, 치질, 탈항, 간장장해, 담염, 담석, 性무력증, 위경련, 위염, 비뇨기, 생식기 질환, 불임증, 자궁출혈, 사지관절 "류마티즘"신염, 이명, 갱년기장애, 내분비장해, 자율신경실조증,가슴이 송곳으로 찌르는 듯한 통증 상기증.

經穴磁氣治療法

磁氣의 효과를 높이기 위해서는 통증과 증상에 따라 가장 빠른 효과가 나타나기 쉬운 부위에 강력한 자력을 작용시킬 수 있다면 한결 유효한 치료방법이 된다.

內經에 밝히기를 사람의 몸은 14경락, 365경혈로 구성되어 있어 오장 육부의 기능 조화를 조절하고 있다고 한다.

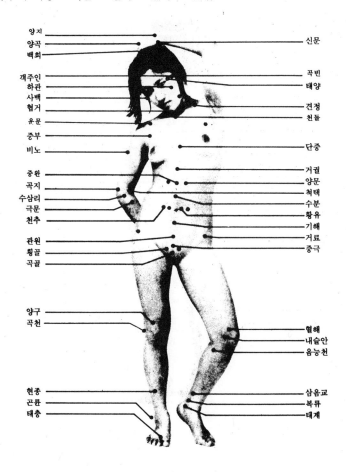

양지
양곡
백회
객주인
하관
사백
협거
유문
중부
비노
중완
곡지
수삼리
극문
천추
관원
횡골
곡골
양구
곡천
현종
곤륜
태충

신문
곡빈
태양
견정
천돌
단중
거궐
양문
척택
수분
황유
기해
거료
중극
혈해
내슬안
음능천
삼음교
복류
태계

통증이 있거나 결리는 증세등 우리가 증상을 확인할 수 있는 경우·에는
환부에 2 - 3개의 자석파스를 부착하면 되지만, 내장에 병이 났거나 특
별한 표면반응이 없는 경우에는 그와 관계되는 혈에 강력한 자력을 침투
시켜야 내장질환을 치유할 수 있다.
　참고로 주요 질환에 따른 경혈점을 도해해 본다.

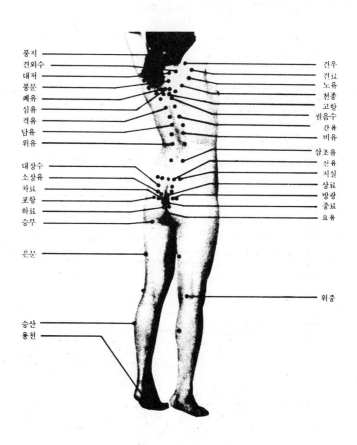

頭痛・頭重 (두통・두중)

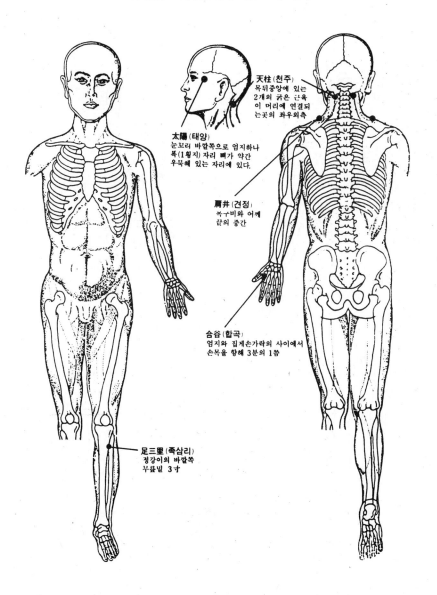

天柱 (천주)
목뒤중앙에 있는
2개의 굵은 근육
이 머리에 연결되
는곳의 좌우외측

太陽 (태양)
눈꼬리 바깥쪽으로 엄지하나
폭(1횡지) 자리 뼈가 약간
우묵해 있는 자리에 있다.

肩井 (견정)
녹구비와 어깨
끝의 중간

숍숍 (합곡)
엄지와 집게손가락의 사이에서
손목을 향해 3분의 1쯤

足三里 (족삼리)
정강이의 바깥쪽
무릎밑 3寸

不眠症 (불면증)

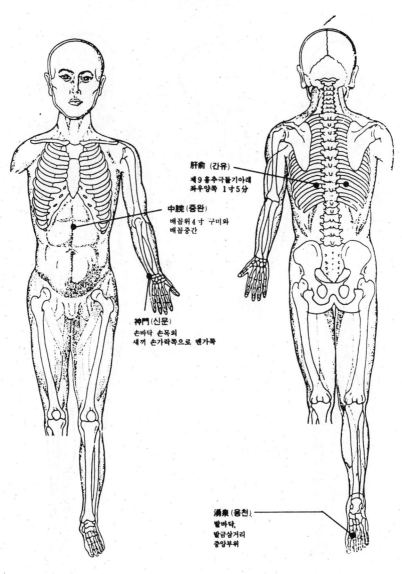

肝兪 (간유)
제9흉추극돌기아래
좌우양쪽 1寸5分

中脘 (중완)
배꼽위 4寸 구미와
배꼽중간

神門 (신문)
손바닥 손목의
새끼 손가락쪽으로 맨가쪽

湧泉 (용천)
발바닥,
발금삼거리
중앙부위

高血圧症 (고혈압증)

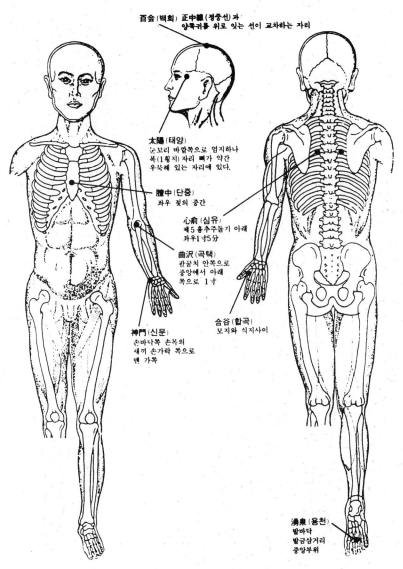

百会 (백회) 正中線 (정중선)과
양쪽귀를 위로 잇는 선이 교차하는 자리

太陽 (태양)
눈꼬리 바깥쪽으로 엄지하나
폭(1횡지) 자리 뼈가 약간
우묵해 있는 자리에 있다.

膻中 (단중)
좌우 젖의 중간

心俞 (심유)
제 5 흉추주둘기 아래
좌우1寸5分

曲沢 (곡택)
팔꿈치 안쪽으로
중앙에서 아래
쪽으로 1寸

神門 (신문)
손바닥쪽 손목의
새끼 손가락 쪽으로
맨 가쪽

合谷 (합곡)
모지와 식지사이

湧泉 (용천)
발바닥
발금삼거리
중앙부위

便秘(변비)

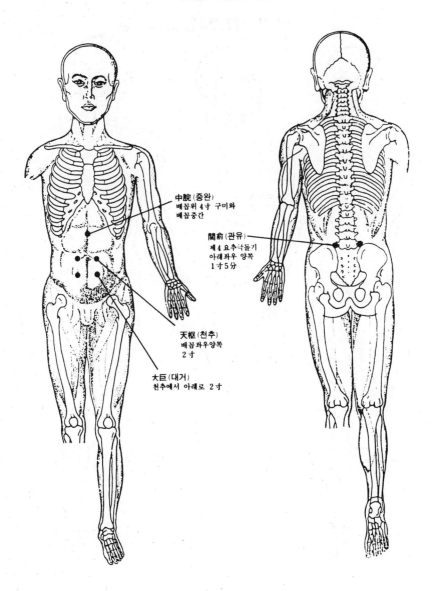

中脘(중완)
배꼽위 4寸 구미와
배꼽중간

關俞(관유)
제4요추극돌기
아래좌우 양쪽
1寸5分

天枢(천추)
배꼽좌우양쪽
2寸

大巨(대거)
천추에서 아래로 2寸

感気 · 扁桃線 (감기 · 편도선)

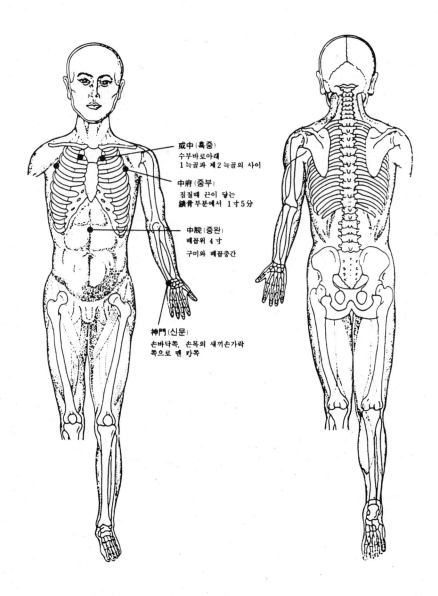

或中 (혹중)
수부바로아래
1 늑골과 제2 늑골의 사이

中府 (중부)
징질때 끈이 닿는
鎖骨부분에서 1寸5分

中脘 (중완)
배꼽위 4寸

구미와 배꼽중간

神門 (신문)
손바닥쪽, 손목의 새끼손가락
쪽으로 댄 란쪽

關節痛 (무릎관절통)

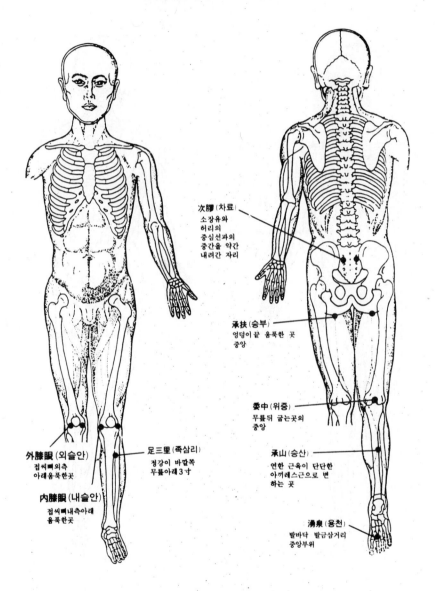

次髎 (차료)
소장유와
허리의
중심선과의
중간을 약간
내려간 자리

承扶 (승부)
엉덩이끝 움푹한 곳
중앙

委中 (위중)
무릎뒤 굽는곳의
중앙

承山 (승산)
연한 근육이 단단한
아끼레스근으로 변
하는 곳

湧泉 (용천)
발바닥 발금삼거리
중앙부위

外膝眼 (외슬안)
접씨뼈외측
아래움푹한곳

內膝眼 (내슬안)
접씨뼈내측아래
움푹한곳

足三里 (족삼리)
정강이 바깥쪽
무릎아래 3寸

低血圧症 (저혈압증)

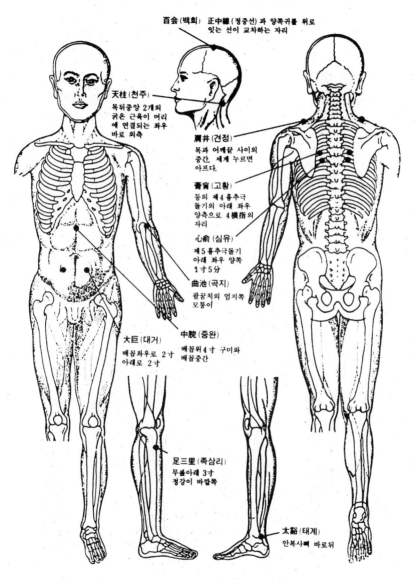

百会 (백회) 正中線 (정중선) 과 양쪽귀를 위로 잇는 선이 교차하는 자리

天柱 (천주) 목뒤중앙 2개의 굵은 근육이 머리에 연결되는 좌우 바로 외측

肩井 (견정) 목과 어깨끝 사이의 중간, 세게 누르면 아프다.

膏肓 (고황) 등의 제4흉추극돌기의 아래 좌우 양측으로 4横指의 자리

心俞 (심유) 제5흉추극돌기 아래 좌우 양쪽 1寸5分

曲池 (곡지) 팔꿈치의 엄지쪽 모퉁이

中脘 (중완) 배꼽위 4寸 구미와 배꼽중간

大巨 (대거) 배꼽좌우로 2寸 아래로 2寸

足三里 (족삼리) 무릎아래 3寸 정강이 바깥쪽

太谿 (태계) 안복사뼈 바로뒤

座骨神経痛 (좌골신경통)

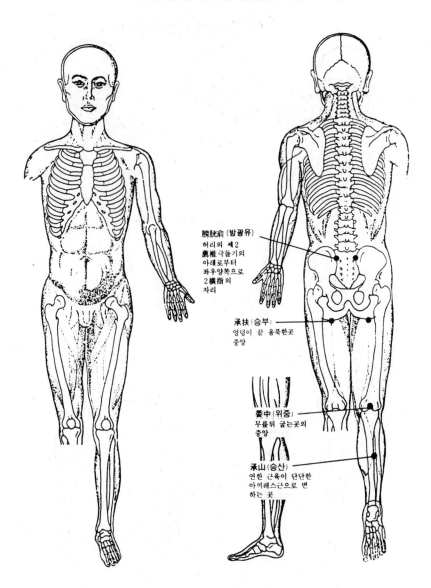

膀胱俞 (방광유)
허리의 제2
薦椎 극돌기의
아래로부터
좌우양쪽으로
2橫指의
자리

承扶 (승부)
엉덩이 끝 옴폭한곳
중앙

委中 (위중)
무릎뒤 굽는곳의
중앙

承山 (승산)
연한 근육이 단단한
아끼레스근으로 변
하는 곳

疲勞回復 – 수험공부등의 피로·권태

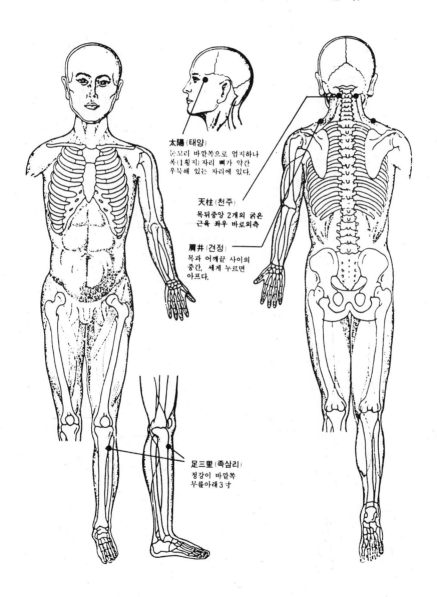

太陽 (태양)
눈꼬리 바깥쪽으로 엄지하나
폭(1횡지) 자리 뼈가 약간
우묵해 있는 자리에 있다.

天柱 (천주)
목뒤중앙 2개의 굵은
근육 좌우 바로외측

肩井 (견정)
목과 어깨끝 사이의
중간, 세게 누르면
아프다.

足三里 (족삼리)
정강이 바깥쪽
무릎아래 3寸

腰痛(요통)

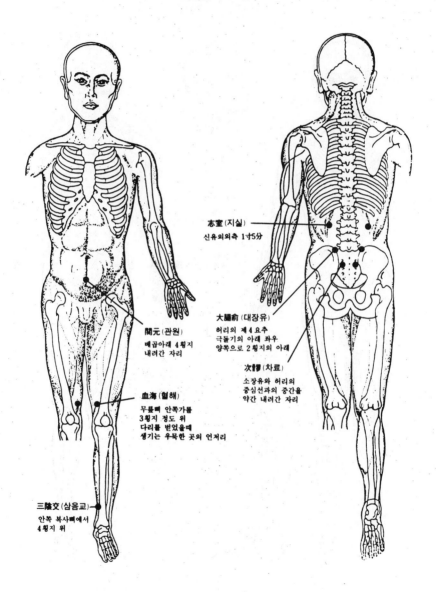

志室(지실)

신유외외측 1寸5分

關元(관원)

배꼽아래 4횡지
내려간 자리

大腸俞(대장유)

허리의 제 4요추
극돌기의 아래 좌우
양쪽으로 2횡지의 아래

血海(혈해)

무릎뼈 안쪽가를
3횡지 정도 위
다리를 벋었을때
생기는 우묵한 곳의 언저리

次髎(차료)

소장유와 허리의
중심선과의 중간을
약간 내려간 자리

三陰交(삼음교)

안쪽 복사뼈에서
4횡지 위

冷症 (냉증)

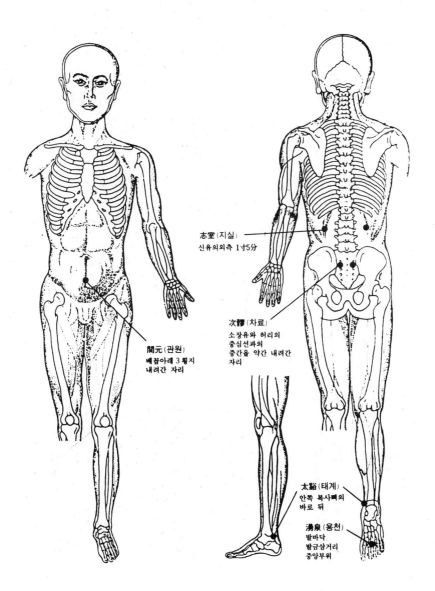

志室 (지실)
신유의외측 1寸5分

關元 (관원)
배꼽아래 3횡지
내려간 자리

次髎 (차료)
소장유와 허리의
중심선과의
중간을 약간 내려간
자리

太谿 (태계)
안쪽 복사뼈의
바로 뒤

湧泉 (용천)
발바닥
발금삼거리
중앙부위

生理不順·生理痛 (생리불순·생리통)

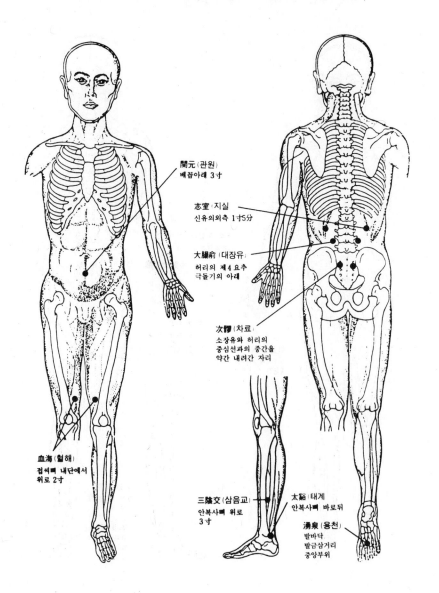

關元 (관원)
배꼽아래 3寸

志室 (지실)
신유외측 1寸5分

大腸兪 (대장유)
허리의 제4요추
극돌기의 아래

次髎 (차료)
소장유와 허리의
중심선과의 중간을
약간 내려간 자리

血海 (혈해)
접씨뼈 내단에서
위로 2寸

三陰交 (삼음교)
안복사뼈 위로
3寸

太谿 (태계)
안복사뼈 바로뒤

湧泉 (용천)
발바닥
발금삼거리
중앙부위

목·어깨결림과 통증

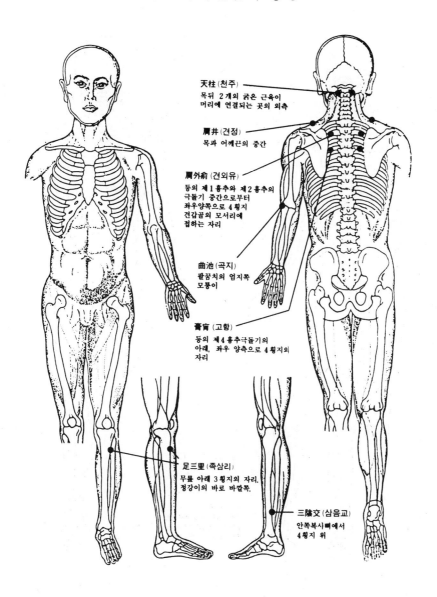

天柱 (천주)
목뒤 2개의 굵은 근육이
머리에 연결되는 곳의 외측

肩井 (견정)
목과 어깨끈의 중간

肩外俞 (견외유)
등의 제1흉추와 제2흉추의
극돌기 중간으로부터
좌우양쪽으로 4횡지
견갑골의 모서리에
접하는 자리

曲池 (곡지)
팔꿈치의 엄지쪽
모퉁이

膏肓 (고황)
등의 제4흉추극돌기의
아래, 좌우 양측으로 4횡지의
자리

足三里 (족삼리)
무릎 아래 3횡지의 자리.
정강이의 바로 바깥쪽.

三陰交 (삼음교)
안쪽복사뼈에서
4횡지 위

차멀미(배멀미) 예방

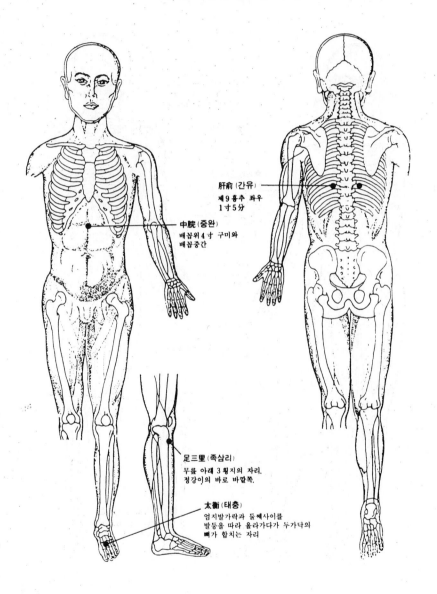

肝兪 (간유)

제 9 흉추 좌우
1寸 5分

中脘 (중완)

배꼽위 4寸 구미와
배꼽중간

足三里 (족삼리)

무릎 아래 3 횟지의 자리.
정강이의 바로 바깥쪽.

太衝 (태충)

엄지발가락과 둘째사이를
발등을 따라 올라가다가 두가닥의
뼈가 합치는 자리

糖尿病(당뇨병)

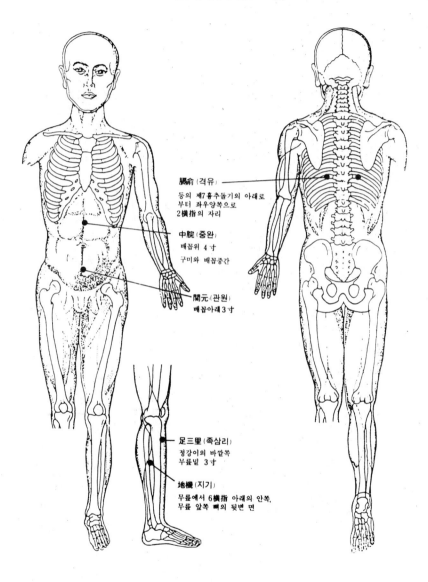

膈兪(격유)

등의 제7흉추돌기의 아래로
부터 좌우양쪽으로
2橫指의 자리

中脘(중완)

배꼽위 4寸
구미와 배꼽중간

關元(관원)

배꼽아래 3寸

足三里(족삼리)

정강이의 바깥쪽
무릎밑 3寸

地機(지기)

무릎에서 6橫指 아래의 안쪽,
무릎 앞쪽 뼈의 뒷면 면

精力增强(정력증강)

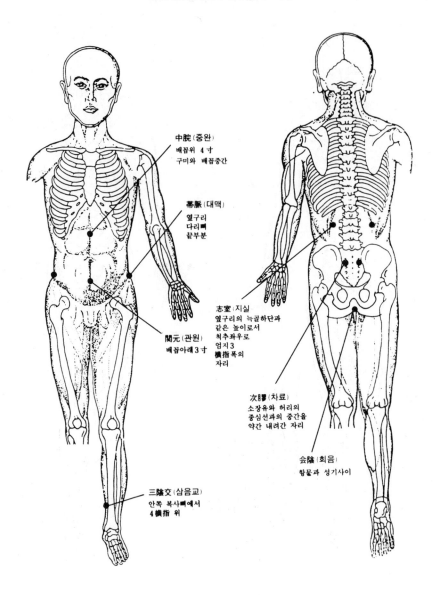

中脘(중완)
배꼽위 4寸
구미와 배꼽중간

帶脈(대맥)
옆구리
다리뼈
끝부분

関元(관원)
배꼽아래 3寸

志室(지실)
옆구리의 늑골하단과
같은 높이로서
척추좌우로
엄지3
横指폭의
자리

次髎(차료)
소장유와 허리의
중심선과의 중간을
약간 내려간 자리

会陰(회음)
항문과 성기사이

三陰交(삼음교)
안쪽 복사뼈에서
4横指 위

척추의 인체공학

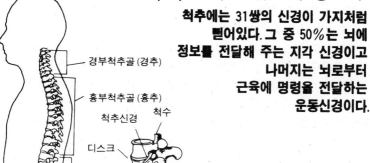

척추에는 31쌍의 신경이 가지처럼 뻗어있다. 그 중 50%는 뇌에 정보를 전달해 주는 지각 신경이고 나머지는 뇌로부터 근육에 명령을 전달하는 운동신경이다.

경부척추골 (경추)

흉부척추골 (흉추)

척추신경   척수

디스크

요추

파열한 디스크에서 흘러나온 물질이 척수신경을 누른다

선골

미골

〔삽화 로버트 J·데머리스트〕

● 척추의 구조와 역할

척추는 등심대(몸의 지주를 이루는 골격) 라 하여 인체내 조직중 제일 중요한 역할을 한다.

척추로 하여 인간이 지탱되고 체중을 유지하며 활동은 물론 척추에는 31쌍의 신경이 가지처럼 뻗어 있는 거대한 통신로이다.

모든 정보를 뇌에 전달하는 자각신경, 인간의 모든 운동을 지배하는 운동신경 또한 척추를 중심으로 행해지고 있다.

사람이 먹고 마시고 이야기하고 걷고 운동하며 얻어지는 힘의 신진대사 그리고 울고 웃고 생각하는 감정표현, 사고력의 전달등 모든 것이 척추신경에 의해 이루어진다.

이처럼 척추는 여러가지 기능을 갖춘 만능지주(萬能支柱) 인 셈이다.

이 통로가 막히거나 구부러지면 어떻게 될까 ?

頸部 척추골은 일곱마디로 되어 있다. 이것의 운동범위는 1) 머리를 받

쳐 주는 일, 2) 1백80도 회전할 수 있도록 한다.

胸部 척추골은 열두마디로 되어 있다. 이것은 경부척추골처럼 여러 방향으로 움직일 수 없다.

요추는 다섯마디로 되어 있다.

이것의 임무는 사람의 체중을 버티게 해준다. 그 아래있는 것이 仙骨과 尾骨이다. 이것은 '그 옛날 꼬리였으리라'는 설이 있다.

이러한 구조로 되어 있는 척추는 사람에게 있어서 지렛대와 같다. 가장 중요한 신체부위임에 틀림없다. 우리는 이 척추가 잘못되어 삶이 비극으로 변하게 되는 사례를 지켜볼 수 있었으리라.

길잡이, 척추를 잘 보호하라. 그 방법은 지극히 간단하다. 매일 단 몇 분간씩이나마 허리운동을 하고 바른 자세를 유지하며 침대와 의자를 주의해서 선택하는 것이 중요하며, 무거운 물건을 허리를 이용하여 드는 것은 아차하는 순간 허리를 쉽게 다치게 된다. 부부 관계때도 너무 무리한 허리운동은 삼가하여야 한다.

그러나 복잡한 현대사회를 살아가는데 어떻게 그렇게만 할 수 있겠는가?

해답은 간단하다. 힘에 겨운 척추, 구부러진 척추를 바르고 편하게 해주면 된다. 이것은 일순간의 운동, 지압 또는 척추교정으로는 불가능하다

잠자는 동안 자연스레 지속적으로 체중을 분산시키고 무리한척추와 구부러진 척추를 바르게 하는 척추교정판이 내장된 베드를 사용하면 된다.

〈종래의 침구〉

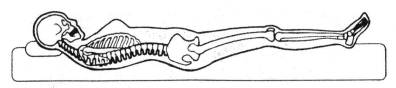

〈개량베드〉

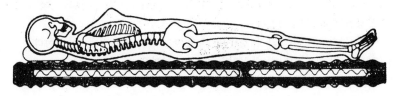

脊椎矯正 (Chiropratic)
척추와 장기와의 관계

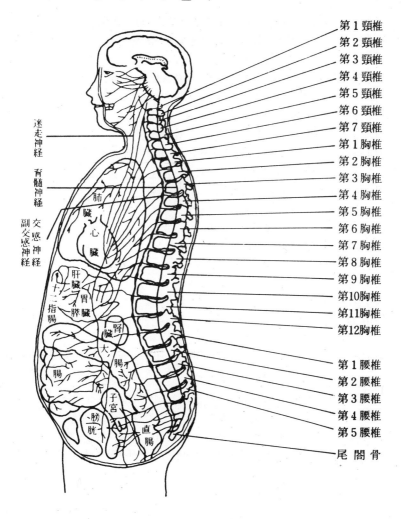

第1頸椎
第2頸椎
第3頸椎
第4頸椎
第5頸椎
第6頸椎
第7頸椎
第1胸椎
第2胸椎
第3胸椎
第4胸椎
第5胸椎
第6胸椎
第7胸椎
第8胸椎
第9胸椎
第10胸椎
第11胸椎
第12胸椎
第1腰椎
第2腰椎
第3腰椎
第4腰椎
第5腰椎
尾閭骨

迷走神経
脊髄神経
交感神経
副交感神経

肺臓
心臓
肝臓
胃臓
十二指腸
臍臓
腎臓
大腸
腸
子宮
膀胱
直腸

제 1 경추 : 신경쇠약 히스테리, 불면증, 신경질환, 현기증
제 2 경추 : 두통, 사경, 급격한 충격에 의한 증세
제 3 경추 : 난청, 귀질환, 안질환, 견비통
제 4 경추 : 삼차신경통, 약시, 위경련, 齒疾患, 耳疾患, 편도선염
제 5 경추 : 급격한 충격에 의한 증세, 기관지 천식, 후두질환
제 6 경추 : 갑상선종, 천식, 바세도씨병
제 7 경추 : 동맥경화, 위통, 기관지염, 심장병,
제 1 흉추 : 흉근 두부질환, 혈압항진증, 심장내막염, 폐기종
제 2 흉추 : 심장병, 동맥경화, 유즙결핍
제 3 흉추 : 폐결핵, 폐렴, 늑막염, 일시성 질식
제 4 흉추 : 간장질환, 위산과다, 당뇨병, 황달, 견비통
제 5 흉추 : 위병일반, 오한, 취장염
제 6 흉추 : 위질환, 신장병일반, 늑간 신경 통, 소화불량
제 7 흉추 : 위질환, 위궤양, 식욕부진
제 8 흉추 : 간장병일반, 당뇨병, 소화불량
제 9 흉추 : 소아마비, 하지마비, 담석, 운동부족으로 인한 내장질환
제10, 11, 12흉추 : 신장병일반, 류마치스, 빈혈, 심장판막 협착증, 당뇨병,
　　　　　　　　　충혈, 대하
제 1 요추, 제 2 요추 : 위장병 일반, 변비, 신경성 피로, 피부염, 빈혈,
　　　　　　　　　불임증, 간장질환
제 3 요추 : 난소질환, 월경불순, 자궁병, 생식기질환, 요도염
제 4 요추 : 변비, 요통, 좌골신경통, 슬관절 질환, 치질, 보행곤란증
제 5 요추 : 치질, 류마치스 국부마비, 다리허리 냉증, 직장출혈, 자궁질환
미합골 : 방광, 직장, 생식기질환, 좌골신경통, 신경성질환

●脊椎矯正(Chiropratic)

1985년 미국 아이오아주의 Daniel D.Palmer라는 의사가 나무에서 떨어져 귀를 먹게 되었다. 자세히·보니 척추마디 하나가 튕겨져 나와 있어 튕겨져 나온 척추 한마디를 제자리에 맞추고 보니 먹은 귀가 트였다고한다. 이로부터 거듭된 연구가 척추교정 요법이다.

이와 같이 척추의 모든 마디마디는 인체의 오장육부와 깊은 연관이 있다는 사실을 발견하게 되었다.

● 척추는 마디마디가 오장육부의 각기관을 지배할 뿐 아니라 지각신경, 운동신경등 인체주요 신경선이 관통하고 있는 통로이기 때문에 막히거나 구부러지면 인체 모든 조직기관이 마비되어 급기야 식물인간이 되게 된다.
척추는 보호하여야 한다. 그리고 이상이 있는 척추는 교정되어야 한다.

● 지압봉 사용방법

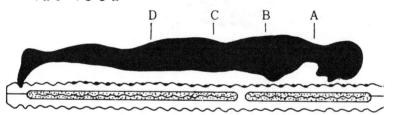

1. A에서 D까지 부드럽게 20회정도 맛사지함으로서 척추양쪽 굵은 근육(봉상갑근)을 풀어 주어 스프링과 같은 척추의 경직을 막고 척수신경 활동을 촉진한다.
2. C-D사이를 3-4회 누르고 20회 지압구를 회전한다.
3. C-B까지 가볍게 3-4회 누르고 20회 회전한다.
4. B-A까지 아주 가볍게 20회정도 지압구를 회전한다.
                    (단 목부위는 눌러서는 아니된다)
5. A-D까지 아주 가볍게 20회정도 지압구를 회전한다.
＊가능하면 매일 반복하여 이와 같이 상용하면서 자력선베드를 이용하면 10-15일내에 반드시 "건강"을 스스로 확신하게 될 것입니다.

快眠健康法

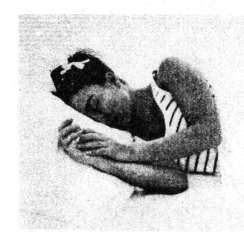

- 잠이란 무엇인가?

갓난 아기는 젖먹는 시간외에는 대부분 잠을 자며 성장한다.

인간은 인생의 1/3을 잠자리에서 보내게 된다. 인생90이라면 30년을 수면시간으로 충당하게 된다는 계산이다.

수면에 관한 연구는 옛부터 수많은 연구가 있었지만 수면의 신비를 풀지 못하고 있다. 충분한 수면만이 건강을 유지시켜 준다는 사실밖에는…

수면하면 대단히 조용한 상태를 연상하지만, 실은 그 사이 생명활동은 상당히 복잡한 변화를 반복하고 있다. 잘 시간이 되면 뇌파도 조용한 상태로 되고 천천히 물결흐르듯 수면상태에 이르는 "서파수면"상태에서 뇌와 장이 활발하게 움직이는 "역설수면"의 단계를 되풀이하게 된다.

이런 단계에서 피로가 회복되고 오장육부의 신체적 변조가 조절되는 것이다. 어떻게 하면 숙면(깊은 잠)을 할 수 있을까?

- 수면조건이 좋아야 본래대로 잠잔다.

잠자리를 옮기면 잠을 설친다. 신경을 너무 쓰게 되면 뜬눈으로 밤을 새게 되는 건 모두가 경험해 보았다.

본래대로의 수면조건이란 일반적으로 31℃~35℃ 정도의 온도유지가 되어야 한다. 춥거나 더워도 안되고 적절한 습도로 유지되어야 한다. 또한 잠자리에서도 가장 중요한 몫을 하는 중추(척추)를 충분히 쉬게 해 주어야 한다.

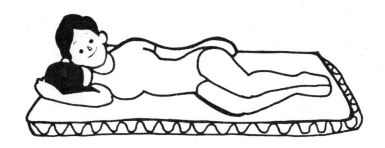

- 침구는 단단하게

베드는 부드럽고 푹신해야 한다고 생각하는 사람이 의외로 많다. 부드럽고 푹신한 잠자리에서는 골반부분과 경추부 척추가 체중을 많이 받아휘어지게 된다. 따라서 체중을 고루 분산시켜 주는 베드가 가장 이상적인 침구의 조건이다.

"침구는 딱딱하게"하지만 습관이 안되어 불편하다.

이러한 요건을 보완하여 개발된 것이 "자력선指壓베드"이다.

하루의 1/3인 8시간 이상을 잠자리에서 보낸 다면 결국 인생90에 30년은 잠자리에서 보낸다는 이야기이다.

결국 잠자리의 건강유지법은 나머지 60년을 활력있고 건강하게 살아가는데 중요한 몫을 해야 한다.

잠자리에서의 건강유지법은 오직 지압과 척추교정 그리고 자력선효과를 겸할 수 있도록 고안된 것이 자력선베드이다.

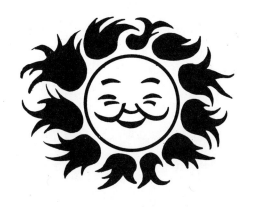

漢方療法

健康法

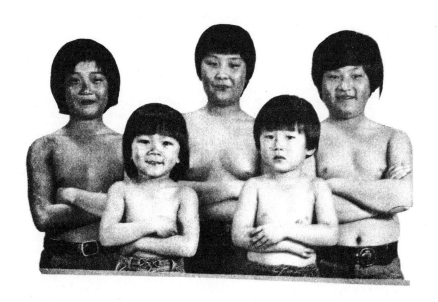

류마티의 痛症을 解消하고 계속 服用하면 根治도 할 수 있는 漢方藥

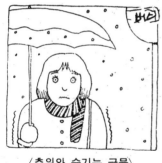

〈추위와 습기는 금물〉

류마티환자의 ¾에 듣는다.

류마티를 치료하는데 있어서 가장 중요한것은 조기발견, 조기치료, 그리고 중도에서 중단해버리는 치료를 하지 않는 3가지이다. 이것은 진행하는 질병이므로 항염증제등을 아무렇게나 사용하면 악화한다. 조기에 환자의 증상이나 체질에 맞는 치료를 규칙적으로 하지 않으면 안된

다. 그것이 의외로 지켜지지 않고 있는 일이 많다.

한방약에도 류마티에 효과가 있는 것이 많다. 그러나 한방약만으로 치유될 상태인가, 아니면 서양의학요법과 효과적으로 병행하여 치료하는 것이 좋은가를 확실하게 한다음 치료를 개시하는 것이 중요하다.

한방약만으로 류머티는 대략¾이 경쾌하다고 한다. 나머지 ¼은 통증이 심하여 환자나 한의사나 모두 고생하게 된다. 그러면 어떠한 사람이 그렇게 되는 것인가.

22세의 청년의 예를 소개해보자. 그는 아직 대학생인데 류마티에 시달려 있었다. 증상에 맞는 한방약을 투여한 결과 많은 효과를 보았으나 문제는 그 다음에 있었다.

그는 「이제 통증도 진정되었으니 스키장에 가고 싶다」는 것이다. 물론 의사는 이것을 말렸다. 동양의학의 입장에서 말하면 류마티에는 「냉」과 「습기」와 어혈(혈류장해)」의 3가지가 깊이 관계하고 있다. 통증이 진정되었다고 해서 치료도

69

중에 스키장에 간다는 것은 언어도단인 일이나.

그런데 그는 한의사의 경고를 무시하고 스키장에 갔는데 아닌게 아니라 병상은 급격히 악화되었다.

그는 서양의학의 스테로이드(부신피질홀몬) 요법을 받았으나 류마티는 악화일로일뿐, 더욱 약의 부작용에 의해 전신적인 감염증을 일으키고 있었다.

한의사에게 다시 찾아 왔을때는 생명에 관계하는 악성류마티였다. 한방약을 복용시키고 스테로이드요법을 중단시키는 한편 더욱 현미채식의 식사요법을 권하기도 하여 겨우 완치에 가깝게 치료됐다. 그는 사회에 복귀는 하였으나 인공관절을 사용하지 않으면 않되였다. 흐지부지해 버린 치료가 얼마나 무서운 결과를 낳는가를 말해주는 전형적인 증례이다.

專門家가 아니더라도 사용할 수 있는 漢方藥 5 종

류마티에 듣는 한방약은 많이 있으나 어느 것이나 다 효과적이라고는 할 수 없다. 역시 전문가의 의견을 듣는 것이 중요하다. 경증일 때는 전문가가 아니더라도 사용할 수 있는 한방약이 있으므로 몇가지를 소개해 보자.

위장이 약하고 여윈형이라면 계지가출부탕(桂枝加朮附湯). 손발의 굴신이 곤란하다는 정도의 증상에 효과가 있다. 위장이 강한 사람 이라면 월비가출탕(越婢加朮湯)으로 같은 효과가 기대된다.

가끔 열이 있다. 관절에 통증이 있는 증상으로 그다지 위장이 약하지 않은 경우에는 마행으감탕(麻杏薏甘湯)이 효과적이라고 생각한다. 중정도의 체력이 있으면 의이인탕(薏苡仁湯)이 아주 잘 듣는 수도 있다.

자주 땀을 흘리는 사람에는 계지가황기탕(桂枝加黃耆湯)이 적합하다. 전문가아닌 사람이라도 간단히 사용할 수 있는 것은 이상의 5종류 정도 일것이다.

류마티가 진행하면 전신적인 소모성질환이 된다. 체력이 아주 떨어져 있는 경우에는 대방풍탕(大防風湯), 열이 나고 관절이 변형하는 것과 같은 경우에는 계작지모탕(桂芍知母湯)이 듣는데 이러한 증상일때는 의사에게 상담하는 것이 좋다. 젊은 여성은 생리와 류마티의 통증이 관계한다. 여기에는 계지복령환(桂枝茯苓丸)이 적합하다. 이 약은 생리불순이나 생리통을 낫게할뿐만 아니라 어혈에 의한 류마티를 낫게하는 힘이 있다.

류마티는 조기치료하여 $3/4$의 그룹에 드는가, 서툰 치료로 악화하여 $1/4$의 그룹에 드는가가 갈림길이 된다. 지금 곧 자신의 치료에 대하여 점검하고 중도에서 중단하는 치료를 하지 않도록 주의해야 한다.

현대의학은 아직 류마티의 원인을 구명하지 못하고 있다. 현재에 있어서 냉함과 습기를 막고 혈행을 좋게하는 것이 악화를 막는 중요한 수단이 된다.

中年부터의 허리,
어깨関節痛에
잘듣는 漢方名薬

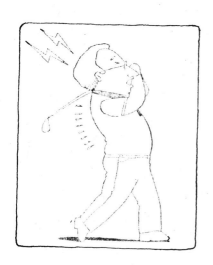

副作用의 걱정이 없다

건보환(健歩丸)은 심씨존생서(沈氏尊生書)라고하는 동양의학의 고전에 기재되어 있는 양혈

양혈장절건보환(養血壯節健歩丸)이라는 처방에 따라 만들어지는 약으로 21종류의 식물성, 동물성생약이 함유되어 있다. 진통작용, 강장작용, 건의작용, 구수제(駆水剤…물을 배제하는 약)로서의작용등을 갖는 한방약으로서 관절류마티스를 비롯하여 두통, 요통, 관절통등에 크게 효과가 있고 생약제이므로 부작용이 거의 없다.

중고년부터는 어깨결림이나 허리의 통증을 호소하는 일이 대단히 많아졌다. 이러한 증상을 가져오는 질병으로서는 추간판(椎間板)헤루니아, 척추분리증, 척추손상(어느것도 허리뼈나 등뼈이상이 원인의 질병)등도 있으나 중년부터는 변형성척추증에 의한것이 대단히 많아지고 있다.

변형성척추증이란 추간판이라고 하는 추골(등뼈를 구성하는 하 나하나의 뼈)과 추골 사이의 있는 조직이 노화하여 탄력성을 잃고 운동이나 중력의 작용등에 의한 척추에의 자극을 약하게 하는 작용이 감소하기때문에 추골에주는 부담이 크게되고 추골의 변형을 가져온다고 생각된다.

X레이로 척추를 검사해보면 대체로 40대의 사람에서 1/3, 50대에서는 2/3 가 이와같은 변형을

볼 수 있다. 그러나 변형이 있는 사람은 모두가 통증을 호소하는가 하면 그렇지는 않고 또한 그 변형이 목부분에 있는가, 가슴부분에 있는가, 혹은 허리부분에 있는가에 따라 통증이 일어나는 장소나 성질을 각각 달라진다. 목부분에 있으면 어깨결림이나 견통, 팔의 저림이나 통증, 악력(握力)의 저하를 호소한다. 또한 허리의 부분에 있으면 허리부분의 통증, 피로감, 좌골신경통, 발의 저림등 주요한 증상이 된다.

치료법으로서는 온욕(溫浴)이나 맛사지를 행하거나 콜세트등을 사용하거나 국소에 주사하거나 소염진통제, 비타민제를 투여하거나 한다. 그러나 노화가 원인인 뼈나 조직의 변화이므로 단기적으로 치료하는것을 아주 곤란한 것이다.

그래서 변형성척추증에는 건보환을 이용하게 된다. 물론 증상이 심한 사람에는 동시에 합성약의 진통제나 비타민제를 변용하는데 건보환을 치료의 기본으로 한다. 그 이유는 건보환에는, 단순한 진통작용뿐만 아니라 강장작용, 혈액순환을 개선하는 작용등도 있어서 통증이 빨리 제거되고 그위에 원기가 좋게되며 동작이 적극성으로 되기때문이다.

건보환이 이 변형성척추증에 잘 듣는 증례를 다음에 소개해보자.

먼저 K 라고하는 58세의 주부의 예이다. 반년전부터 허리부분이 변형성척추증으로 치료를 받고 있었으나 경쾌하지 않고 요통, 바른쪽하지의 마비, 통증을 호소했다. X레이검사를보면 요추(척추의 허리부분)의 3번째와 4번째의 사이가 좁아져 있으므로 견인치료를 권하였으나 본인의

희망으로 건보환만을 투여하였다. 투여 후 3〜4일로 통증이 가볍게 되고 그후 죽 복용을 계속하고 있으며 현재는 4개월째에 들어갔으나, 전혀 통증이나 마비감은 없다.

다음에는 W씨라고 하는 72세의 남성의 예이다. 3년전부터 요통이 있어 작년에는 일시 입원도한 변형성척추증의 환자이다. 현재까지 약물요법, 물리요법에 의한 치료법을 행하고 콜세트를 착용하고 있었다. 그러나 통증이 불안정하고 강한 격통도 있다고 한다. 몹시 통증이 심한 것같아 건보환을 합성약의 진통제를 투여한결과 2주째부터 차차 통증도 약하게 되고 산책도 자신을 가지고 할 수 있게 되었다.

건보환을 복용하면 이러한 증례와같이 요통등의 통증은 거의 2주간부터 3주간 사이에 완화하거나 낫게된다.

등의 근육통증도 낫는다

다음에 근육이나 인대(靭帶…골격이나 기관을 연결하는 탄력이 있는 튼튼한 섬유성조직) 등에 원인하는 어깨나 허리의 통증에 대하여 설명해보자.

30대의 후반에서 40대에 걸쳐서 급작스럽게 어깨나 허리부분에 통증을 호소하는 일이 가끔 있다. 대략 3〜4일로 진정되나 특히, 그러한 통증이 오래 지속하는 일이 있다. 반복하여 같은 부위에 통증이오는 일도 있다. 이것은 어깨나, 허리의 근육이나 연부조직(軟部組織), 인대등에

일어난 염증이나 손상이 원인이 된다.

나이와 함께 다리의 힘, 등의 근육의 힘은 약하게 되지만 40대, 50대의 사람은 아직 자신은 젊었다고 생각하는 사람이 많고 과격한 운동이나 무리한 운동을 하기 쉽게되고 혈액순환도 나빠져 있으므로 생각치도 않은일로 이러한 부분을 아프게하는수가 자주 있다. 일이나 운동을 시작할 때에는 충분한 준비운동이 필요하다.

통증이 오래 지속되거나 반복하여 같은 부위에 통증을 느끼게되면 치료는 좀처럼 생각 대로는 되지않는다. 이러한 때에는 건보환이 아주 좋은 것 같다.

40세의 남성으로 회사원의 사람의 예이다. 골프장에서 골프를 칠때 등의 근육에 통증을 느껴 맛사지를 하였으나 통증은 더욱 심하게 되어 병원에서 국소에 주사를 놓고 복약으로 2주간정도로 아주 좋게되었다.

그러나 그후 아무일도 하지 않는데도 때때로 그부위에 힘이없고 이상한 느낌이 있게되어 그때마다 복약하거나 주사를 맞거나 했으나 점점 통증이 고정하여 건보환을 복용하였다. 결과 1개월후에는 거의 이상한 느낌이나 통증은 경쾌되었다.

건보환은 중고년부터의 어깨, 허리나 그 주변의 통증에 대하여는 그것이 어떠한 질병에서 온 통증이건간에 아주 효과가 있다.

레시틴은 腦梗塞 · 肝硬変등을 예방한다.

레시틴은 지방과 인이 결부된 지질의 하나로 노른자위나 대두등 기름속에 많이 함유되어 있는 외에 체내에서도 만들어진다.

「물과 기름이」란 말과 같이 물과 기름은 결코 용해되는 일은 없는데 레시틴에는 물과 기름 의 양쪽과 손을 맞잡는 성질이 있고 양자의 징검다리 역할을 한다. 이 성질이 체내에서의 지방이 고쳐만들기나 처리에 큰 역할을 하며 뇌경색 이나 심근경색, 간경변등 질병의 치료나 예방 에 크게 기여한다.

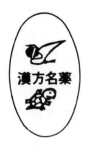

尿管結石을 체외에 씻어내는 作用이 現代藥보다 强力한 漢方藥

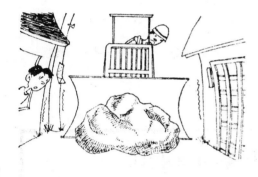

요로에 결석이 생기면 혈뇨(血尿)를 배뇨하거나 세균이 감염되기 쉽고, 특히 신장, 요관결석에서는 기간이 오래되면 그 기능까지 장해되며 증상으로서는 격렬한 통증을 수반하게 된다. 그 통증은 특히 요관결석시에 강렬하고 소위 산통발작(疝痛発作)이라는 상태가 되는데 환자는 식은 땀을 흘리고 칠전팔도(七転八倒)의 고생을 하게 된다. 상상할 수 없을 정도의 격통이 온다.

요관결석의 치료법에서는 결석을 자연히 배출시키는 것이 가장 이상적이다. 진단의 시점에서 어느정도 이상의 크기가 되고있는 경우에는 수술요법을 중심으로한 외과적처치를 취하지 않을 수 없으나 X선필름상 1.0cm×0.6cm 이하의 것은 자연히 씻어낼 수 있는 가능성이 있다.

이 자연유출을 촉진하기 위해서는 오래전부터 많은 연구, 노력을 거듭해 왔다. 즉, 수분을 다량 섭취하고 운동을 한다, 진통작용을 갖는 약제를 중심으로한 약물요법을 행하는 등인데 어느 치료법도 특히 화학약제의 효과에 대하여는

1069例中 副作用全無

요로결석증(尿路結石症)이라는 것은 요로, 즉 신장, 요관, 방광, 요도에 요성분의 일부가 결정화하여 집합하고 침착, 증대한 상태를 말하며 비뇨기과계의 질병중에는 발생빈도도 높고 특히, 중요한 것중의 하나다. 또한 이 질병은 가장 오래전부터 알려진 것으로써 일찍부터 이집트, 희랍, 중국등 고대문명시대에도 그 기재(記載)를 볼 수 있다.

반드시 만족할만한 효과는 얻지못하고 있다. 또한 수술을 행하지 않고 자연유출을 촉진하는 목적으로 약제를 사용하는 경우 비교적 장기간을 요하며 약제의 부작용이 문제가 된다.

그래서 연구진은 부작용이 적고 장기적투여가 가능한 한약방에 주목하여 저령탕(猪苓湯)을 요관결석의 환자에 투여하고 그 결석배출 효과를 검토했다.

저령탕은 저령, 택사, 복령, 아교, 활석(규산마그네슘)등 생약을 혼합한 한방약으로 주요한 약리작용으로서는 이뇨, 소염지혈(消炎止血) 작용등이 기재되어 있다.

연구진은 1년동안에 1369예의 요관결석증환자를 대상으로 하여 저령탕의 효과를 검토했다. 효과의 판정에 도움이 되는 증례수는 1069예이고 연령은 9세에서 89세에 이르고 남성 772예 (72.7%) 여성 290예 (27.3%)였다.

대상이 된 결석의 크기는 소결석(小結石…0.5cm×0.5cm이하)이 41.5%, 중결석(1.0cm×0.6cm)이하여 42.9%, 대결석(中結石이상)이 15.1%였다. 상부요관결석 431예, 하부요관결석 614예, 불명 17예였다.

그 결과 1069예의 자연배출은 75.5%로 양호한 성적이였고 여성보다도 남성에서 또한 연소자에서 배출율이 좋았고, 결석의 부위에서는 하부요관의 것에서 배출율이 양호한 결과를 얻었다 또한 투여된 기간이 오래된 것으로는 1년에 이르는것도 있었으나 모든 예에서 전혀 부작용이 없었다.

이상과 같은 다수의 증례에서 검토된 결과, 저령탕의 효과는 일단 증명되긴 하였으나 현재까지 사용되어온 화학약제에 비하여 그 효과는 어떤가하는 문제가 야기됐다. 그래서 종래부터 배석을 촉진하는 약제로서 인정되어 온 코스파논

과의 효과를 비교검토했다.

結石이 배출되기까지의 기간도 짧다

검토의 대상으로 된 요관결석의 증례는 114예로서 남성 85예, 여성 29예, 저령탕을 투여한것은 55예, 코스파논을 사용한 것은 49예이다.

이 결과 저령탕을 투여한 증례의 배출율은 67.3%였다. 코스파논을 투여한 증례의 그것은 66.1%였다. 상부요관에 결석이 있었던 증례의 배출율에는 저령탕 투여 증례에서 51.6%, 코스파논투여증례에서 38.9%, 하부요관 결석에서는 전자 87.5%, 후자 78.0%라는 성적이였다. 또한 결석의 크기별로 보면 대결석에서는 양쪽 같이 16.7%. 중결석에서는 58.1%, 코스파논50.0%, 소결석에서는 저령탕 100%, 코스파논 82.9%로 되어있다.

이상의 검토결과를 보면 전체적으로는 두 약제의 간에 배출효과의 현저한 차는 없으나 상부요관결석중-소결석, 하부요관결석중-소결석이라는 증례를 따로 나누어서 볼 때 명백히 저령탕을 투여한 것에서 좋은 배출율과 빠른 배석이 얻어지고 있다. 특히 저령탕투여 증례에서 하부요관의 소결석 100예에서 100% 배출되고 더욱 7예는 10일이내로, 나머지 3예도 20일 이내에 배출되고 있다.

이상에서 말한바와 같이 한방약인 저령탕이 요관결석의 자연배출효과에 있어서 종래부터 사용되고 있는 화학약제에 비하여 더하지도, 못하지도 않는것이 판명되고 있다. 또한 부작용이 전혀 없는것도 안심하고 장기간 사용할 수 있다는 의미로 크게 평가된다. 따라서 금후 저령탕은 요관결석의 보존요법제로서 치료상 많은 역할을 할 것이 기대된다.

75

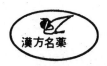

漢方名藥

慢性肝炎환자의 檢査値를 改善시킨 漢方藥二種

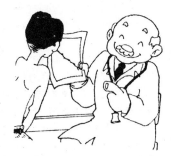

〈검사치가 정상치까지 내렸다〉

慢性肝炎에는 아직 特效藥이 없다

간염의 원인은 그 80%이상이 바이러스감염이다. 이 간염을 일으키는 바이러스에는 A형, B형, 비(非)A형B형의 3종류가 존재 하고 만성

간염에는 B형과 비A형B형바이러스가 강하게 관계하고 있다.

현재 우리나라에 있어서의 만성간염의 환자수는 정확히는 알 수 없으나 10만명정도로 추정하고 있으며 그 남녀비는 3대1로 남성에게 많다. 더욱 한참 일할 나이의 30~40대에 피크가 있다. 만성간염의 약 20%가 간경변증으로 진행한다고 하므로 치료법의 확립이 급속히 요청되고 있는, 성인병의 하나인 것이다.

정확한 항 바이러스제가 아직 개발되어 있지않는 오늘날 만성간염의 약물요법에는 특효약이라고 할만한 약이 없다. 현재 만성간염의 치료는 간을 목적으로하는 안정(安静), 식사요법이 중심이되며 여기에 약물요법을 병행하게 되므로써 환자의 자각증상, 타각증상이나 간기능장해의 개선을 도모하고 있다.

이와같은 시기에 있어서 최근 외국동양의학의

76

전문지에 간염의 치료에는 한방약이 유효라는 보고가 실려있는것을 간단히 소개해보자.

혈액검사나 자·타각증상등에서 만성간염이라고 생각되는 환자에는 시호제(柴胡劑)의 적응인 「흉협고만(胸脇苦滿)의 증」(季肋部, 側胸部 의 동통이나 압박감) 및 구어혈제(駆瘀血劑…혈액의 정체를 낫게하는 한약방)의 적응인 「어혈의 증」(하복부의 압통, 저항등)이 80~90%의 사람에서 확인되고 있다.

그리고 이러한 환자에게 시호제로서 소시호탕(小柴胡湯)을, 구혈어제로서 계지복령환(桂枝茯苓丸)을 투여한 결과, 자각증상에 대하여는 투여후 2주 내지 4주로 70~80%, 트랜스아미나제치(GOT, GPT=간장상태를 나타내는 검사치)에 대하여는 투여후 4주 내지 12주로 50~70%의 개선이 확인되고 있다. 이것은 현상의 만성간염에 대한 치료성적에서 생각할 때 주목할 만한 성적이라고 할 수 있다.

오늘날 서양의학에 의한 치료의 현장에서 한방이 치료약으로서 사용되는 일은 일본의 경우에서도 극히 드문일이며 우리나라에서는 한방약을 취급하지 않기 때문에 물론 그러한 기회는없다. 그러나 이 보고서는 그것외에 큰 원인의 하나로서는 동양의학에 있어서의 「증」의 존재를 들 수 있다는 것이다. 즉, 동양의학에 있어서의 투약의 기준은 환자에게 어떤상태로 질병이 존재하고 있는가 하는것은 그다지 관계가 없고 어떠한 증상(증)이 존재하는가 하는것으로 결정된다라고 말했다. 서양의학과의 간에 높은 담장이 가로놓여 있는 것같이 생각되므로 이 증의 개념이 과학적, 의학적으로 해명되어야 할 것이다.

肝機能檢査値도 명백히 개선됐다.

그래서 외국의 연구진은 3년전부터 만성간염에 대한 한방약의 참 효과를 아는 목적에서 순수하게 의학적입장으로 연구를 행하고 있다.

즉 시호제나 구어혈제를 투약하는 경우의 근거가되는 「흉협고만의 증」이나 「어형의 증」의유무는 고려하지 않고 서양의학적으로 만성간염이라고 진단이 확정된 환자에게 한방약을 투여하여 보는것이다.

특히 만성간염으로서의 **평균**적인 치료는 몇개월 계속하여도 자·타각증상이나 간기능 검사차가 생각대로 개선하지 않았든 비교적 난치성의 30인의 통원가료중인 환자에게 일률적으로 소시호탕, 계지복령환을 각각 1일 5g, 12개월 이상 장기간에 걸쳐 투여하였다.

이 30인의 환자들의 내역은 남녀비는 2대 1, 평균연령은 46·2세, B형간염임이 증명 되는 혈중 HBs 항원양성(抗原陽性)의 사람은 12인 (40%)이다.

이러한 환자에게 두 약제를 투여한 결과. 식욕부진, 전신권태감, 복부팽만감등 자각증상은 투여후 2주 내지 4주로 정도의 차는 있어도 약 60~70%의 환자에서 개선이 확인되었다. 이것은 종래의 서양의학에서는 기대될 수 없는 우수한 성적이다.

다음에 각종 간기능검사치에 대한 두 약제의 효과를 검토해 보았다.

간세포장해의 정도를 반영하는 트랜스아미나제치(GOT, GPT) 개선율을 보면 전체적으로는 투약후 6개월째부터 효과가 나타나기 시작하고 정상치까지 회복한 증례가 약 30%, 정상치까지는 회복하지 않았으나 투약전에 비하여 명백히 개선한 증례가 약 반수의 증례에 효과가 확인되었다.

그리고 트랜스아미나제치가 정상화한 것 중, 그 후의 경과가 양호한 3예에 대하여 두약제의 투여를 중지하여 보았다. 결과 그중의 2예에서 6개월이내에 트랜스아미나제치의 재상승이 확인되었다. 이것은 두 약제가 트랜스아미나제 치의 개선에 효과가 있다는것을 입증하는 것이 된다.

또한 만성간염이나 알콜성간장해시에 높은 치를 나타내는 것으로서 알 수 있었던 혈중 r-GTP에 대해서도 조사했다.

그 결과 투약후 4개월째부터 효과가 나타나 정상치까지 회복된 증례가 36.8%, 개선경향을 나타낸 증례가 26.3%로서 전체에서 60%의 증례에 효과가 확인되었다. 이것은 두 약제의 효과와 함께 환자가 절주, 금연을 지킨것도 관계하고 있다고 생각된다.

그리고 간염의 만성화의 정도의 지표가 되는 r-글로불린, ZTT에 대하여도 외국의 동양의 학전문기에 있어서는 효과가 있다고 보고하고있으나 연구진의 이번 검토에서는 거의 효과는 확인되지 않았다.

더욱 두 약제투여 기간중, 부작용의 유무에대하여도 상세하게 검토하였으나 두 약제가 원인이라고 생각되는 부작용을 나테낸 증례는 없었다.

현상에 있어서의 만성간염의 약물요법은 특수한 만성간염에 대하여는 부신피질홀몬제나 면역억제제가 어느정도 효과가 있으나 기타의 평균적인 만성간염에 대하여는 이렇다할 약제는 아직 발견되지 않고 있다.

간염에 대한 특효약은 궁극적으로 항바이러스제이다. 현재 B간염바이러스에 대한 특효약으로서 인터페론이라는 항바이러스제가 개발되고 있는 단계이다.

이와같은 상황으로서 만성간염에 대한 한방약의 효과를 평가하면 한방약의 자각 증상을 개선하는 효과는 종래의 약제로는 기대할 수 없었던 것이라고 생각된다. 또한 현재에 있어서의 만성간염의 치료약으로서 십분 검토의 가치가 있는 약제라고 생각한다.

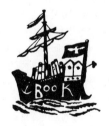

頭痛이나 초조함을 낫게하고 動脈硬化를 막는 中年부터의 保健藥 〈釣藤散〉

누구에게나 腦의 動脈硬化는 일어난다.

인간은 나이를 먹게되면 자연히 동맥경화 가 일어난다. 콜레스테롤치가 높은 사람이나 고혈 압, 비만증의 사람의 경우, 동맥경화의 진행은 물론 빠르게 되는데 특별히 그러한 이상이 없는 사람이라도 동맥경화는 피할 수 없는 현상이다. 즉, 질병이 아닌 일종의 생리적변화도 일어나는 데 인간에게 부하된 숙명이라고 할 수 밖에 없 다.

동맥경화의 현상은 전신의 혈관에서 볼 수 있 는데 사람에 따라서는 뇌의 혈관이나 관상동맥 (심장에 영양을 공급하는 혈관)에 강하게 나타 나는 수가 있다. 이러한 중요한 장기(臟器) 가 동맥경화에 의하여 혈류가 나쁘게 되면 특히 위 험한 증상을 나타나게 된다.

뇌의 동맥경화가 심하게 되면 두통이나 두중 감, 현기증, 흥분, , 어깨결림, 불면, 귀울림,

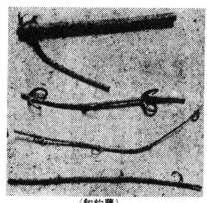

〈釣釣藤〉

기억력의 감퇴, 손발의 마비와 같은 증상이 일 어나고 그 밖에 초조하고 화를 잘 내게되며 푸 념하는 성격의 변화가 나타나는 수도 있다.

관상동맥경화가 진행하게 되면 동계(動悸) 나 부정맥(不整脈) 협심증(狹心症)등 귀찮은 증상 이 나타난다. 또한 신장의 동맥경화가 진행하고 있는 경우에는 단백뇨나 부종등이 나타난다.

79

이밖에 귀찮은 문제로서 혈압의 상승을 가져오는수도 있으나 혈압이 올라 그것이 더욱 동맥경화를 촉진시키는 악순환을 반복한다.

앞에서 말한바와 같이 동맥경화는 누구라도 피할 수 없는 것이므로 그것이 걱정되는 연령이 가까와 오면 예방책을 강구할 필요가 생긴다.

뇌의 동맥경화를 막기 위하여는 한방에서는, 조등산(釣藤散)이라는 약을 사용한다. 조등산은 그 이름과 같이 조구등(釣鉤藤)이라는 생약이 주역이 되고있는 처방이다. 조구등이란 꼭두서니과에 딸린 목질의 덩굴지는 풀의 가시를 건조한것인데 여기에는 링코피린이라는 물질이 함유하고 있다. 링코피린에는 말초혈관을 확장하고 혈압을 낮추는 작용외에 진정작용이나 뇌혈관의 경련을 예방하거나 진정시키는 작용도 있다고한다. 이것은 아마도 가벼운 경련에 대하여 유효라는 것이 된다. 또한 조구등은 대량으로 사용하면 호흡중추를 마비시키는 작용을 한다고 하므로 1일 6 - 8g을 넘지 않아야 한다.

40세를 지나면
釣藤散의 服用期

조등산은 조구등의 작용외에 인삼, 복령과 같은 생약으로 원기의 쇠퇴를 보충하고 정신을 안정시키며 국화(菊花), 귤피(橘皮), 반하, 맥문동으로 상기를 낮추고 방풍, 국화로 어깨나 목, 얼굴이나 머리의 고통을 완화시키면 석고에 의해서 기분을 가라앉히고 열을 내리게하는 복합적인 효과를 생각하며 처방된다.

한방의학의 고전에 의하면 조등산은 옛날 흔히 말한 신경질적인, 즉 체력이 그다지 강하지

않고 성질이 급하며 안달하기 쉬운 타입의 사람으로서 흥분하기 쉽고, 두통, 현기증, 어깨에서 목덜미등에 걸친 결림, 눈의 충혈, 우울감, 불면 귀울림, 손발의 냉증이나 마비, 동계, 식욕부진 등 증상에 사용하면 효과가 있다고 설명하고 있다.

정히 앞에서 말한 동맥경화의 증상과 꼭 맞는 설명인 것이다. 이것이 조등산이 한방연구에 의해서 동맥경화에서 일어나는 갖가지 증상에 흔히 사용되는 이유인 것이다.

물론 조등산은 동맥경화증의 증상을 경감시키고 몸의 상태를 좋게하는 작용이 있으나 동맥경화증 그 자체를 낫게할 수는 없다. 즉 동맥경화는 생리현상이며 현재는 아직 이것을 낫게하는 방법은 발견되지 않고 있다. 불로장수에도 연결되는 동맥경화를 낫게하는 방법은 앞으로도 발견되지 않을 것이다. 자연의 힘이나 현상에는 거역할 수 없을런지도 모른다.

그래서 적어도 동맥경화가 원인이 되어 일어나는 불쾌증상을 조금이라도 경감시키고 즐겁게 나날을 보냈으면 하는 생각인 것이다.

40세를 지나고 두중이나 현기증, 어깨결림, 흥분, 초조와 같은 앞서의 증상이 나타나고 혈압도 높아지게 되며 체력에 그다지 자신이 없는 사람은 이 조등산을 복용하면 효과가 있다.

동맥경화의 진행을 조금만이라도 늦게하고 보다 건강한 생활을 보내기 위하여는 약의 복용뿐만 아니라 일상생활에 있어서도 주의를 게을리 할 수는 없다.

특히 식사는 될 수 있는 한 동물성지방을 피하고 식물성지방이 많은 것으로 바꾸는 동시에 총칼로리를 표준이하로 억제할것, 식염은 줄이고 싱거운 식생활에 익숙하게 하여야 한다.

운동은 피로하지 않을 정도로 행하는 것이 좋을 것이다. 몸을 너무 움직이지 않고 멍하니 지나는것은 좋지 않다.

그리고 정신적긴장을 될 수 있는한 피하도록 한다. 목욕은 단시간으로 마치도록 하는 것이좋다. 알콜은 소량을 어쩌다가 마시는 정도라면 지장이 없으나 매일 취하도록 마셔서는 안된다. 담배는 절대로 금연해야 한다.

이와같은 여러가지 주의를 지키는 것은 대단히 어려운 일이기는 하여도 이렇게 하므로써 우리의 건강을 되찾을 수 있기 때문이다.

어깨결림, 불면, 초조가 해소된다.

다음에 실례를 들어 설명하여 보자

〈증례①〉

63세의 남성. 5년전부터 혈압이 높아지게 된것같았으나 최대혈압 160미리, 최소혈압 90미리 전후여서 치료는 하지않고 방치해 두었다. 그런데 반년전부터 어깨에서 목덜미, 후두부에 걸쳐서 강한 결림을 느끼게 되었고, 최근에는 수면도 제대로 못하고 초조할 때가 많다.

체격은 보통으로 약간 여윈형이나 근육은 잘 발달한것 같았다. 혀가 건조하여 자주 물을 마신다고 한다. 우선 억간산가진피반하(抑肝散加陳皮半夏)를 사용해 보았으나 1개월이 경과하여도 아무런 변화가 없었다.

그래서 조등산으로 바꾸어 본 즉 2주정도후에 어깨에서 후두부의 결림이 가볍게 되었다. 그러나 다른 증상은 여전히 좋지 않다. 본인은 이번 투약쪽이 한결 듣는것같다라고 하므로 계속 조

등산을 사용하였다.

더욱 1개월 경과후 는 불면도 해소하고 이윽고 초조감도 경쾌하였다. 혈압은 변화하지 않고 높은채 였으나 몸의 상태가 매우 좋다고 하므로 계속 복용하도록 하고 있다.

〈증례②〉

69세의 여성, 50세전후부터 혈압이 높아 지고 가벼운 강압제를 복용하고 있었으나 최근 아무래도 피로하기 쉽고 가끔 두통이 일어나며(심할때는 구역질도 난다) 이렇다할 일도 안하는데도 어깨결림이 심하고 냉증과 현기증이 심하며 이유없이 화가 치민다고 호소한다.

비만체로 근육은 그다지 날달하지 않고 소위 지방기 비만이라는 느낌이다. 피부는 꺼칠꺼칠하고 윤기가 없고 안색은 현기증탓인지 붉으스름하다. 복부는 팽만하나 부풀어 오르지는 않은 것 같다.

혈압이 최대 166미리-최소 92미리로 약간 높은 경향이긴 해도 연령으로 볼 때 특별히 혈압을 낮춰야만할 필요까지는 없다. 그러나 이 환자는 가끔 혈압이 최대 190~ 180미리, 최소 100미리나 상승하는 경우도 있다하므로 한방약만으로는 좀 어렵다고 생각되었으나 어쨌든 조등산을 조금 양을 늘려서 처방하였다.

1개월후 피로감과 어깨결림을 경감하고 두통은 현재는 일어나지 않으나 가끔 현기증이 난다고 한다. 혈압 최대 170~160미리, 최소 90미리로 그다지 멀어지고 있지는 않다. 그대로 조등산을 계속하기로 하고 혈압이 급상승할 때에는 강압제를 병용해갈 방침이다. 그러나 그후 여행길에서 너무 무리하여 1주간정도 강압제를 병용한것 이외에는 조등산만으로 경과양호라는 상황이 계속되고 있다.

비타민E는
疾病·老化를 막는
現代의 不老長壽藥

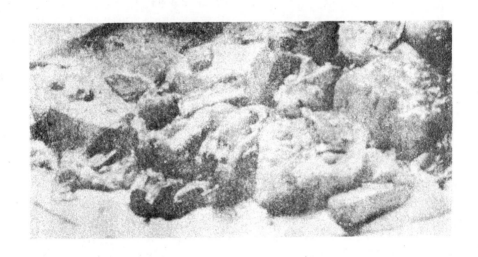

여기까지 判明된
비타민E의 作用

비타민E가 발견된것은 지금으로부터 61년 전인 1922년의 일이다. 쥐와같은 동물에서 이 물질이 결핍하게 되면 임신하지 못하게 되거나 유산되기 쉽게 되는 것에서 「항불임(抗不妊) 비타민)이라고 명명되었다. 비타민E를 「토코페롤」이라고 하는데 이것을 희랍어의 토코스(아기를 낳는다), 페레인(힘을 준다), 알콜(油)이라는 3가지 어휘를 합성하여 만들어진 말이다.

인간의 경우, 비타민E는 식품에서 어느 정도 섭취할 수 있고 결핍하는일은 거의 없기 때문에 최근까지는 그다지 문제삼지 않았고 항산화제로서 식품에 사용될 정도였다.

그런데 약 20년전, 캐나다의 슈트박사가 인간

의 질병에 사용하여 심장병을 비롯하여 뇌졸중, 동맥경화, 고혈압증, 혈전성정맥염, 관절염, 당뇨병등의 치료에 효과가 있었다는것을 발표하게 되므로써 세계의 주목을 받게 되었다. 그러나 당시로서는 이것에 대한 비판적인 의견이 많았고 학회에서도 좀처럼 받아 들일려고 하지 않았다.

그런데 그때까지 임상적으로 거의 돌봄이 없었던 비타민E에 대하여 슈트박사의 기폭제가 되어 갖가지 연구가 행하여지게 된 사실은 누구나 부정할 수 없다. 그 결과 속속 비타민E의효용이 밝혀지게 되었고 오늘날에는 「젊어지는 비타민」「몸의 녹스는 것을 막는 비타민」「혈류개선 비타민」또는 「동맥경화예방 비타민」등 별명으로 중·고년에 인기를 끌게 되었다.

細胞의 老化를 막는다

그렇다고는해도 비타민E의 작용에 대하여는 아직도 밝혀져 있지 않은 많은 문제가 산적되어 있는것같다. 지금까지 명확해진 작용은 생체내에서 항산화작용정도뿐에 그치고 있다. 항산화작용이란 물질이 산화되는 것을 대신 막는 작용을 말한다.

그 작용중에서도 가장 중요한것이 기름의 산화를 막아주는 작용이다. 우리들 몸을 구성하고 있는 세포는 막조직 (膜組織)으로 덮여져 있다. 막의 구성성분은 인지질인데 그중에 함유되고 있는 다가불포화지방산 (多価不飽和脂肪酸)은 산소와 결부되어 산화하기쉬운 성질을 갖고있다.

세포막에 함유되는 기름 (다가불포화지방산)이 산화한다는것은 쉽게 말해서 세포막이 녹쓰는 상태가 되는 것이다. 이렇게 되면 당연히 세포막으로서의 작용이 저하하고 심하게되면 세포 그자체가 죽게 된다.

이러한 일이 일어나지 않도록 세포막을 빈틈없이 지키고 있는것이 비타민E이다. 비타민E는 기름의 산화를 막고 세포막의 작용, 나아가서는 전신의 세포기능을 저하하지 않도록 작용하고있다. 이 작용을 막안정화작용 (膜安定化作用)이라고 한다. 비타민E가 노화나 동맥경화, 혈전, 백내장, 간기능장해등의 예방에 역할한다는것은 E의 작용에 의하는 것이다.

이밖에 E는 말초의 미소순환 (微小循環)을 원활하게 하는 작용이 있는것도 알려졌다. 말초의 혈액순환이 좋게되면 전신의 혈행도 좋게되므로 이러한 면에서도 노화방지, 성인병예방, 미용등에 역할한다고 할 수 있다.

更年期障害의 치료에서 抗癌效果까지

이상은 우리들의 몸이 생명현상을 영위하는위에 빼놓을 수 없는 작용이며 E의 생리작용이라고 할 수 있는 것이다. 이 E의 생리 작용이 정상적으로 행하기 위해서는 1일 약 10mg의 E가 필요(소요량)하다고 한다. 그런데 E를 1일 몇백mg의 단위로 투여하면 몸에서 일어나고 있는 이상이나 질병을 개선하는 작용도 있다. 이것을 약리작용이라고 하며, E의 약리작용에 관한 연구도 널리 행하여지고 있다.

예로서 혈중의 HDL (유익한 콜레스테롤)이, 저하되어 있을때에 상승시키는 작용이 있다. 혈

83

전증(심근경색이나 뇌경색등)을 일으켰을 때의 회복을 좋게한다, 갱년기장해등을 일으키기 어렵게하는 부정수소(不定愁訴)가 좋게된다, 정자감소증(精子減少症)을 개선한다, 암을 억제한다, 항암제의 부작용을 줄인다, 면역력을 높인다, 간염이나 지방간(脂肪肝)등의 간기능장해를 개선한다, 백내장치료에 역할하는등 예를 들자면 한이 없을 정도다.

이러한 효과가 비타민E의 항산화작용에 기인한 전신의 기능저하를 막는 작용에 의한것인지, 아직 밝혀지지 않은 부분도 적지 않다. 앞으로의 연구에 따라서 그러한 이유도 알게될 것이며 새로운 사실도 속속 발견될 것으로 기대되고 있다.

이상 말한바와 같이 비타민E도 우리들 몸의 작용을 저하하지 않도록 유지하는 중요한 비타민이다. 그 소요량은 다가불포화지방산을 섭취하는 양에 따라서 정해지며 다가불포화지방산 1g에 대하여 0.6mg의 E가 필요로 하고 있다.

이 계산이라면 성인남자의 경우, 다가불포화지방산을 1일 10g 정도 섭취하는 셈이 되므로 E

는 6mg필요하게 된다. 1일소요량이 10mg정도라고 하는것은 여기에다 안정량(安全量)과 기본적필요량을 가산하고 있기때문이다.

그런데 1일 10mg 섭취한다는 것은 식품만에서는 좀 어렵다. 아주 의식하면서 E를 많이 함유한 식품을 식사에 받아들이도록 하지 않으면 충분한 섭취는 곤란하다. 그러므로 식사를 적게 하는 중·고년이 되고보면 어느정도 제제화 된 것에서 섭취하는것도 필요하다고 생각한다.

부작용을 걱정하는 사람이 있을지 모르나 보건약 혹은 건강식품으로서 1일 100~200mg 정도 섭취할 수 있다면 우선 걱정될 것은 없다.

약리작용을 기대하여 600mg이라든가, 800mg이나 사용할 때에는 반드시 의사의 지시에 따라야 한다. 그러나 이정도의 범위로는 중대한 부작용이 되는일은 거의 없다. 가끔 습진등 알레르기반응이 나타나는 사람도 있으나 그때에는 메이커를 바꾸든가 양을 줄이든가하면 좋아지는 수가 많다.

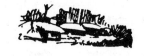

漢方臨床

肥滿症에 대한

漢方療法의 효과

여성에게 있어서 비만은 미용의 대적일뿐만 아니라 당뇨병, 고혈압, 심질환발생의 risk factor로서 중요한 의미를 갖는다.

비만부인의 体重減量法으로서는 식이요법을 중심으로 운동요법, 약물요법이 행하여 지는데 최근에는 식이요법과 아울러 약물요법에 커다란 기대를 모으고 있는 실정이다.

欧英여러나라에서는 食慾抑制劑의 투여가 성행되고 있으나 그 효과, 부작용에 관해서 많은 문제가 있어 금후 일층 개량의 여지가 있다.

저자들은 漢方医学가운데서 옛부터 비만증에 대하여 쓰여져 온 처방중에서 주로 防風通聖散, 防己黃耆湯을 골라 실제 부인에 투여, 그 효과를 검토해 봤다.

対象과 方法

(1) 대상

9개의 병원시설에서 진단을 받은 비만증 환자중 漢方療法을 희망하는 부인 68예를 그 대상으로 하였다.

表. 사용목표

單純性肥滿
- 白비만(흰피부에 근육이 연하고 피로하기 쉬운 体質) 浮腫, 多汗, 関節腫脹등을 수반→防己黃耆湯 虛証
- 赤비만(붉은 얼굴, 체력충실한 卒中体質) 便秘, 고혈압증을 수반 →防風通聖散
- 月経異常을수반→桂枝伏苓丸 →桃核承氣湯 実証

85

2. 肥滿의 診斷基準

치료대상의 부인의 신장, 체중을 측정 아래와 같은 계산식을 써서 표준체중내지 肥滿度를 계산했다.

표준체중(kg) = { 신장(cm) − 100 } × 0.9

$$비만도(\%) = \frac{측정체중 − 표준체중}{표준체중} × 100$$

비만도가 20%이상을 비만(obesity), 10%에서 20%미만까지를 体重過多(over weight), −10%에서 10%미만을 正常(normal) 이라한다.

3. 사용藥劑

주로 防己黃耆湯, 또는 防風通聖散을 표에서 제시한 사용목표에 따라 투약을 했다. 그리고 양剤의 복용계속이 곤란한 사람, 또는 월경이상, 어혈(瘀血)을 수반한 소수의 예에 대해서는 桂枝茯苓丸, 桃核承氣湯을 섰다.

4. 投與방법과 관찰항목

각 약제는 1회 2.5g를 1일 2 − 3회, 1일량 5.0~7.5g를 식전에 투여, 2주간마다 체중, 목둘레, 배둘레, 또는 혈액生化学검사로서 코레스테롤, HDL−코레스테롤, 트리구리 세라이드, Na, K를 12주마다 측정했다.

5. 效果判定

비만도의 감소율로 판정했다. 비만도의 감소율이 30%이상의 경우를 著效, 20%에서 30% 미만까지를 유효, 10%에서 20%미만까지를 약간 유효, 10%미만까지는 무효로 판정을 했다.

治療 성적

1. 비만부인의 치료전 臨床所見

총수 68예의 부인의 치료개시전 비만도와 연녕분포를 관찰했다. 치료대상이 된 부인의 비만도에 관해서 20~30%가 가장 많고 다음으로 30~40%가 많았다. 연령과 비만과의 관계는 50대에서 비만도 20~30%가 많은 경향이였다.

2. 肥滿度별로 본 漢方藥劑의 효과

비만도 10~20%의 환자의 치료경과에 따른 체중의 경시적 변화를 다음 도표에 표시하였다. (도표 2 −a)

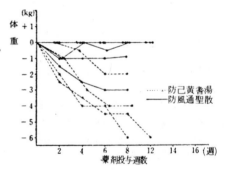

図2−a 肥滿度 10~20%患者에 있어서 体重의 経時的変化

총수 10예중 4예는 전혀 체중감소를 인정할 수 없고 1예는 1kg의 감소에 지나지 않았다.

그러나 5예에서는 2kg이상의 체중감소를 보여주었고, 이중 4예는 防己黃耆湯사용예였다.

유효예는 투여개시후 2주째부터 6주에 걸쳐 저하하는 경향이 인정되었다.

비만도 20~30%의 환자 19예중 체중이 전혀 변화하지 않은 예는 3예, 오히려 체중의 증가

86

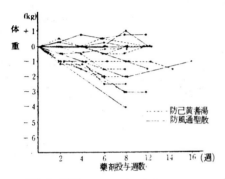

図 2 -b 肥満度 20〜30% 患者에 있어서 体重의 経時
的変化

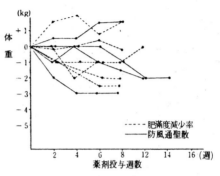

図 2 -d 肥満度 40〜50% 患者에 있어서 体重의 経時
的変化

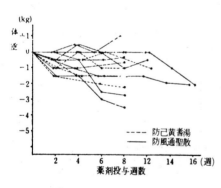

図 2 -c 肥満度 30〜40% 患者에 있어서 体重의 経時
的変化

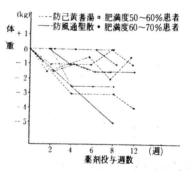

図 2 -e 肥満度 50〜70% 患者에 있어서 体重의 経時
的変化

한 1예가 있었다. 著効, 유효, 약간 유효등을
합해 8예가 있었다.

다음으로 비만도 30〜40%의 14예 환자중 체
중감소 1kg이내의 것은 7예, 2kg이내의 것이
4예가 있었다. 약간 유효로 나타난것은 3예였
다.

비만도 40%이상의 환자에 관해서는 일반적으
로 내원시 체중의 변동이커, 약간 유효라 인정
된 것은 25예중 5 예에 지나지 않았다.

3. 연령별로 본 肥満度減少率

図 3 -a-d에서처럼 20대에서 50대에 이르는

87

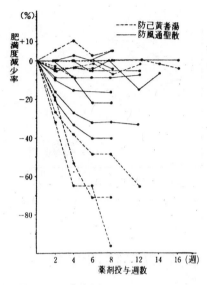

図3-a 20代에 있어서 肥滿度減少率의 経時的変化

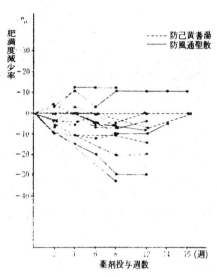

図3-c 40代에 있어서 肥滿度減少率의 経時的変化

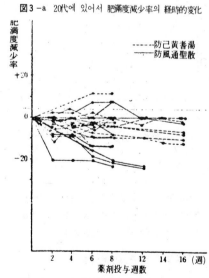

図3-b 30代에 있어서 肥滿度減少率의 経時的変化

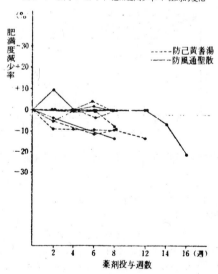

図3-d 50代에 있어서 肥滿度減少率의 経時的変化

88

	防己黄耆湯	防風通聖散	計(%)
著　効	3	3	6 (8.8)
有　効	1	5	6 (8.8)
약간有効	6	4	10(14.7)
無　効	20	26	46(67.7)
計	30	38	68

비만도 감소율의 経時的변화를 보여준것이다.

20대에 있어서 총수16예중 비만도　감소율은 10%미만의 무효예는 9예, 10~20%미만의 약간 유효는 1예 20~30%미만의 유효예가 1예, 30%이상의 현저한 체중감소를 보여준 것은 5예였다. 그리고 이들중에 防己黃耆湯 사용예가 5예중 3예를 차지했다. (도표 3 -a)

30대에 있어서 비만도 감소율은 총수 28예중 감소율 10%미만의 무효예는 20예, 10~20%미만의 약간 유효예는 5예였다.

20%이상의 감소율을 보인것은 3예에 지나지않았다. (도표 3 -b)

40~50대에 있어서는 10%미만의 무효예는 17예, 10~20%미만의 약간 유효예는 4예, 20%이상의 체중감소율을 보인 유효예는 3예였다. (도표 3 -c, d)

4. 치료성적의 총괄

이상의 성적을 종합해보면 총수 68예중 著効예 6예(8.8%), 유효예 6예(8.8%), 약간 유효 10예(14.7%), 약간유효 이상의 효과는 22예(32.3%)였다.

藥劑投與에 있어서 血中指質과 電解質의 변동

1. 血中脂質과 비만도와의 관계

도표 4 -a-c는 비만도와 血清코레스테롤, HDL코레스테롤 등의 관계를 나타내주는 것으로서 HDL코레스테롤에 있어서는 비만도가 증가하면서 저하하는 경향을 보였다.

2. 藥劑투여중의 코레스테롤, HDL 코레스테롤, 트리구리세라이트의 변동

표 4에 약제투여중의 코레스테롤, HDL 코레스테롤, 트리구리세라이드의 値를 보여준다. 어느 경우나 투여에 의한 有意한 변화를 인정하기 어려웠다.

3. 藥劑투여중의 血清電解質변동

약제투여전과 투여후 4주째, 8주째, 16주째의 値를 도표5가 보여준다. 약제투여에 의하여 有意의 변화는 인정되지 않았다.

考 案

비만증에는 單純性肥滿症(체질성)과 症候性 肥滿症이 있는데 症候性肥滿症에는 内分泌異常, 代謝異常등에 의해서 초래되는 질환을 포함한다 (표5 참조)

표5 肥滿의 女性疾患

1. 單純性肥滿症(体質性肥滿症)
2. 症疾性肥滿症
   Laurence -M oon -Biedl症候群
   Polycystic overy disease
   甲狀腺機能低下症
   기타

이 비만증은 일상 식생활에 있어서 카로리흡수가 원인인것이다. 따라서 비만은 과식이 최대 요인이며 그 치료는 식이요법이 중심이 되지 않을수 없으며 운동요법이나 약물요법은 이를 보충해주는 역할을 한다.

그럼에도 현대의 풍부한 식생활 환경에서 카로리 制限에 따른 식이요법을 실천하는 일이란 강한 의지력에 의한 자기규제가 필요하다. 실제로는 어려운 일에 속한다. 한편 운동에 의한 減量法에는 운동에 의한 카로리소비량이 의외로 적어 충분한 減量效果를 얻으려면 상당한 운동량이 필요하기 때문에 그 효과를 얻기란 그리 쉽지않다.

약제에 의한 減量法은 欧美에서는 食慾抑制劑의 투여가 성행되고 있으나 약제요법에 있어서 부작용, 습관성을 고려한다면 그의 사용에도 한계가 적지않다.

저자등은 한방의학중 비만에 약효가 있다고 쓰여진 처방가운데서 주로 防己黃耆湯, 防風通聖散을 선정, 각병원 시설에 공통적인 프로토콜을 작성, 비만에 대한 減量效果를 검토해봤다.

防己黃耆湯은 흰피부를 갖고 피부가 연한 체질로서 땀이 많이 나는 중년후의 유한부인에게 쓰인다고 한다.

또 防風通聖散은 肥滿性卒中体質者로서 변비가 있고 脈腹이 충실한 사람에게 쓴다.

이상 두가지 약제말고도 桂枝茯苓丸, 桃核承氣湯의 2劑를 증상에 따라 투여를 했다. 이상 4劑가 유효하였던 것은 肥滿度에서 말한다면 10~20%의 肥滿症(obesity)에 이르기전의 체중과다(Over weight)단계의 부인과 비만도 20~30%의 부인에게서 였다.

그러나 肥滿症가 증가하면서 개개의 특수한 경우를 제외하고서는 일반적으로 체중감소 효과가 적은 경향이었다.

다음으로 연령별 치료효과에 관해서는 20대의 부인에게서 가장 유효한 치료성적을 얻을 수 있었고 30대 이상의 경우에는 개개의 증례를 제쳐놓고서는 그 효과가 얕았다.

사용한방약제의 藥理作用면에서 보면 4劑의 한방처방은 모두 利尿作用, 瀉下作用을 하는 생약이 포함되어 있다.

약제투여개시후 2주간에 1-2kg체중감소를 인정할 수 있는 증례가 가 많기 때문에 체중감소의 요인으로서 利尿에 의한 脫水도 그 하나로 생각할 수 있다. 다시 최초의 1~2주간내에, 체중감소를 가져온 구룹가운데는 그 효과에 심리적 영향을 미치고 카로리 제한, 운동등 체중감소를 위해 노력을 하였다는 사실을 인정할 수 있다.

그리고 약제복용후 통변이 쉬워졌고, 복부팽만감이 덜어졌고 몸 움직임이 편해졌다는 증례도 있었다.

이 연구에서는 한방요법중 카로리섭취량의 변화에 충분한 조사가 없었다는 것과 follow up기간이 짧았다는 것, 치료효과의 판정기준이 문제가 되었다.

끝으로 한방요법의 부작용에 관해서는 가벼운 위장장애를 일으킨 몇가지 예를 제외하고서는 거의 찾을수 없었다.

결론적으로 68예의 비만부인에게 한방요법에 의한 비만증의 치료를 8주에서 12주 동안에 걸쳐 행한 결과 약 3분의 1의 부인에게서 체중감소를 인정할 수 있었다. 그 효과는 肥滿度 10~20%의 부인에게서 현저하였고 연령면에서는 20대에서 가장 현저했다.

制癌劑의 效果를 높이고
副作用을 경감시키는
참기름

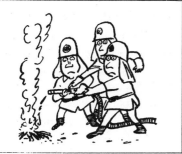

〈필요한 부위에만 집중적으로
약제를 보내게 된다〉

乳化劑癌劑, 즉 制癌劑의 水溶液과 참기름이 혼합되어 만들어진 유화제암제는 임파 行性転移의 경우 그 재발을 막고 生存率을 높이는 큰 효과를 발휘하고 있다. 이 치료법은 제암제를 필요한 부위에 집중적으로 보내는데 건강한 부위에는 약제를 보내지 않는다. 그 때문에 당연히 부작용이 적다는 特長도 있다는것.

수술하여도 사망하는
경우가 많다

제암제를 참기름에 혼합한다고 하여도 쉽게 제암제가 참기름에 용해되는 것은 아니다. 거의 대부분의 제암제는 물에 용해되도록 만들어져 있다. 인체의 대부분은 수분으로 되어 있으므로 거의 모든 약은 수분 속에서 작용하지 않으면 안된다.

그런데 의료인 중에는 10년 전부터 제암제를 기름에 혼합하여 사용하는데 노력해 왔다. 제암

제의 수용액과 참기름, 거기에다 어떤 종류의 계면활성제(물과 기름을 혼합되기 쉽게 하는 약)를 써서 초음파로 교반(攪拌… 휘어어 한데 섞음)하게 되면 마치 우유와 같이 흰 액체가 된다. 제암제의 수용액과 참기름이 혼합하여 안정된 상태가 되는 것이다. 이것이 의료인들이 사용하여 효과를 올리고 있는 유화(乳化)제암제인 것이다.

그런데 왜 이처럼 번거로운 일을 할 필요가 있을 것인가 그 해답을 하는데는 우선 암의 전이(転移)에 대하여 설명하지 않으면 안된다. 암을 발생한 부위에서 점점 전이하고 여러 부위에서 증식한다. 그리고 전이의 방법에는 다음의 3가

다. 식물성유지에는 콜레스테롤이 전연 없을 뿐만 아니라 오히려 혈관벽에 저류된 콜레스테롤을 제거하고 동맥경화를 막아주는 작용마저 있다는것이 알려지고 있다.

식물유에 많이 함유되고 있는 불포화지방산의 일종인 리놀산이 이 콜레스테롤 제거작용을 담당하는 역군이된다. 원래 리놀산은 우리들 몸이 정상한 기능을 하는 데 있어 필요불가결한 영양소의 하나인 것이다. 더욱 체중에서 만들어질수 없는 것이기 때문에 리놀산은 식물에서 섭취하는 이외에는 달리 방법이 없다. 그런 뜻에서「필수지방산」이라고도 불리우는 것이다.

쥐를 인공적으로 리놀산결핍상태로 하여두면 발육이 멎게되거나, 피부가 비늘상태가 되면서 벗겨지거나, 꼬리가 썩게되거나 하는 참담한 모습으로 변한다. 얼마만큼 리놀산이 귀중한 영양소인가 하는것을 알 수 있는 것이다.

이처럼 소중한 영양소를 함유하고 있는 식물유가 우리들 식생활에 불가결 하다는 것은 두말할 나위도 없다. 더욱 그위에 콜레스테롤을 제거한다고 하는 고마운 작용도 곁들이고 있으니 우리는 식물유에 대한 새로운 인식을 하게 되는 것이다.

植物油는 우리몸을 지키고 老化방지에 역할한다.

그러나 식물유의 우수성은 그것만으로 그치지 않는다. 우선 비타민 A. D. E등 중요한 비타민의 소화흡수를 돕는 작용이 있다.

예를들면 당근이나 호박에 함유한 카로틴이란 색소는 체중에 들어가면 비타민 A로 변화하는 것인데 그대로의 모습으로는 흡수의 효율이 나쁘고 모처럼 먹어도 그 태반은 변(便)으로서 체외에 배출되고 만다. 그런데 식물유가 그것과 동거(同居)하고 있으면 현저하게 소화흡수가 촉진된다. 즉 비타민A의 섭취가 목적이라고 한다. 당근이나 호박을 기름으로 찌든가, 튀기든가 하는 조리가 이상적이다 라는 것이 될 것이다.

또한 최근 노화방지의 비타민으로 주목을 끌고 있는 비타민E는 원래 식물유에 많이 함유하고 있다. 식물유를 먹고 있으면 그만치 그 귀중한 비타민이 다량으로, 더구나 효율적으로 섭취할 수 있게 된다.

리놀산에 콜레스테롤의 제거작용이 있는것은 이미 말한바 있으나 이밖에 부신피질홀몬의 분비를 높이고 스트레스에 강한 몸을 만드는 작용도 있으며 혈압을 낮추는 기능을 갖는 물질(프로스타그란딘)의 원료가 되는등 인간의 몸에 유익한 기능이 얼마든지 있다.

그런데 독자 중에는 식물유가 몸에 좋다는것은 알면서도 한편 지방임에는 틀림없으므로 역시 비만의 원인이 될수도 있지 않을까 하고 걱정하는 사람이 있을런지도 모른다.

그러나 실은 지방은 칼로리가(価)가 높은데도 불구하고, 아니 오히려 그것때문에 사용방법에 따라서는 비만해소의 식이요법에 대단히 유효한 식품으로도 된다.

현실로 연구진의 실험에서도 비만해소를 위한 감식 메뉴에는 고지방식이 효과가 높다라는 사실이 확인되고 있다(이런 경우의 "고지방식" 이란 다른 영양소에 대한 지방의 비율을 늘린다는 것이된다. 고지방으로 하였기 때문에 총칼로리가 늘었다고 한다면 "감식"으로 되지 않는 것은 말할 필요도 없다)

재삼 강조하는 것은 지방중에서도 식물성기름이라면 아무리 많이 섭취하여도 콜레스테롤을저류시키고, 동맥경화를 일으킬 위험은 전연 없는 것이다.

植物油 없이는 現代人의
成人病은 예방할 수 없다

植物性 油脂에는 콜레스테롤이 없을 뿐만 아니라 오히려 血管壁에 저류한 콜레스테롤을 제거하고 동맥경화를 방지해 주는 작용마저 있다. 여기에서 그치지 않고 **植物油**에는 비타민 **A. D. E**등, 중요한 비타민의 소화흡수를 돕는 작용도 있다.

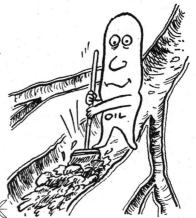

〈식물유는 혈관의 청소부〉

動物性食品의 害를
막는 植物油

현대인의 문명사회를

「석유에 떠있는 성곽(城廓)」으로 표현한 사람이 있다. 정히 그대로인 것이다. 만약 지금 석유의 공급이 스톱된다면 우리들 생활이 당장 대혼란에 빠지게될 것은 의심할 여지가 없다. 왜냐하면 정전(停電)이라는 한가지 일로도 이미전 사회 생활을 마비시키기에 족하기 때문이다.

현대사회의 "건강한"운영에 석유가 필수 한 것처럼 우리들 몸의 건강을 위해서는 역시 기름은 없어서는 아니될 필수영양인 것이다. 물론기

름이라고 하여 여기서는 먹는 기름, 즉 식물유의 이야기인 것이다.

식용유에는 크게 나누어 동물성지방과 식물성유지가 있다. 이것은 문자 그대로 동물성식품에 들어있는 지방, 식물성식품에 들어있는 기름이라는 의미가되지만 영양학적으로 말할때 동물성지방에는 포화지방산이 많고 식물성유지에는 불표화지방산이 많이 함유되고 있다. 라는 특징이 있다.

고혈압, 뇌졸중, 심장병등 주요한 성인 병을 일으키는 원흉인 동맥경화 ─그 동맥경화의 주범이라고도 할 수 있는 포화지방산이나 콜레스테롤이 많이 함유하고 있는것은 동물성 지방 쪽이

뇨병, 위궤양, 녹내장등 거의 모든 성인병의 중대한 위험인자의 하나로서 스트레스-주로 정신적인 스트레스를 들 수 있는것은 지금이야 말로 의학적인 상식이라고 할 수 있을 것이다.

스트레스는「모든 질병의 직접적인 원인」은 아니라 하더라도「많은 질병을 일으키는 유인」임은 확실하다.

人間에 대하여 행한
実験에서도 확인됐다.

고도하게 문명이 발달한 현대의 도시 생활은 바야흐로 스트레스원(源)의 샘플 도시라고도 할 수 있다. 통근 럿쉬를 비롯하여 교통지옥, 회사의 인간관계, 소음, 주택난과, 아침에서 밤에이르기까지 한시라도 스트레스에서 해방되는 시간은 없다 라고 하여도 과언이 아니다.

이러한 간단없이 습래하는 스트레스에 대하여 강한 저항력을 갖는 것이야말로 우리들이 현대 사회에서 건강하게 지낼 수 있는데 가장 필요한 것이라고 할 수 있을 것이다.

물론 우리들 몸에는 원래 스트레스에 대한 자기방어의 기능을 갖추어져 있다. 그것을 담당하고 있는것은 좌우의 신장위에 마치 작은 삼각모자를 씌운것과 같은 모습으로 올라타고 있는 부신이다.

부신은 외측을 둘러싼 부신피질과 중심부의 부신수질(副腎隨質)과의 두가지 부분으로 나누어져 있다. 같이 각종 홀몬을 분비하는 중요한 장기인데 스트레스로부터 우리몸을 지킨다고 하는 점에서는 이 외측의 부신피질쪽이 문제가 된다. 이 부신피질에서 분비되는 소위 부신피질홀몬이야말로 스트레스의 영향을 완화시켜 생체를 방어하는 작용을 갖는 때문이다.

비타민C에 부신피질을 튼튼하게하는 작용이 있는것은 이미 잘 알려진 사실이다. 이러한 점에서 비타민C를 "항스트레스 · 비타민"등이라고 부르는 사람도 있을 정도인데 또 다른 하나, 최근 식물유에 듬뿍 함유하고 있는 리놀산도 역시 부신피질의 작용을 활발히하고 홀몬의 분비를 왕성하게 하는데 불가결한 영양인것이 명백해졌다.

연구진은 쥐를 사용한 실험을 행하고 먹이속의 리놀산이 많으면 많을 수록 요중에 배설되는 부신피질홀몬의 양이 증가한다는 사실을 확인하고 있다 요중의 부신피질홀몬이 많다고 하는것은 그만치 부신피질의 작용이 높아져서 여분이 나돌 정도로 홀몬이 왕성하게 분비되고 있는 증거에 다름없다.

나아가서 연구진은 같은 실험을 인간에도 행하고 이 사실이 쥐에서 뿐만 아니라 인간의 경우에도 아주 같이 성립되는 것이 증명되고 있다.

리놀산이 부신피질에 대하여 어떠한 메카니즘으로 작용하고 그 작용을 높이고 있는것인가. 이 해명은 앞으로의 연구를 기다리지 않으면 안될것이다. 그러나 일상 식물유를 듬뿍 섭취하고 리놀산을 십분 섭취하므로서 스트레스에 강한 몸을 만들 수 있다 라는 사실은 명백한 것이다.

지가 있다.

① 임파행성전이 - 암세포가 임파의 흐름을 타고 가까이에 있는 임파절(임파관이 모여서 마디와 같이 된 곳)에 도달하여 증식한다.

② 혈행성전이 - 암세포가 혈관에 들어가 혈류를 타고 가까운 장기에 들어가 증식한다.

③ 복막파종성전이 - 위암이나 대장암과 같이, 복부내에 발생하는 암의 경우, 암세포가 복강내에 씨앗을 뿌려놓은 것과 같이 점차 넓어져 증식한다.

이와같이 암은 1개소만에 머무르지 않고 멀리 멀어진 곳에 가서 성장한다. 이것은 암이 불치의 병이라고 하는 이유인 것이다. 또한 수술로 몽땅 제거하였다고 생각되어도 재발하는 것은 역시 전이 때문인 것이다.

혈액성전이나 복막파종성전이가 인정되는 경우 암은 이미 너무 퍼져 있으므로 수술로 암세포를 완전히 제거하는 것은 거의 불가능하다. 그래서 제암제를 투여하여 치료를 진행 시키는데, 그것 또한 희망적으로만은 볼 수 없는 경우가 많다. 이에 대하여 임파행성전이의 경우는 체중의 여기저기에 있는 임파절이 암세포의 흐름에 대하여 마치 관문(関門)과 같은 역할을 하여 준다. 따라서 급하게 멀리까지 전이하지는 않고 우선 가까운 임파절에서 전이가 시작된다. 이와같은 경우의 수술은 암의 본체를 제거함과 동시에 가까이에 있는 임파절도 함께 제거한다.

암이 전이를 일으키고 있어도 임파절에 전이한 것 뿐이라면 치료의 가능성은 있다. 그러나 아무리 열심히 임파절을 제거하여도 임파절전이소(転移巣)가 남아 있어 이것이 원인으로 재발하고 결국은 사망하는 환자가 적지 않다. 이와같은 임파절전이만의 환자의 재발을 어떻게든 적게 하려고 연구된것이 유화제암제(乳化制癌剤)인 것이다.

5년후의 生存率이 크게 높아졌다

지질(脂質)등 수분에 용해되지 않는 물질은 임파에 들어가기 쉽다는 것을 알게 되었다.

즉 제암제를 참기름과 섞어 사용하므로서 제암제를 임파에 많이 보내고, 임파절전이소에 많은 양의 약제를 도달시키려고 하는 것이 이 치료의 목표인 것이다. 그렇게하면 당연히 효과는 높아지는 것이다.

물론 이것만으로 암을 치료하려고 하는 것은 아니다. 암을 가까이의 임파절과 함께 될 수 있는 한 완전히 제거한 다음 아직 남아 있을지도 모르는 임파절전이소에서의 재발을 막는것이 목적이다. 앞에서도 말한바와 같이 이 재발에 의해서 사망하는 환자가 적지 않다.

연구진은 몇번이나 쥐를 사용한 실험을 행하고 이것은 확실히 살릴 수 있다고 생각되어 5-FU라는 제암제를 참기름에 섞어 수술전 10일간, 위암 환자에는 복용하도록 하였고, 직장암 환자에는 항문에서 주입했다. 그리고 수술로 적출한 임파절에 얼마만큼 제암제가 도달하고 있는가를 조사해 보았다.

그 결과 수술전에 제암제를 수용액체로 투여한 환자와 참기름을 혼합하여 투여한 환자를 비교하면 임파절에 함유되는 제암제의 양은 후자 쪽이 한결 많이 되고 있었다.

또한 수술로 제거된 임파절의 전이소를 현미경으로 조사한 결과 참기름을 혼합하여 투여한 사람의 것에는 암세포의 대부분이 사멸해 있거나, 변성하여 있거나하여 제암제의 효과가 현저하게 나타나 있었다.

그러나 이와같은 결과만으로는 참기름과 혼합한 제암제가 잘 듣는다는 증거로는 되지 못한다.

95

정말로 효과가 있다고 하는 것은 수술 후 몇년 이나 경과를 볼 필요가 있는 것이다. 이 치료법을 시작한 후 6년 이상 경과하여 5년 생존율 (암치료에서는 5년후의 생존율을 효과 판정의 기준으로 하고 있다)이 차츰 밝혀진 것이다.

이 치료를 받고, 수술도 한 위암환자의 5년 생존율은 56%이다. 이 치료법이 개발되기 전의 5년 생존율은 49%였으므로 꽤 개선되었 다고 할 수 있다. 즉, 그만큼 재발은 적게된 것이다.

다른 한가지. 특기할만한 것은 제암제를 사용하였을 때 반드시 일어나는 부작용이 한결 가볍게 된것이다.

이 치료법의 특장은 제암제를 필요한 부위에 집중적으로 보낸다는 것이다. 이것은 역으로 말한다면 건강한 부위에는 약제를 보내지 않는다는 것이된다. 그때문에 당연히 부작용은 적게된다.

이와같이 제암제를 참기름에 섞어서 사용하는 방법은 대단히 유효하다는 것을 알게 되었다. 그러나 이것만으로 위암이나 직장암을 치료될 수 있는 것은 아니다. 어디까지나 수술에 의해서 완전히 암을 제거하는 노력을 해야 하며 그것으로 부족되는 부분을 보충하는 것이 이 참기름과 제암제를 혼합한 유화제암제의 역할인 것이다.

"생각"하는 생활은 건강과도 직결

인생이란 오랜 시간에 걸쳐서 자기자신을 발견하는 과정인 것이다. 자기자신을 개척하고 보이지 않는 부분을 키우고 파헤쳐 나가는 것이다. 현대는 여러가지 인간의 요소가 다양하게 나오는 시대인 것이다. 현대의 다양성이나 변동에 대처하는 가장 좋은 방법은 생각하는것 밖에 달리 없다. 다양성에 대한 수험서나 참고서는 없기 때문에 자기자신이 생각하고 현명한 선택을 하는것 밖에는 달리 방법이 없는 것이다. 그것은 또한 건강과도 직결되는 것이다.

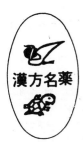

再発을 반복하는 胃潰瘍에는 漢方藥이 잘 듣는다

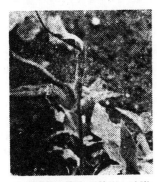

(半夏瀉心湯에 배합하는 반하)

위궤양에는 절대로 수술이 필요한 경우가 있다. 그것은 ①위주머니에 구멍이 뚫려 급성복막염을 일으킨 경우 ②궤양의 암화(癌化) 및 그 의심이 있는 경우 ③급작스럽게 대량출혈이 있는 경우및 출혈을 반복하는 경우 ④궤양의 뒤끝이 수축하여 음식물등의 통과에 지장이 일어나는 경우이다. 이러한 경우에는 수술대신 한방약으로 치료하려고 한다면 그것은 잘못이다. 이러한 위궤양에는 한방치료가 개입할 여지는 없다고하여도 과언은 아니다.

그러나 이와같이 수술이 절대적이라고 하는 경우가 아니더라도 위궤양의 치료에 수술이 행하여지는 경우가 있다. 그것은 ①궤양이 반복하여 재발하는 경우 ②약이나 식사에 의한 내과적 치료를 거듭했는데도 효과가 없는 경우등이다. 그 밖에도 증상이나 환자의 조건등에 따라서 수술이 행하여지는 경우가 있으나 여기서는 생략한다. 여기에서 예를들은 ①과 ②의 경우에는 수술전에 한방 요법을 시도해 보면 좋을 것이다.

다만 위궤양의 치료에는 어느 경우에도 식사요법은 불가결하다. 불소화물(不消化物) 육류, 향신료, 뜨거운것, 찬것, 술, 커피 등은 삼가하도록하고 담배도 물론 금연하여야 한다.

그리고 스트레스로부터의 해방, 심신의 안정을 도모하고 식사시간을 충분히 취하고 천천히 잘 씹어서 먹도록 한다.

그러면 위궤양에 사용하는 한방약에 대하여 설명하여 보자. 흔히 사용하고 있는 한방약으로써 시호계지탕(柴胡桂枝湯), 사역산(四逆散), 반하사심탕(半夏瀉心湯), 생강사심탕(生姜瀉心湯), 감초사심탕(甘草瀉心湯), 선복화대자석탕(旋覆花代赭石湯), 안중산(安中散), 육군자탕(六君子湯)소건중탕(小建中湯)등을 들 수 있다.

柴胡桂枝湯 체력은 중등도로 근육발육도 비교적 좋고 맥(脈)도 확실한 사람으로서 명치에

97

서 바른쪽 늑골밑에 걸쳐 눌렀을때의 저항감이나 통증이 있고(흉협고만), 배꼽 양측을 세로로 달리는 복직근(腹直筋)이 긴장하고 있는 경우에 사용한다.

四逆散 체격이 단단하고 근육발육도 좋고 체력은 중등도이상이며 신경질로 궤양의 원인이 틀림없이 스트레스 그것이라는 느낌의 사람으로 우측에 흉협고만이 있고 복직근이 강하고 긴장하고 있는 경우에 사용한다.

반하사심탕·생강사심탕·감초사심탕 체력이 비교적 없는 사람으로서 명치가 막히는것 같이 피롭고 그곳을 눌러보면 저항감과 통증이 있는 경우에 반하사심탕을 사용한다.

생강사심탕은 반하사심탕은 사용하는 케이스로 더욱 트림이 자주 나올 때에 사용한다.

감초사심탕도 역시 반하사심탕을 사용하는 케이스로 불안감, 가슴이 답답하는 등의 신경증상이 있는 경우에 사용한다.

旋覆花代赭石湯 반하사심탕에 흡사한 증상이 있고 보다 체력이 없는 사람에게 사용한다. 특히 변비가 있으면 이 약이 효과적이다. 이 약에는 하제(下劑)효과가 있고 사람에 따라서는 설사를 하는수도 있으므로 그러한 때에는 다른 약을 선택할 필요가 있다.

安中散 체격적으로 허약하며 마른형으로 피부나 근육의 긴장도 나쁘고 맥의 힘도 약하며 복력도 연약하고 명치에 강한 통증이 있는 사람에게 사용한다.

六君子湯 체력이 약하고 근육이나 피부에도 긴장이 없는 사람으로 안색창백, 변비기미로 맥력이 없고 복력도 연약, 손발이·차고 피곤하기 쉬운 경우에 사용한다.

小建中湯 같이 체력이 없고 마른형으로써 근육빌육도 나쁘고 피곤하기 쉽고 안색도 좋지 않은 사람으로서 맥은 가늘고 약하며 복부는 복직

근이 세로로 뻗고 있는것이 밖에서도 확실히 알수 있고 더욱 복벽의 긴장은 나쁘다는 경우에 사용한다.

〈증예 ①〉 43세의 남성. 2·년전에 위궤양이라고 진단되어 치료를 받고 치유되었으나 1개월전 명치의 통증으로 X레이검사를 받았는데 2개소에 궤양이 발견되었다. 그래서 이번에는 수술을 받는것이 좋을것이라고 결심하면서 내원했다는 것이다. 체격은 좋은편으로 근육질(筋肉質)이며 피부는 약간 거무튀튀하고 맥력도 있으나 우측에 가벼운 흉협고만도 있었다.

그래서 시호계지탕에 소회향(小茴香)과 모려(牡蠣)를 가하여 사용하기도 했다.

2주간후에는 통증이 가벼워 졌다 하므로 그대로 약을 계속한 결과 1개월후에는 자각증상은 아주 소실하고 결국 수술을 받을 필요도 없이 치유되었다.

이 환자는 담배를 끊고 술도 참았으며 식사주의도 엄수한 것은 물론이다.

〈증예 ②〉 51세의 남성. 5개월 전에 위궤양이라는 진단을 받고 치료를 계속 해 왔으나 신경질로 사소한 일이 마음에 걸리고 안달이나 불안의 연속으로써 좀처럼 낫지 않는다.

궤양은 이번으로 3 번째라고 하며 오히려 수술을 받는것이 빨리 사회복귀할 수 있다라는 것으로 내원했다한다.

체격은 중등도, 근육발육도 좋은것 같은데 안색은 창백하고 과연 신경질적인 얼굴빛을 하고 있다. 맥력이 없고 명치에 강한 압통이 있다. 배를 만졌을 때 뱃속에서 꾸르륵 소리가 나는 강한 복명을 들을 수 있었다. 그래서감초사심탕을 사용하기로 하였는데 1주일후에는 자각 증상도 한결 가벼워지고 과히 불안초조하지 않게 된것 같았고 3개월 후에는 아주 좋아졌으며 수술도 받지 않고 치유됐다고 기뻐하였다.

子宮筋腫은 어디까지 漢方藥으로 치료될 수 있나

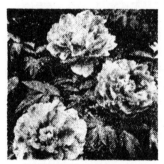

〈계지복령환에 배합하는 목단〉

有效와 無效의
對照的인 2가지의 症例

　자궁근종은 자궁의 근육에 발생하는 양성종양으로 두립(豆粒) 만큼의 작은것에서부터 어른의 머리 크기까지 여러가지 크기로 발견된다. 암과 같이 생명에 관계되는일은 없으나 월경통이나 월경과다를 동반하는 경우가 많고 산부인과를 수진(受診) 하게되면 대개는 수술(최근에는 자궁전적수술=자궁을 전부 제거하는 수술을 행하는 일이 많다)을 권유한다. 연령은 40대에

서 발견되는 일이 많고 20대에서는 드물고 경험산부보다도 미혼여성이나 임신을 경험하지 않은 부인에게서 훨씬 발생율이 높다.

　이 자궁근종에 한방치료가 유효한가, 어떤가, 하는점을 검토해 보기로한다. 산부인과 의사로부터 근종이라고 진단되어도 어떻게해서든 수술을 받고싶지 않은 사람들에게 한방병원에서는 대개 계지복령환(桂枝茯苓丸)을 권유받는다. 그렇다면 계지복령환은 정말로 근종에 유효한 것인가.

　계지복령환을 근종에 사용하는 근거는 서기 200년쯤에 출판한 한방원전「金匱要畧」에 다

음과같이 기재되어 있다. 아주 어려운 문장이므로 현대문으로 고쳐보면 「원래 癥病(자궁근종과 같은 腹中의 腫塊)이 있는 부인이 월경이 멎고 3개월도 안되는동안에 부정출혈이 시작되어 이것이 멎지않게 되었다. 더욱 배꼽위에서 태동(胎動)을 느꼈다. 이러한 이상은 징병(근종)이 임신을 방해하는것이 원인이 되므로 이것을 제거하지 않으면 안된다 거기에는 계지복령환이 유효하다」라는 것이다.

임신월수와 태통자각의 시기등 여러가지 문제점이 있으나 그것 그렇다치고 임신중 계지복령환을 투여하는 것에 대한 가부를 생각할 때 이 문장은 다소 납득할 수 없는 점이 있다.

계지복령환은 계지, 복령, 목단피, 도인, 작약의 5가지 생약에서 구성되어 있으나 그 주역은 도인, 목단피와 같은 파혈약이라 하는 강한 구어혈제(驅瘀血劑…瘀血, 즉 일종의 혈행의 저류를 해소하는 약)이며 어느것도 임신중 복약은 금기로 되어있는 것이다. 따라서 계지복령환 그자체도 임신중 복용은 부적당하다.

한방의 원전을 틀림없는 성서로서 신성시하고 있는 사람도 있으나 이 문장은 이점에 한해서만은 납득할 수 없는 것이다. 요컨대 임신자궁의 근종이 계지복령환의 내복으로 낫는다고는 생각할 수 없으며 오히려 파혈약의 부작용이 많다고 생각되는 것이다.

「金匱要略」의 조문은 불가해(不可解)라 치고 실제문제로써 계지복령환은 자궁근종에 유효한 것인가, 원전과 같은 임신자궁의 근종은 예외로치고 일반적으로는 계지복령환이 자궁근종에 유효였다고하는 권위진의 보고가 꽤 많다. 그 치혈예를 소개해보자.

〈증예①〉 U·A, 52세, 2회경험산부, 자궁근종을 한방으로 치료하기위해 동경 의심당진료소에 내소했다. 당시 자궁저(子宮底)는 제하

삼횡지에 있었는데 즉 자궁의 크기는 임신 5개월말 크기이며 산부인과 의사들은 이렇게 큰 근종을 갖고 있는데 놀랐다고 한다.

체격, 영양은 보통으로 가벼운 흉협고만을 확인하였고 식욕부진, 위통등 위증상을 호소하였으며 당연한 일이기는하나 하복부의 복만감이 있고 월경량이 많기 때문에 약간 빈혈기미였었다. 나도 산부인과의로서 도저히 한방치료의 적응은 아니라고 생각하였으나 환자가 한사코 수술을 거부함으로 계지복령환과 궁귀교애탕(芎歸膠艾湯)을 투여하고 가끔 시호제(柴胡劑)를 병용하면서 경과를 보기로 했다.

3개월 쯤에는 임신 4개월크기로, 6개월후에는 임신 3개월크기로 축소했다. 이동안에 때로는 증대하는 경향도 있었으나 크게, 또는 작게되거나 하면서 1년후 봄에는 전연 복벽상에서 느껴지지 않게 되었다.

의심당진료소에는 내진설비가 없으므로 만약을 위해 저희 의원에 내원시켜 내진한 결과 복진으로는 느껴지지 않았으나 임신 3개월크기의 근종자궁의 상태였다. 이때는 근종의 진단은 내진하지 않으면 안되는것을 통감한 것인데 어쨌든 5개월크기의 것이 3개월크기로 까지 축소한것은 틀림없는 사실이 였다.

이무렵에 마침 폐경이 되어 월경량증가에 의한 빈혈을 고려하지 않아도 되였으므로 계지복령환료가의이인에 소적파어작용(덩어리를 녹이고 어혈을 제거하는 작용)이 강한 삼릉(三稜)과 아출(莪朮)을 가하여 투여하기 시작했다. 이것이 효과가 있었는지 3년만에는 내진소견으로 임신 2개월크기를 축소됐다.

삼릉과 아출은 처음부터 사용하지 않았든것은 이전에 다른 근종에 사용하였을 때 경혈량이 현저하게 증가하여 심한 빈혈상태가 된 예가 있었기 때문이다.

扁桃炎을 반복하는 어린이는 漢方藥으로 체질을 개선하라

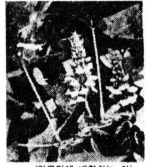

(갈근탕에 배합하는 칡)

편도염은 될 수 있으면 적출수술요법을 쓰지 않아야 하며 **保存療法** 그 이상의 요법은 없다. 한방약은 편도염을 가장 근본적인 곳까지 치료할 뿐만 아니라 한방치료로 일단 치유한 편도염은 거의 재발되는 일이 없다는 것이다.

切除하지 말고 保存療法을

편도염은 어린이들에게 많이 볼 수 있으나 여러가지 여병(余病)을 일으키기쉬운 귀찮은 질병이다. 편도염을 끊임없이 일으키고 있는 어린이는 장래 신장병이나 류마티열과 같은 중대한 질병으로 되는 위험성이 높으므로 될 수 있는 한 조기에 치료하여야 한다.

끊임없이 편도염이 일어나는 경우, 서양 의학에서는 절제, 혹은 적출수술이라하는 방법을 취한다. 수술을 의학적으로는 가장 확실한 수단이긴하나 될수있다면 피하고 싶은 것이다.

한때는 편도는 맹장과 같이 절제하여도 아무런 일이없다 라고 간단히 절제한 것이다. 그러나 최근에는 편도의 기능이 재평가되어 될수 있으면 보존(保存)요법을 취하자고 하는 풍조로 되어왔다.

편도는 예컨데 관문과 같은 것이다. 생체내에 들어가려고 하는 세균이나 바이러스를 빈틈없이 포촉하여 퇴치하는 작용을 한다. 될수있으면 절제 등을 하지 말고 언제까지나 기능할 수 있도록 소중하게 보존한다면 그 이상 바랄것은 없다

보존요법이라 할때 서양의학에서는 이렇다할 치료법은 없다. 이에 대하여 한방의학에서는 마치 독무대인양 효과를 나타내는 것이 적지 않다

편도염이란 것은 체질적인 것이 크게 관계하고

〈증예②〉 K·F 52세 기왕임신 없음.

금년 6월에 의심당진료소에 내소, 9년전에 자궁근종으로 진단되어 수술을 권유받았으나 수혈에 간염이 염려되어 사양하고 한방전문의의 치료를 받기로 했다는 것. 이후 9년간을 한방약을 계속 복용하였으나 효과는 전연 볼 수 없었고 근종은 반대로 증대하여 매월 월경량이 혈도 심하게 되었다고 한다.

진찰결과 자궁저와 제하 2 횡지에 있었고 제1예보다도 컷었다. 안색은 창백하고 심한 빈혈상태. 몸이아파 계단을 올라갈 수 없다고한다. 증혈제(철제)도 복용하고 있으나 위(胃)에 지장이 있어 충분히 복용할 수 없다고 한다.

이 환자에는 가미귀비탕을 투여하였는데 다음 내소했을때에는 안색도 조금 나아졌고 계단도 올라갈 수 있게 되였으나 물론 근종은 그대로의 상태이다.

月經量이 많게되면 手術필요

앞서의 제 1 예는 한방치료가 저효를 나티낸 예이며 제 2 예는 전혀 무효의 예이다. 어떠한 예에 유효하고 어떠한 경우에 무효인 것인가.

몇년전에 열린 제31회 일본동양의학회 학술총회에서 오까다씨등은 139 예의 자궁근종에 대한 한방치료의 효과를 초음파단층법을 사용한 객관적 진단법에 의해서 판정하여 발표하였으나 이에 의하면 치료효과가 기대될수 있는것은 증상이 강한 부드러운 근종이나 자궁골반울혈증이 저명한 증예였고 근종핵이 있고 딱딱하고 큰것은 다른부분은 퇴축(退縮)하여도 근종핵자신의 축소는 확인되지 않았다고 한다.

대부분의 산부인과의는 자신이 적출한 자궁근종을 조사하며 그 종류(腫瘤)가 크고 굳은 감측을 실감하였을때 이렇게 딱딱한 덩어리가 한방으로 치료될 까닭이 없다고 확언하고 있는 듯 한다. 그러나 제 1 예와같이 드물게는 한방치료가 저효를 나타낼 수도 있으며 그렇게까지도 안된다. 하더라도 근종에 대하여 증상의 개선과 발육저지에 많은 효과가 있는것은 확실한 것같다. 앞에서말한 오까다씨등도 한방치료는 근종에대한 우수한 적극적보존요법이라고 평가하고 있다.

얼마안되는 예가 될런지는 모르나 계지복령환과 같은 구어혈제가 왜 자궁근종에 유효한 것일까. 어혈이결집하여 된것이 징가(癥瘕…근종과 같은 덩어리)이므로 구어혈제인 계지복령환이 유효하고 하는 설(説)만으로는 도저히 산부인과의를 납득시킬 수는 없을 것이다. 이 문제도 어차피 해명될 것이지만 현재로는 정견(定見)은 없는것 같다.

실제로 자궁근종에 계지복령환과 같은 구어혈제를 사용하였을 때의 주의를 말한다면 다음과 같다. 계지복령환에는 도인, 목단피라하는 강한 구어혈작용이 있는 생약이므로 복용에 의해서 월경량이 증가하여 빈혈상태를 초래하는 위험이 있다. 평소에 월경과다증이 있는 사람은 특히 주의하지 않으면 안된다. 특히 월경직전과 월경기의 복용은 피하여야 하며 이 기간에는 궁귀교애탕과 같은 약방을 복용하는 편이 현명하다.

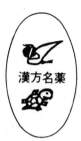

漢方名薬

慢性中耳炎이라면
漢方藥으로 치유될 수 있다

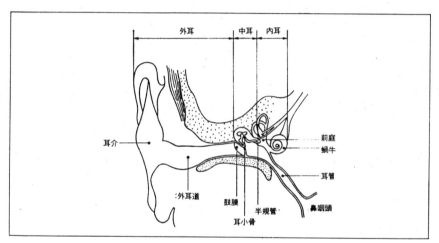

外耳　中耳　内耳

耳介

外耳道

鼓膜　半規管　耳小骨

前庭
蝸牛

耳管

鼻咽頭

귀에서 고름이 난다

「귀에서 고름이 나오므로 중의염이라고 생각한다」라든가 「귀가 아프니 중의염일 것이다」라고 말하는 환자가 의외로 많은 것 같다. 그러나 이러한 증상만으로 중의염이라고 결정짓는 것은 약간 난폭한 이야기인 것 같다.

우선 중의염이라는 질병에 대하여 생각해 보자. 여기에는 급성의 것과 만성의 것이 있다. 급성중의염에서는 중의(中耳) 속에 세균감염이 일어나 그 때문에 고름이 고이게 된다. 고름이 점점 많아짐에 따라 고막은 풍선과 같이 부풀게

된다. 이렇게 되면 갑자기 귀가 아프게 되고 듣는 것도 나쁘게 된다. 그런 동안에 부어오른 고막이 고인 고름의 압력을 못이겨 파열된다.

고름이 중의에서 한꺼번에 외의도(外耳道)에 흘러나오자마자 그때까지의 심한 통증이 아주 가볍게 된다. 통증이 멎었으니 치유됐다고 생각하여 치료를 중지하게 되면 귀고름(膿耳)이 거침없이 흘러나와 기분이 매우 나쁘게 된다.

급성중의염은 항생물질을 사용하면 비교적 단기간에 낫는다. 이것은 근대의학의 승리라고 할

있다고 한다. 한방약에는 체질을 개선하는 작용도 있으므로 편도염을 가장 근본적인 곳까지 치료할 수 있다. 그러므로 한방치료로 일단 치유된 편도염은 거의 재발하는 일은 없다.

그러면 편도염에 사용하는 대표적인 한방약의 사용방법을 설명해보자.

① 葛根湯 빈틈없는 체격으로 체력이 강한 사람에게 사용한다. 편도염이 된 하루나 이틀만에 발열, 오한, 어깨나 목이 뻣뻣하고 목구멍이 아픈때에 사용하면 적게 발한하고 곧 낫는다.

염증이 심하고 열이 높을 때에는 여기에다 길경 2g, 석고 10g을 가한다. 길경에는 배농작용, 소염작용이 있으며 석고에는 열을 내리게 하는 작용이 있으므로 효과가 배가한다.

갈근탕을 1.2일간 복용하여도 아무런 효과가 없을 때에는 대시호탕가길경석고나 소시호탕으로 바꾼다.

② 大柴胡湯加桔梗石膏 체력이 있는 사람으로서 명치끝에서 옆구리에 걸쳐서 저항과 압통이 있다(胸脇苦滿), 변비기미가 있는 사람에게 사용한다.

③ 小柴胡湯 흉협고만이 그다지 현저하지 않고 통변도 보통인 사람에게 사용한다. 본방은 아이들의 체질개선에 현저한 효과가 있는 약이다. 끊임없이 편도염을 일으키는 아이들로서 비교적 활발한 아이들에게는 평소에 본방을 복용시켜 두면 좋다.

또한 갈근탕의 경우와 같이 현실로 지금 염증으로 열이 높은 경우에는 길경과 석고를 가하여 사용한다.

체력이 보통, 혹은 그 이하인 사람에는 배농산및 탕이나 구풍해독산 등을 사용한다.

④ 排膿散및湯 본방은 소염, 진통, 배농작용에 우수하다. 환부가 벌겋게 붓고 동통이 있으며 화농하면서도 고름이 제대로 나오지 않는 사람에게 사용하면 신속히 배농이 되고 곧 좋게된다.

⑤ 驅風解毒散 안화된 편도염에 잘 듣는다. 인후의 부기가 오래 지속하고 좀처럼 가라앉지 않는때에 사용하면 효과적이다.

이밖에 감초탕은 진통(鎭痛)에 좋고 내복하여도 효과가 있으나 달인 약으로 양치질을 하는 것만으로도 효과적이다. 또한 길경탕은 인후의 종양에도 잘 듣는 약으로서 상당히 심한 통증에도 잘 듣는다. 오한이나 열은 없으나 화농의 경향이 있을 때 적합하다.

〈증예 ①〉 5세의 남아. 감기가 원인으로 편도염을 일으켜 병원에서 오랫동안 치료를 받았으나 아무래도 상태가 좋지 않다고 하여 어머니가 상담해왔다. 40도 가까운 고열은 항생물질로 내렸으나 인후의 부종과 통증은 전혀 가시지 않고 항생물질의 부작용때문인지 식욕이 없고 홀쭉히 여위고 있다고한다.

그래서 우선 통증을 멎게하기 위해 감초탕을 2일분 처방했다. 감초탕은 달콤하고 복용하기 쉬우므로 아이들도 즐겨 복용할 수 있다. 2일후 통증이 멎었다고 하므로 이번에는 소시호탕가길경석고를 처방하였다. 2개월정도 끈기있게 복용한 결과 편도염이 완치되었을 뿐만 아니라 식욕도 나고 아주 원기있는 아이가 되었다고 기뻐하였다.

〈증예 ②〉 7세의 여아. 끊임없이 편도염을 일으키고 있다는 여아이다. 어머니의 말로는「언제나 입을 벌리고 있어 바보같이 보인다」라는 것이다. 아마도 편도가 부어있기 때문에 입을 벌려 숨을쉬고 있는 때문일것이다. 보통의 체력을 갖고있는 아이이므로 소시호탕을 복용하도록 했다. 결과 약 3개월 정도로 편도의 부기가 깨끗이 가라앉고 이후 아주 활발하게 되었다는 것이다.

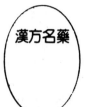

漢方名藥

심한 기침에 이어 일어나는 胸痛이나 圧迫感을 해소하는 漢藥

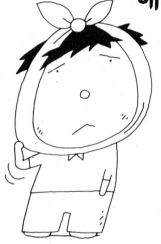

감기가 원인으로 일어나는 심한 기침이나 인후, 흉부의 통증·압박감을 해소하고 심한 감기를 낫게 하는 小柴胡湯과 小陷胸湯의 합방의 효력은 크다.

염에 의해서 일어난다고 이해하는 것 같다. 그리고 그 치료법은 해열제라든가, 항생물질이라든가의 병세를 약하게 하는 약제를 쓰고 있는 것이 현상이다.

이에 대하여 한방에서는 독특한 진단방법에 의해서 병자의 체력의 상태와 질병의 진행상황을 판단하고, 어떤 경우에는 감기증상을 직접 진정하는 방법을 취하며, 또한 어떤 경우에는 체력을 보충하여 간접적으로 감기의 증상을 진정시키는 방법을 취한다.

감기의 증상이 수 없이 많이 있는 것은 누구나 아는 바다. 한방약도 각각 증상에 맞춰서 사용한다. 여기서 다루고자 하는 것은 주로 감기가 원인으로 일어나는 심한 기침이나 인후, 흉부의 심한 통증이나 압박감을 해소하고 심한 감기를 낫게하는 소시호탕과 소함흉탕 (小陷胸湯)

기침이나 흉통에 效果的

한방약은 만성병만에 효과가 있다고 생각하는 사람이 아직도 많은 것 같다. 물론 그 사람의 체질에서 오는 질병이나 더쳐서 오랫 동안 앓고 있는 질병에 한방약은 대단히 효과적이다. 그러나 감기와 같은 즉효성이 요구되는 질병의 치료에도 한방약은 우수한 효과를 발휘할 수 있다.

현대의학에서는 감기는 대부분 바이러스의 감

105

수 있을 것이다. 아이들은 특히 감기가 원인이 되어 중이염이 일어나는 경우가 많은데 그 중에서도 유아(乳兒)의 원인불명의 발열은 급성중이염을 의심해야 한다고 말하고 있다.

그러면 만성중이염은 어떻게 해서 일어나는 것일까. 이것은 급성중이염을 치료하지 않은채 버려둔 경우, 더욱 불충분한 치료에 더하여 난폭하게 마시고, 먹는 불규칙적인 생활을 한 경우 등에 걸리기 쉽다. 이 질병은 고막에 구멍이 뚫려 듣는 것도 어렵게 되고 언제나 고름이 나오게 되는 병적인 상태인 것이다.

고름이 일시 멎었을 때에도 감기에 걸리거나 과음했거나, 과로하였거나 하면 곧 귀고름이 나오게 되며 청각도 더욱 나빠지고 때로는 통증도 일어난다. 귀고름도 코를 찌를듯이 불쾌하게 되며 자기 자신 뿐만 아니라 주위사람들을 괴롭히는 일이 있다.

만성중이염의 치료는 현대의학에서는 우선 귀고름 중에 숨어 있는 병원균을 찾아내어 그 세균에 어떤 종류의 항생물질이 잘 듣는가를 검사한다. 그리고 가장 잘 듣는 약을 내복하거나 고막의 구멍을 통하여 세균이 좀먹고 있는 중이중에 약액을 흘려넣거나 한다. 이렇게 하여 적극적으로 세균의 힘을 약화시키거나 세균을 죽이거나 하여 염증을 억제하고 귀고름을 멎게 한다

항생물질이 발견되기까지는 귀고름을 멎게 하기 위해 나쁜 곳은 모조리 제거하는 수술이 행하여 졌었다. 현대의학의 빛나는 승리라고도 할 수 있는 훌륭한 효과를 발휘하는 항생물질이 발견되면서부터는 그러한 수술은 불필요하게 되다.

지금까지는 중이염의 수술이라고 할 때 구멍이 뚫려져 있는 고막을 새로 고쳐서 청각을 좋게 하는 「鼓膜形成手術」을 적극적으로 행하여져 많은 사람이 구원을 받았었다.

그러나 「아무리 약을 써서 치료를 받아도 귀고름이 멎지 않는다」「중이염의 수술을 받았으나 감기에 걸리게 되면 또 고름이 나온다」라고 호소하는 환자가 많다. 이렇게 될 때 한방약이 듣는 경우가 가끔 있었고 또한 한방약을 현대의학과 동시에 사용하는 편이 좋을 경우도 적지 않다.

小柴胡湯으로 고름이 멎었다

중이염에 듣는 한방약의 대표는 소시호탕이다 이 약은 한방의 바이블이라고도 하는 「상한론」에 「양귀가 들리지 않을 때 유효하다」라고 했다 여기에 근거하여 중이염을 비롯한 중이의 질병에 사용하는 경우가 많다.

소시호탕은 시호, 황금, 반하, 생강, 인삼, 감초, 대조 등 7종의 생약의 팀으로 구성되고 있다. 시호는 열을 낮추고 염증을 억제하는 작용이 있고 그 중에 함유되어 있는 글리칠리친은 해독작용과 함께 항알레르기작용도 있다. 인삼은 강장작용이 있는 것은 이미 알려진 사실이다.

그러면 어떠한 체격의 사람에게 듣는 것일까 소시호탕을 사용할 때의 겨냥은 아침 일어났을 때에 입안이 끈끈하고, 쓰고, 양치질을 하였을 때에는 구역질이 나는 수가 있다. 흉협고만이 있는 등이다.

이와 같이 명치에서 상복부 사이를 누르게 되면 많은 탄력이 있다. 체력은 중등도 이상, 혀의 표면은 백태에 덮여져 맥에도 힘이 있는 것을 소시호탕을 선택하는 기준으로 한다. 귀고름이 불쾌한 냄새를 풍기고 구갈이 있는 경우 길경과 석고를 이에 가한다.

또한 피부 색깔이 거무튀튀하고 손바닥, 발바닥에 땀이 나기 쉽고 복력이 있는 경우는 형개연교탕(荊芥連翹湯)도 사용한다.

의 합방인 것이다.

이 한방약의 내용을 보면 소시호탕에 함유되는 시호, 반하(소함흉탕에도 함유), 황금, 대조, 인삼, 감초, 생강과, 소함흉탕에 함유되는 황련과 괄려인(括呂仁)의 9가지 생약으로 구성 되고 있다.

이 중에서 열을 낮추고 무어라 말할 수 없는 답답함을 가시게 하는 작용이 있는 것이 황련이다. 그리고 괄려인은 기(氣… 한방에서 말하는 인체를 흐르는 일종의 에네르기)와 혈(血…혈액이나 임파액 등을 일괄한 한방의 개념)의 흐름을 원활히 하고 흉통을 가시게 하는 작용이 있다. 괄려인은 괄려실이라고도 하며 노랑하눌타리의 열매에서 만들어진다. 또한 감초는 근육의 급격한 긴장을 푸는것에 의하여 통증이나 기침을 진정시킨다.

옛부터 胸膜炎 등에 사용

그 밖에 시호에는 강간작용이 있고 황금과 함께 흉협고만을 낮게 하는 작용을 한다. 반하나 생강에는 위의 상태를 조정하는 작용이 있다. 이러한 생약에다 이뇨, 진통작용이 있는 대조나 강장, 강정작용이 있는 인삼을 배합한 것이다.

이 합방은 옛부터 주로 흉막염(결핵 등이 원인으로 일어나는 흉부의 염증. 늑막염이라고도 함) 등의 가슴병에 사용되어 왔다. 흉막염에서도 폐와 흉막사이에 물이 고이는 것과, 외부에서의 손상에 의해서 일어나는 것에 효과가 있다.

그러나 현재에는 오래 끌고 더 더져버린 감기나 늑간신경통(늑골주변에 일어나는 신경통)등 치료에 많이 사용된다. 담이나 기침이 나서 그 때문에 등이나 가슴이 아파 피로운 때에는 특히 효과를 발휘한다.

이 합방은 체질이나 증상만 맞으면 한모금으로도 놀랄만큼 효과를 볼 수도 있다.

더쳐진 감기에 효과있다.

이 합방이 실제로 잘 들은 예를 들어 보자.

65세가 되는 가정주부. 몇 개월 전에 걸린 감기가 좀처럼 낫지 않고 더쳐져버렸다. 조금씩은 좋아 졌으나 기침이 아직 남아 있고 담도 때때로 나오면서 가슴이 아프다. 식욕도 그다지 없고 혀는 백태로 가득하다. 열은 거의 없고 명치 부위를 눌러 보면 기분이 나쁘고 통증도 있다. 이와 같은 상태가 벌써 1개월이나 계속되어 집안일은 보고 있어도 불쾌해서 견딜 수 없다고 한다.

이것은 한방에서 말하는 「소결흉(小結胸)」이라는 상태라고 보고 이 합방을 권해 보았다. 결과, 복용후 금시 기침이 멎고 3일 째에는 가슴의 아픈증상도 깨끗이 가시고 지금까지 약? 불면기미였던 것도 치유됐다. 그리고 1주 째에는 모든 불쾌증상은 말끔히 가셨다. 그리고 소호탕, 소함흉탕으로 나누어서 사용하여도 가 있는 것은 물론이다.

107

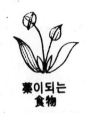

藥이되는
食物

위궤양·十二지장
등에 有效한「감자」

감자〈Potato〉는 가파(茄科)에 딸린 재배식물로서 원산은 남아메리카「칠레」이며, 현재 세계각국의 중요작물로 되어있다.

우리나라는 전국적으로 재배하고 있으며, 특히 강원도에서 많이 재배하고 있어 감자바위라는 별명까지 생기었다.

감자는 지하에 있는 주출경(走出莖)에 전분을 저장한 것이고 덩이모양을 이루고 있기 때문에 식물학에서는 괴근(槐根)이라고 부르고 있다.

품종은 일반적으로 잘려져있는 남작(男爵)=흰감자 또는 북해도감자)을 표준으로 하면 알기쉽다. 남작은 희고 둥글면서 일찍나는것으로써 맛이좋고 제일 믿을 수 있는 품종이다.

아리로즈종은 붉은색이고 둥글며 자주 감자라는 것으로써 육질이 좋은 조생종(早生種)이다.

긴흰감자종은 조숙하고 다수품종이며 희고 길쭉하다.

농림 1호종은 가을작(作)에 제일 좋고 감자알은 중간치가 고루다.

「호이라」종은 희고 크나 맛이 좋지 않다. 수확이 많기때문에 사료등으로 여름작(作)에 좋다.

전분제조의 원료로도 된다.

이것은 2차대전 중에 많이퍼진 품종인데 지금은 그리 재배하지 않는다.

감자는 만주인은 토두자(土豆子), 지두자(地豆子)라 칭하고, 중국본토에서는 양우(洋芋), 또는 양우(陽芋)라 칭하나, 우리가 쓰는 한명(漢名)은 마령서(馬鈴薯), 감저(甘藷)이다. 원산지 남미(칠레)에는 아직도 그곳에 야생종이 있어 중요한 식료의 하나로써「PAPA」라고 칭한다고 한다.

아메리카 대륙에서 발견한 당시에는, 아직 중미, 북미 서인도(西印度) 모든 섬에는 전해지지 않았고, 유럽에 전해질때부터 아메리카의 일부에 도입되었다고 한다. 미국에 전해진 것은 1621년 12월에서 다음해 1월초 사이라고 말하고 있다. 유럽에 전해진것은 1550년으로써「인카」국을 정복한「스페인」의 병사들이 본국에 가지고 돌아온것이 처음이라 한다.

그후 200년 내지 300년 사이에 세계 여러나라에 널리 재배되었다.

우리나라에 들어온 연도는 확실히 알수 없으나「자와」로부터 수입되었다고 한다. 감자는 영양가가 매우 우수하다.

감자는 단백질은 이용성(易溶性)으로써 주로 「글로브린」에 속한다.

이 밖에 각종의 유리「아미노산」, 유기염기(有機鹽基)와 탄수화물은 주로 전분으로써 평균 16%, 성숙함에 따라 전분은 많아진다. 당분은 포도당, 과당, 자당(蔗糖)등이 있으나 그 양이 적으며 가장 많을때가 1%정도이다. 그리고 당분은 미숙한 것에 많고 성숙함에 따라 감소하며 따뜻한곳에 두어도 감소된다.

그러나 온도낮은데 저장하면 당분이 증가하며 감미가 는다.

감자에는 배당체의 일종인 「솔라닌」이 있다. 독성과 쓴맛이 있고 물에는 녹기 어려우나 감자속에서는 액즙(液汁)에 녹아있다. 감자눈에는 일반적으로 다량의 「솔라닌」이 있는데 때로는 0.5%에 이르는 것도있다.

「솔라닌」의 독성은 경미하므로, 보통감자는 아무런 염려가 없으나 싹나는 감자 및 청색의 감자는 좋지 않다.

무기질은 「카리」가 과반이고 인산이 17%가 들어있으나 그밖의 것은 적다.

비타민은 B_1 C정도이다.

감자의 저장은 4도 정도가 적당하다. 감자는 식용뿐 아니라 전분원료로 다량 쓰이며, 발효원료로도 쓰인다. 우리나라에서는 감자를 삶아먹는 외에, 감자국, 감자채정도에 지나지 않으나 서양요리에는 많이 쓰이고 있다.

감자의 작용

「약용식물 사전」의 『약용에는 감자뿌리·줄거리를 강판에 갈아서 즙을내어 찰상, 화상, 탕상(湯傷)에 바르면 유효하다. 이외에 육류의 중독에도 유효하다』하였고, 「약용식물의 약용에는 『감자전분은 살포용에 응용되고 있으며 위궤양·십이지장궤양·아레르기체질

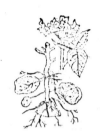

등에 특효가 있다. 즉 감자의 가본이 그것이다라고 하였다.

「가본」의제법＝먼저 감자의 깨끗한 것을 골라서 물에 잘 씻고 싹이 있으면 따버린다. 이것을 강판에 갈아서 헝겁으로 짜서 그 즙을 질그릇에 넣고 뚜껑을 덮지 않고 극히 약한불로 천천히 다려 수분을 완전히 증발시킨다.

불기운이 강하면 전분은 떡처럼 치어버리는 것이므로, 다리는데 주의를 요한다. 여름이면 일광에 증발시키는 것도 좋다. 완전히 증발되면 흑색의 가루가 질그릇 밑바닥에 남는데, 이것이 즉 감자의 「가본」으로서 단백성인 것이다.

이것을 차숫갈 하나씩을 아침이나 저녁에 1일 1회씩 물로 먹는다.

이렇게 계속 먹으면 궤양의 통증이 멎어지며 위 및 십이지장궤양은 빠르면 1개월안에 낫는다.

아르레기체질의 사람도 그정도의 복용기간이면 완치된다고 하였다.

감자스프의 효과에 대하여 일본의 「가미쟈」박사는 다음과 같이 말하고 있다.

「첫째로, 유아의 영양부족과 하리증(下痢症)에 좋다. 어머니가 이 스프를 먹는데 따라 아기가 빨리 튼튼해진 예가많다. 기관지천식(喘息)이라 하더라도 신약의 일시적 효과

에 비한바가 아니며 피부병 (아토피) 도 잘 낫는다. 고혈압이나 신장병에도 안전하고 타 효가 인정되는 경우가 많다.

중년에 비대하여지는데도 상용하면 지방이나 수분이 빠져 훌쭉한 몸매가 된다. 감자는 충치를 예방한다는 것이 알려졌다. 미국의 과학자들의 연구에 의하면, 남대서양 「트리스탄」섬의 주민중에 충치를 잃는 사람이 하나도 없다는 사실을 조사한 과학자들은 이들의 주식이 감자라는것을 알아냈다. 그후 감자를 많이 먹는 「소련」에 충치환자가 적다는 사실, 역시 감자를 많이먹는 「프랑스」의 농촌지대의 치과의사들이 돈을 못벌어 먹고 살기 어렵다는 사실등을 통계로 비교해 보고 그 원인을 가리기 시작한 것이다.

미국의 「호킨」박사는 충치의 원인이 당분에 있는것이 아니라 입속에 산을 만드는 균이 탄수화물을 발효, 결국 타액속에 산이 많은 사람이 충치를 앓고 「알칼리」성이 많은 사람은 충치를 앓지 않는다는 결과를 가려 냈는데, 타액속에 알칼리성을 많이 있게하는 음식이 감자라는 것은 이미 알려진 사실이다. 감자와 감자 「샐러드」를 먹인 그룹과 먹이지 않은 그룹을 가려 실험한바, 분명히 감자를 많이먹는 사람이 충치가 적었다는 결과를 얻어낸 것이다.

이 과학자들은 하루에 감자 두개씩만 잘 씹어 먹으면 충치에 걸리지 않는다고 말하고, 특히 젖을 떼는 이유식으로써 감자를 먹인다는 것은 건강한 아들 딸의 이 (齒) 를 위해서 지켜야할 일이라고 말했다.

현대의 에리트는 건강미 넘치는 날씬한 몸매라야 된다.

구미 (歐美) 에서는 비만은 사회계층이 낮다고 하는 표지로 되어 있다. 그런데 개발도상국에서는 아직도 비만은 부유계층의 간판으로 되고 있는듯 하다.

그런데 현대에는 슬림 (날씬함) 은 에리트의 증거로 되어 있다. 현대의 에리트는 옛 무사와 같이, 또는 수렵자와 같이 건강하고 강인한 몸을 만들어 스림이 되고 어려운 일에 과감히 부딪쳐 나가는 건강미 그것이 요청되고 있다.

Medical plaster와
PIA사용법

파스를 부착시키는 부위는 동양의학의 経線
에 따라 붙이는 것이 바람직 하다고 되어 있다.
経線은 서양의학에서의 압통점(pain points)에
해당하는데 근육사이, 근육과 뼈사이, 뼈사이에
있다. 다음은 아픈증상에 따라 파스부착 부위
를 표시한 그림이다. 부착위치는 사용경엄자의
체험적 고찰도 참고한 것이다.

1. Stiff Shoulders(肩痛)

어깨통은 어깨가 뻣뻣하게 느껴지는게 특징
인데 혈액순환이 부족하고 대사작용 장해로 인
한것이 많다. 또 이는 피로가 심할 때도 초래된다.

2. Low Balk Pain(腰痛)

요통은 여러가지 원인에 의하여 일어 난다.
자세가 나쁘다던지 과격한 운동과 일을 되푸리
함으로써 발병하기도 하고 외상에 기인되기도
한다.

3. Muscular Pain(筋肉痛)

근육통의 임상증상도 요통과 비슷하여 과로,
좌세가 비정상이라든가. 스트레스의 연속으로
나타난다.

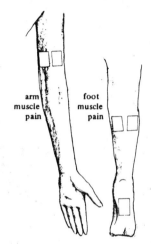

arm muscle pain   foot muscle pain

4. Contusion(打撲傷)

반드시 피부열상을 수반하는 것이 아닌 적은
혈관등의 손상으로 인하여 생긴 열상(裂傷) 을
말한다. 고통을 수반하고 멍이 들며 그부위의
기능이 정지되는 것이 일반적이다.

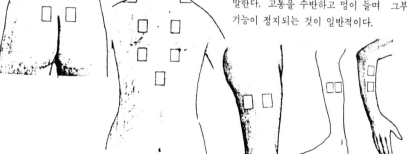

5. Sqrain (捻挫)

관절, 특이 발목에서 가장 일어나기 쉽다. 삐
게 되어 관절이나 근육이 약해져 기능을 못하게
되는 것을 말한다.

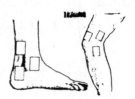

6. Neuralgia (神経痛)

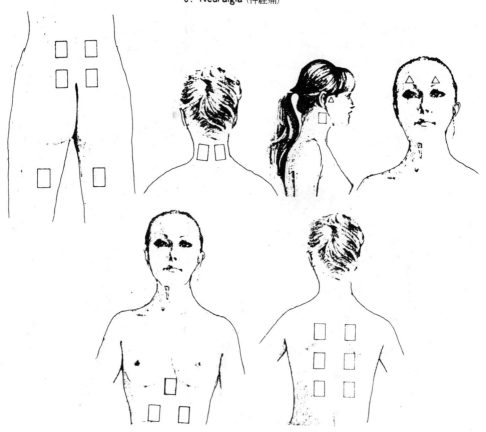

7. Rheumatic Diseases

shoulder joint rheumatism

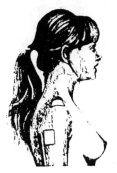
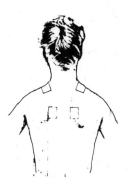

foot joint rheumatism

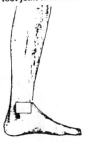

knee joint rheumatism

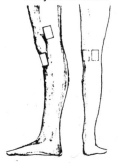

8. Headache (頭痛)

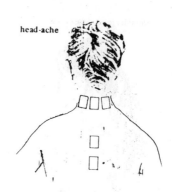

head-ache

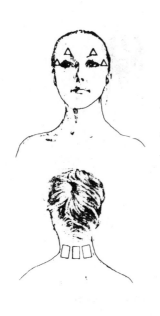

back headache

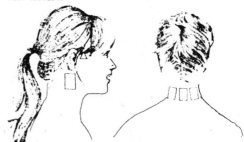

9. Toothache (齒痛)

치통은 잇몸, 치아의 염증에서 뿐이 아니고
월경, 임신, 류마티, 노이로제로 인하여 일어
나기도 한다.

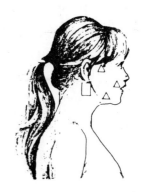

114

10. Sore Throat (咽喉痛)

편도가 아프고, 작열감이 있을때 편도선의 감염증이기 쉬운데 여기에는 일반적으로 항생제를 투여하는것이나 파스도 고통을 덜어준다.

Mledical plaster의 效能差

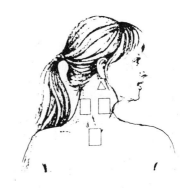

모든 의약품은 비록 동일 성분이라 할지라도 製法등이 다를 경우 또 같은 製法이라 할지라도 기술차로 인하여 효과면에서 많은 차이가 있다.

파스도 예외는 아니다.

고가품인 「제놀」을 예로 들더라도 그 구성은 크게 다를바 없다.

약제 100g중

Methylsalicylate	800mg
al‐Camphor	400mg
Thymol	100mg
Diphenhydramine HCl	50mg
Borneol‐P	200mg

린트포에 cataplasma (찜질)를 압연시켜 만드는 것인데 그 만드는 방법이 다르다는 것이 중요한 차이고, 일반 파스와 달리 보습성(保濕性)이 높다는 것이 차이가 있다.

非経口용 소염, 진통제를 크게 나누어 바르는 것과 붙이는 것 간의 차이는 바르는 쪽이 낫다는 의견을 제시하는 전문가도 있다.

천으로 덮어 피부를 완전 밀폐시키기 때문에 피부에 오히려 2차적 피부염등 부작용을 가져온다는 것이며 부착하였다가 제거할 때 환부에 손상을 가져 올수도 있다한다.

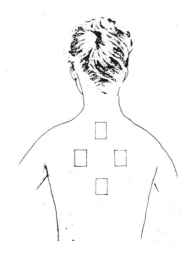

또 한가지 지적되고 있는것은 파스剤가 일정한 수분함유 여부가 매우 높은 비중을 차지한다는 것이다.

약물의 經皮吸收에 있어서 피부각질층과 수분과의 親和性이 중요한 인자이기 때문이라 한다.

통상 피부이 角質층은 5~10%의 수분을 함

115

유하고 있으나 피부표면을 합성섬유로 밀봉하면 発汗이 누적되어 수분이 약50%까지 증가하게 된다. 이 경우에 수분이 함유된 파스라면 피부각질층의 수분과의 친화성이 쉽게 달성된다고 보고있다.

따라서 수분의 투과에 대한 저항이 감소되어 약물의 흡수율이 높아진다는 것이다.

D E Warstr (J, Pharm. Scri, 50, 288. 1961) 등의 인체실험에서 Salailate methhyl의 흡수율은 습윤상태와 건조상태에서 많은 차이가 있음을 발표하기도 하였다.

한편 包帯法이라 하여 그 生体흡수율·유효율이 오히려 높아진다는 説도 없지 않다.

현재 국내 시장에서 濕布剤인 「제놀」의 출현으로 많은 변화를 가져오고 있는데 유사품으로서 신신제약이 「새찜파스」라는 상품명을 갖고 경쟁에 나서고 있다.

아뭏든 현재로서 종전의 Medical plaster 를 개량하여 독특한 제법을 갖고 출발한 「제놀」이 급속도의 성장을 거듭하고 있는 점만은 분명하다.

Medical Plaster의 전망

이미 수요는 그 한계에 이르렀다고 보는 「메이커」측도 없지않다. 그러나 80년대에 들어서 제품 구성이 크게 달라지고 있다.

특이 「제놀」의 출현은 내복약 대신에 経皮剤로서 의약품성격을 한결 강화시켜놨다. 앞으로 의약품 개발추세는 臨床藥学의 발달로 부작용을 줄이는 経皮剤쪽으로 향하고 있다.

특히 미국에서 활발히 개발되고 있는데 내복약의 단점은 아무리 우수한 치료제일지라도 국소적인 질환에·국한되지 않고 약효가 체내에서 다른 건강한 부위에 까지 침투된다는 데에 문제가 있다.

현재 국내제품으로서도 각종 좌약이 많지만 진일보하여 국소부위에서만 흡수되는 치료약의 개발이 요청되고 있는 것이다.

medical plaster의 개발, 발전은 앞으로 내복약의 전환이 요청되고 있는 점에서 그 전망은 매우 밝다고 보는 것이다.

다만 국내 파스제품들의 臨床시험이 거의 없었는데 「제놀」이 임상시험 결과 국내에서 유효임이 파정되었으나 아직도 의료용내지 병원용으로서는 그 활용도가 몹씨 얕다.

韓國PIA療法

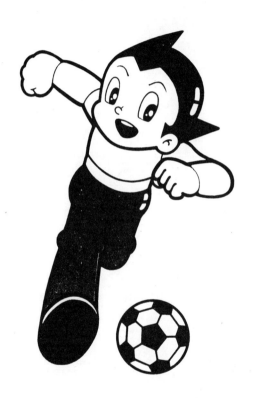

韓 國 PIA 觸 手 療 法 研 究 會

目 次 CONTENTS

§ 핸드트리트멘트 란

1. 人類誕生 때부터 있던 핸드트리트멘트

"핸드트리트멘트"는 여러분이 齒가 아플때 손바닥으로 뺨을 누르는 시늉이 말하자면 "핸드트리트멘트" 그것입니다.

그러므로 人類誕生 때부터 가장 손쉬운 自然 療法으로서 活用되어 왔던 것이다. 信仰이나 靈的인 것이 아니며 「觸手療法」으로서 오래 동안 이어내려온 것이다. 이 「觸手療法」도 그 內容을 科學的으로 解明해 보면 여러가지 일들을 알게되고 正確히 活用하면 놀라운 方法 이란 것을 알게됩니다.

2. 월이암스 博士의 꿈

本書에서 이야기하는 「월이암스, 이도 핸드트리트멘트」의 創始者 월 이암스 博士(英國)는 約10年前 어느날 꿈을 꾸었읍니다. 그것은 꿈 속에서 몸위에 여러개의 電池를 부친 人間을 본것입니다. 그리고 그 電池로서 몸이 自由로히 調整되고 있었던 것입니다.

「지금 생각하면 정말 이상한 꿈이였읍니다. …」라고 그는 말하고 있읍니다. 이 꿈을 契機로 해서 그는 人體와 電池 卽 "人體의 磁 場"(BIOMAGNETIC FIELD)의 硏究에 沒頭하게 된것입니다.

그리고 「人體의 磁場」이 手의 二指와 中指로서 自由로히 調整된다 는 것을 發見한 것입니다. 이 發見에는 그가 鍼灸의 臨床에 經驗이 많고, 東洋醫學的 發想法으로 人體를 볼 수 있던것도 잊어서는 않될 것입니다.

3. 日本에서 처음 公開된 핸드트리트멘트 세미나 大反響

1984年 10月 18日~19日 2日間 日本에서 처음으로 아니 世界에서 처음으로 윌리암스 博士의 핸드트리트멘트가 公開되었읍니다.

世界에서도 처음이라 한것은 그는 이 놀라운 핸드트리트멘트도 英國을 爲始하여 歐美에서는 全然 非科學的이라고 信用받지 못하여, 이런 것을 말할 機會가 全然없었다는 것입니다.

伊藤先生이 日本에서의 公開는 PIA療法學會의 會員인 醫師 鍼灸師 先生님들을 中心으로 開催함으로 東洋醫學的 發想法은 充分히 受容될 수 있다는 것을 말하여 몇번이고 그에게 부탁하여 實現한 "핸드트리트멘트" 세미나 입니다.

그리고 이 세미나는 參加者도 滿員, 그 內容은 大反響을 불러 이르켰읍니다. 臨床에 從事하는 우리들에게 말할수 없이 큰 충격을 주었읍니다.

여하간 二指와 中指로서 모든 痛症을 速効的으로 除去하였기 때문입니다.

§ 윌이암스 · 이도의 핸드트리트멘트 란

1. 먼저 핸드트리트멘트의 有效性을 追試

　나는　먼저　윌리암스　博士의　″핸드트리트멘트″　理論을　徹底的으로　나의　五反田의　治療室에서　追試해　보았읍니다.

　먼저　PIA療法의　診斷點으로서의　重要한　「骨盤判定點」「膝判定點」의　庄痛이　과연　정말　二指와　中指만으로　他의　治療法은　全然　倂用하지않고　除去되는가　追試해　보았읍니다.

　그　結果는　豫想에　反하여　庄痛은　消失　또는　半減된　것입니다.　그　때에는　다른　治療를　할　必要가　없으며　″핸드트리트멘트″만으로　治癒된　患者도　있었읍니다.　「그의　핸드트리트멘트는　大端하다」란　한마디로　그치는　結果가　되었읍니다.

2. PIA와　핸드트리트멘트의　治療理論은　全的으로　同一

　핸드트리트멘트의　治療에는　二指와　中指의　N極과　S極을　使用하여　患者의　痛症을　速效的으로　除去해　버립니다.

　PIA療法에서는　「이도마그—N」(靑色)과　「이도마그—S」(白色)를　使用하여　治療하고　있읍니다.　即　″핸드트리트멘트″와　PIA의　N와　S의　使用은　全的으로　같은　理論에　의한　것입니다.　그리고　그　活用法에서도　大端히　共通點이　많은것을　알게　되었읍니다.

　英國에서　硏究된　″핸드트리트멘트″나　日本에서　硏究된　PIA나　人間의　아픔을　除去하는　方法論으로서　全然　差異가　없다는　것을　알게　된것입니다.

3. 윌이암스・이도 핸드트리트멘트의 誕生

나는 이 驚異의 "핸드트리트멘트"를 PIA療法에 어떻게 活用할 것인가를 患者의 臨床을 通하여 檢討해 보았읍니다.

윌이암스 博士의 여러가지 忠告도 받았읍니다. 그리고 그의 理論을 살리면서 「이도마그」을 널리 活用한 보다 速効的인 科學的 "핸드트리트멘트"……「윌이암스・이도의 핸드트리트멘트」를 創出한 것입니다.

이 方法은 PIA療法中에 全部 自然히 組入할 수가 있어서 後述하는 「이도바이오마그네딕에리어」, 「이도PN시험」, 「이도全身調整點」(ICP) 等의 全然 새로운 診斷治療의 要를 發見하여 그의 "핸드트리트멘트"를 많은 분들이 活用할 수 있는 契機가 되기도 하였읍니다.

4. 人體의 不可思議한 現象에 對하여

혼히들 人體의 表面에는 "오―라"라는 것이 있어 觸手療法을 할때 손의 "오―라"의 强弱이 治療効果를 左右한다고 말하고 있읍니다.

여러가지 宗敎의 敎祖中에는 大端히 强한 "오―라"를 가지고 있어서 信者에 손을 대면 卽時 病이 治癒 되는것도 있다합니다.

또 人體에는 極히 微量의 生體電流가 흐르고 있어 그 周圍에는 磁界가 存在하는것도 알게되었읍니다. 生體電流는 心電圖, 腦波, 筋電圖 等의 測定에도 應用되고 있읍니다. 磁界에 對하여는 요즈음에는 그 理論을 活用하여 肩痛等에 使用하는 磁石이 大端히 많이 使用되고 있읍니다.

여하간에 人體는 內外를 막론하고 生命을 받는 瞬間부터 많은 不可
思議한 現 에 싸여져 있다고 말할수 있을 것입니다.

5. 핸드트리트멘트의 原理를 알자

그러면 핸드트리트멘트의 原理란 도대체 무엇일까

그것은 手의 二指와 中指를 使用하여, "人體의 磁場"(BIOMAGNE-
TIC FIELD)를 調整하여 몸의 均衡을 調整하여 에네르기-의 正常한
生産을 促進시켜 病을 治癒하게 하는 것입니다.

6. 가장 重要한 손의 二指와 中指의 活用法

핸드트리트멘트에서 가장 重要한 것은 二指와 中指입니다.

윌이암스 博士는 右手의 二指는 N極, 中指는 S極, 左手는 꼭 그
反對의 磁石의 性質을 가지고 있다고 말합니다.

여기에서 나는 우선 내가 開發한 「이도마그」(後述)을 使用하여
追試 해보면 全的으로 그와같은 結果로 됩니다.

다시 右手의 藥指는 N極, 小指는 S極, 左手는 그와 反對, 枋指는
中性으로 되어있읍니다.

이제부터 말씀드리는 "핸드트리트멘트"란 이 二指와 中指의 N極과
S極의 性質을 活用하여 磁石을 全然 使用하지 않고 손으로 磁氣治療
가 可能하다고 말할수 있읍니다.

§ 「이도마그」와 「이도全身調整點」의 發見

「이도마그」와 핸드트리트멘트와는 끊을래야 끊을 수 없는 重要한
關係가 있다는 것은 이미 말씀드린바와 같읍니다.

여기에서는 「이도마그」와 「이도全身調整點」은 도대체 어떠한 것이
며 어떻게 誕生되었는가를 말씀드리겠읍니다.

1. 왜 「이도마그」가 誕生 되었는가

初期에는 PIA療法은 MP針(M針은 鐵의 合金, P針은 金의 合金)
이란 約1.5 cm길이의 針을 피부에 刺入하여 患者의 아픔을 除去하고
있었읍니다. 그後 小兒의 治療에서 Hint을 얻어 MP針을 刺針하지
않고 피부에 테이프로 貼布해도 殆半같은 效果가 있는것을 發見 하였
읍니다. 卽 刺針한 MP針도 피부위에 貼布한 MP針도 그 原理는 M
針과 P針의 이온化 傾向의 差가 治療의 큰 要因으로 되고 있다는
것이 判明되었읍니다. 그當時 磁石이 治療面에서 크게 話題로 되고
있었읍니다. 곧 MP針을 피부에 貼布하고 그 近方에 磁石을 併用한
結果 大端히 좋은 結果가 나타났기 때문에 나는 異種金屬과 磁石의
併用療法의 硏究에 沒頭하게 되었읍니다. 그리고 試行錯誤 끝에 完成
한 것이 現在의 「이도마그」입니다. 이 Idea는 單只 磁石의 N極
과 S極에 異種金屬을 埋入한 것 뿐입니다.

MP針과 磁石을 個別的으로 피부위에 貼布하는 것보다 이 方法이
便利하다는 것이 Hint가 된것입니다.

2. 「이도마그」에 의한 ˝針을 꽂지않은 새로운 鍼灸治療法 ˝ 大反響

「이도마그」를 完成한 다음 많은 友人들로 하여금 試驗해 봤읍니다. 그結果, 누구로 부터도 「大端하다」 「針을 꼽지 않아도 낫는다. …」 이런 結果 이었읍니다.

實은 鍼灸 普及의 큰 問題點은 「針은 아프니까…」 「針 治療로 感染하지 않을까 …」 等입니다. 그런데 「이도마그」는 이와같은 問題 는 全然없고 그 效果도 종來의 MP針의 治療보다 數倍 效果的이란 것을 알았읍니다. 「이도마그」에 의한 「針을 꽂지않는 새로운 鍼灸 治療法」은 PIA療法의 會員 醫師 鍼灸師先生님을 爲始하여 現在는 國 內外에서 大反響을 부르고 있읍니다.

3. 「이도全身調整點」(ICP)의 發見

핸드트리트멘트를 臨床에 取入한 後 後述하는 「이도바이오마그네딕 에리어」의 硏究를 爲하여 全身의 N極과 S極의 分布狀態를 觀察하고 있을때 일입니다. 例를들어 「SL·R」의 患者의 「L5」에 右手의 中指를 1秒間 接觸합니다. 陽Type(實證)의 患者에 있어서는 「SL· R」 그대로 입니다. 이번에는 右手의 二指를 「L5」에 接觸하면 左右의 短足은 消失되고 「SL」은 正常으로 됩니다.

이 患者는 「L5」는 ˝N極에리어˝라 決定할 수 있었읍니다. 그 리고 곧 數秒內에 또 「SL·R」로 됩니다.

이러한 反復을 하면서 人差指(二指)와 中指로서, 全身곳곳을 N과 S의 에리어가 어떻게 分布되어 있는가를 觀察했던 것입니다. 卽 이 것은 「SL」이 一瞬間이라 할지라도 變化 해줌으로서 可能했던 것입니다.

그런데 이 硏究의 途中에 人體上의 어느 一點만은 人差指와 中指로 서의 N과 S의 Test를 한번 해버리면, 벌써 「SL」이 正常으로되고 骨盤, 頸椎도 똑바로 調整되는 點을 發見하게 된것입니다. 이상하게도 이 點은 어느때에는 몇 時間 지나도 短足이 되지 않읍니다. 卽 이 點은 骨盤도 頸椎도 矯正되어 全身 調整의 要所로 되어있는 點이라고 말할 수 있읍니다.

이 點은 實은 女性의 會陰과 男性의 龜頭입니다. 發見當時는 이 點을 使用하고 있었읍니다만 무어니 무어니 해도 局所는 使用하기 어렵고, 언뜻 생각해보니, 韓國의 柳泰佑氏의 手指鍼을 參考로 手에 그 反射點을 探索해본 結果, 右手關節의 掌側中央에 發見하여 「이도 全身調整點」(ICP)이라 名命하였다.

「ICP」는 必히 S極의 指(例컨데 右手中指)로서 「이도 PN test」가 끝난다음 治療의 最初에 約 1秒間 接觸한것 만으로, 持續的으로 全身調整을 합니다. 이 點은 今後 점점 널리 活用될 것입니다.

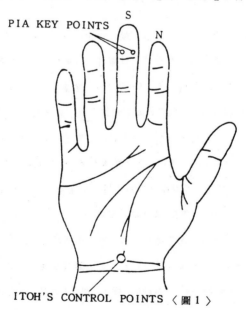

PIA KEY POINTS

ITOH'S CONTROL POINTS 〈圖 1 〉

§ PIA療法의 診斷(理論)

핸드트리트멘트를 보다 有效하게 活用하기 위해서는 PIA시스템에 의한 診斷法을 먼저, 알고 있지 않으면 안된다.

PIA療法의 診斷法은 極히 獨創的으로 從來의 醫學, 鍼灸學의 參考書에는 全然 記載되어 있지 않은것 뿐입니다.

이는 PIA療法은 그 診斷法도 治療法도 患者의 治療를 通해서 배운것으로서, PIA療法의 先生은 말하자면 患者란 것입니다.

1. PIA療法의 分類

奇經治療에서는, 正經治療와는 달리, 手와 足의 「八宗穴」를 治療에 活用합니다. 그리고 「八宗穴」은, 手와 足의 穴의 組合으로서 使用합니다. 거기서 PIA療法에서는 이를 정리하여, 다음과 같이 分類하여 穴을 活用합니다.

P I	「外關」	과 「臨泣」	陽經의 I
P II	「後谿」	과 「申脈」	陽經의 II
N I	「公孫」	과 「內關」	陰經의 I
N II	「照海」	과 「列缺」	陰經의 II

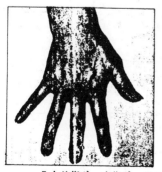 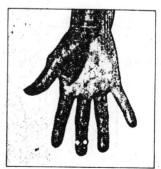

「人差指와 中指의 N極과 S極」 「PIA基本點」(圖2)

2. 「骨盤判定點」이란

　「骨盤判定點」 中에서 最初로 알게된 것은 「後上腸骨棘」(PSIS)입니다. 그리고 그것은 患者의 「PSIS」의 庄痛에서 奇經治療의 經穴 「外關」과 「臨泣」를 治療하면 된다는 것을 알게 되었읍니다.

　그後의 硏究에서 奇經治療에 必要한 全部의 「骨盤判定點」을 알게 되었읍니다.

P I	PSIS (後上 腸骨棘)
P II	LS (腰仙關節)
N I	L_4 , L_4' (L_{1-4} 椎間間節, PSIS 外方點)
N II	DSF (後仙骨孔)

骨　盤　判　定　點
(P . E . P)
PELVIS EXAMINATON POINT

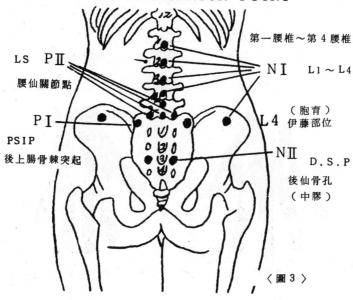

〈 圖 3 〉

3. 「膝判定點」이란

　「骨盤判定點」의　發見　後, 膝關節部位에도　診斷點이　發見되었읍니다.

어느것이나　大腿骨의　骨上에　存在합니다.

P I	K·P I (「足三里」의　上方約 5 *cm*)
P Ⅱ	K·P Ⅱ (膝外側의　腸脛靱帶近처)
N I	K·N I　K·N I '(「陰陵泉」의　上方約 5 *cm*, K·NI의　內方約 2 *cm*)
N Ⅱ	K·N Ⅱ (膝關節內側으로　半腱半膜樣筋腱近처)

P1 K.P.1 （足三里 上方 約5cm）
P2 K.P.2 （膝外側腸經 인대部近）
N1 K.N.1 （陰陵泉의 上方 約5cm）K.1 內方 約2cm
N2 K.N.2 （膝關節內側으로 半腱半膜樣 腱近處）

（K.E.P）
KNEE EXAMINATION POINT

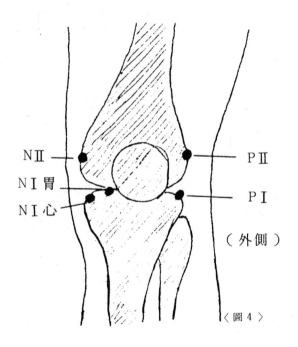

NⅡ

NⅠ胃

NⅠ心

PⅡ

PⅠ

（外側）

〈圖4〉

4. 「伊藤奇經에리어」란

　「伊藤奇經에리어」는　診斷에　使用되는　重要한　것으로서　患者의　主訴
나　關連痛의　硏究에서　發見된　것입니다.

　全身을　4個로　分割하며　患者의　主訴나　關連痛이　어느　〃에리어〃에
屬하느냐에서,　直時　治療하는　奇經의　經穴을　決定할　수가　있읍니다.

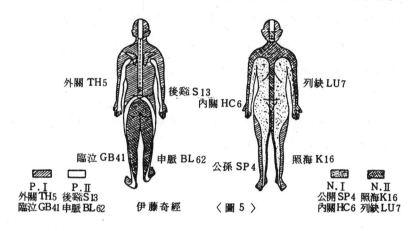

外關 TH5
後谿 S13
內關 HC6
列缺 LU7

臨泣 GB41　　申脈 BL62　　公孫 SP4　　照海 K16

P.Ⅰ　P.Ⅱ
外關 TH5　後谿 S13
臨泣 GB41　申脈 BL62

伊藤奇經　　　　〈圖 5〉

N.Ⅰ　N.Ⅱ
公開 SP4　照海 K16
內關 HC6　列缺 LU7

5. 「痛症의 사인」이란

　이　診斷法이　發見된　것은,　腰痛의　患者의　觀察에서　입니다.　例를들
어　腰仙關節의　庄迫에　의한　患者는,　腰의　前屈時　또는　仰臥位에서　起
上　하는때에　極히　特異的인　腰痛을　訴합니다.　이　Type에서는　「骨盤
判定點」의　「LS」에서　보아도　「PⅡ Type」라　診斷할　수가　있읍니다.

　그리고　治療後　그의　效果를　確認할　때에도　前述한　姿勢로서　痛症의
有無로　부터　Test가　可能합니다.

　이러한　方法으로　PI, PⅡ, NI, NⅡ의　各各의　Type에　特異的痛症의
姿勢가　發見되어　診斷과　治療에　活用되고　있읍니다.

6. 「이도 횡가 테스트」란?

「이도 횡가 테스트」란 診斷에 必히 使用되는 가장 重要한 Test임.
患者를 伏臥位로서 足의 長短을 測定하고 短足側의 手의 中指의 「H·
PI點」과 「H·NII點」에 各各 「이도마그—N」와 「이도마그—S」를
約 1／10 秒間 接觸하여, 足의 長短의 變化를 測定한다.

이 Test에 依해서 많은것을 알수 있읍니다마는 가장 重要한 것은

1) 이 Test로서 足의 長短이 改善되는 정도가 클수록 治療가 쉬움

2) 患者의 陽 Type와 陰 Type의 判定이 可能함.

3) 「이도마그」의 治療側이 判定된다.

이 Test에 使用한 2個點은 그대로 治療點으로서 活用 됩니다마는
그것에 대하여는 次後 말씀드리겠읍니다.

§ 「이도 바이오 마그네딕 에리어」란 ?

1. 왜 「이도 바이오 마그네딕 에리어」가 必要한 것인가

핸드트리트멘트을 하는때에 가장 重要한 것은 二指와 中指를 어디에 어느 指를 接觸시키는가 하는것입니다. 이것은 前述의 펜드럼로서 決定할 수도 있지만 내가 臨床을 通해서 아는것은 人體表面에 N極의 部分과 S極의 部分이 各己 廣範圍하게 分布하고 있다는 事實입니다.

그것을 「이도 바이오 마그네딕 에리어」라 이름한 것입니다.

이 에리어를 前述의 「伊藤奇經 에리어」(圖4)와 比較해 보십시요. 대단히 類似點이 많은것을 알것입니다.

「伊藤奇經 에리어」는 大略 縱割의 區域이나 「이도바이오마그네딕 에리어」는 手首, 首, 膝, 足首等에 橫割의 區域이 있는것이 큰 特徵입니다. 이 "에리어"의 完成으로서 "핸드트리트멘트"의 診斷과 治療가 迅速히 效果的으로 할 수 있게 되었읍니다.

2. 「이도 바이오 마그네딕 에리어」에는 2가지 TYPE가 있다.

이 에리어에 관한 硏究를 進行해가면 患者의 Type 가 2가지로 크게 區分되는 것을 알게 되었읍다.

가장큰 最初의 發見된 特徵은 背部와 腰部입니다. 어느 患者의 그룹은 背部痛이나 腰痛이 「이도마그-N」로서 消失되고, 「이도마그-S」를 피부에 부치면 痛症이 增加된다는 事實입니다.

他의 그룹은 反對로 背部痛 腰痛이 「이도마그-S」로서 消失되어 「이도마그-N」로서는 惡化된다는 것입니다.

前者의 그룹은 「陽Type」(實證)에 많으며 後者는 「陰Type」

(虛證)에 많이 發見되었읍니다. 그리고 이들 2가지 Type은 「後頭部 이도點」(ICOB)로서 判定할 수 있다는 것을 알게되었읍니다.

이러한 것은 핸드트리트멘트의 診斷과 治療에 있어서 대단히 큰 發見이란 것은 말할 必要도 없을 것입니다. 이 "에리어"는 핸드트리트멘트을 하는때에 必히 必要한 것이므로 잘 記憶해둘 必要가 있읍니다.

이도 바이오마그네딕 에리어
ITOH'S BIOMAGNETIC AREAS,

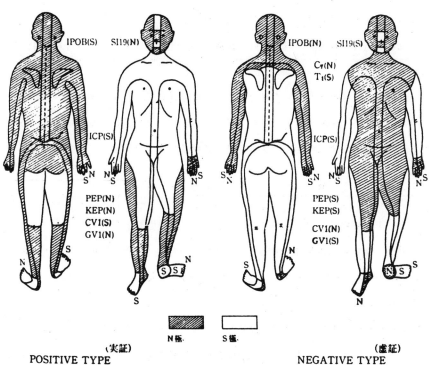

N極.	S極.

(実証) (虚証)

POSITIVE TYPE   **NEGATIVE TYPE**

I P O B : ITOH'S POINTS ON OCCIPITAL BONE
I C P   : ITOH'S CONTROL POINTS
P E P   : PELVIS EXAMINATION POINTS
K E P   : KNEE EXAMINATION POINTS
S I 19 : 「聴宮」
C V 1   : 「会陰」
G V 1   : 「長強」

(図 6)

§ 핸드트리트멘트에 必要한 「이도PN시험」이란?

핸드트리트멘트에 있어서 二指을 使用하는가 中指를 使用하는가 하는 것은 前述한 바와같이 대단히 重要한 것이다.

그리고 그 目標로 되는것이 前述의 「이도바이오마그네딕에리어」 입니다.

그러나 "에리어"와 "에리어"의 境界近處나 「陰Type」의 區別을 알기 힘드는 患者에게는 N의 指가 必要한 것인가. S의 指가 必要한 것인가를 決定하는 方法을 잘 理解하고 있지않으면 않된다.

1. N와 S를 判定하는 여러가지 方法

1) 1點接觸에 依한 핸드트리트멘트로서 決定하는 方法

가장 簡單한 判定의 方法은 患者가 말하는 庄痛點, 例를들어 「K·NI點」에 左手의 二指 또는 中指를 約3秒間 接觸하여 어느 指로서 庄痛이 緩解하는가를 比較하는 것이다.

그러나 이 方法은 極히 簡單한 反面 患者의 主觀이 들어 가기 쉬우며, 또 庄痛이 現著하든가 慢性的인 患者에게는 適合하지 않은 方法다.

2) 「이도마그」의 接觸으로 決定하는 方法

庄痛點 例를들어 「K·PI點」에 「이도마그一N」 또는 「이도마그一S」를 約1秒間 接觸시켜 庄痛의 緩解를 比較하여 決定하는 方法이다.

3) 2點接觸에 의한 핸드트리트멘트로서 決定하는 方法

이 方法은 後述하는 핸드트리트멘트의 治療를, 例를들면 「K·NI點」과 「H·NI點」 等의 組合으로 約3秒間, 시험的으로 해보는 方法입니다. 이것으로 해서 N와 S를 決定합니다.

慢性的으로 알기 어려운 患者에 있어서는 前述의 2)의 方法과 倂用해서 「이도마그」의 위에서 直接 이 方法을 하는것도 可能합니다.

4)「이도 PN시험」으로 決定하는 方法

가장 理想的인 N와 S의 判定法이 「이도 PN시험」입니다.

이 test는 患者의 短足側의 「後頭部伊膝點」(IPOB)를 使用하여 約 1 秒間으로 患者의 「陽 type」「陰 type」를 判定하여 N와 S를 決定하는 方法입니다.

먼저 患者의 短足(「SL」)이 左右 어느곳에 있는가를 正確히 測定합니다. 例를들면 右短足이라면 먼저 患者의 右側의 「IPOB」에 右手의 中指를 約 1 秒間 正確히 接觸하고 卽時「SL」의 變化를 봅니다. 다음 또 二指로서 같은 接觸을 하고 어느 指로 「SL」이 改善되었는가를 觀察합니다.

萬一 右手의 中指로서 「SL」이 改善이 되었다면 「陽 type」, 二指는 「陰 type」라고 判定이 됩니다.

그러나 極히 高度한 Test 方法으로서, 보다 專門的이기 때문에 잘 練習할 必要가 있읍니다.

「이도 PM시험」은 原測的으로 初診時 以外에도 必要합니다. 이런것은 患者의 몸의 Condition은 每日 變化하고 있읍니다. 그러므로 初診時의 이 test에서 「陽 type」라고 決定되었어도 再診時에 逆인 「陰 type」로 되는 경우도 있을지 모르니 注意하지 않으면 안됩니다.

나의 患者(坐骨神經痛의 女性)에도 每回 type가 變化하여 핸드트리트멘트의 指를 變化할 必要가 있었던 例가 있읍니다. 이와같은 例

는 가끔 經驗하고 있읍니다.

또 重要한 注意事項으로서 이 Test는 「陰 type」의 患者에 指를 變更하여 反復해서 若干 長時間 Test를 反復할때 頭痛, 吐氣, 倦怠感 等이 出現하는 경우가 있으니 될수있는限 빨리 大略 10 秒間으로서 終了 하는것이 理想的입니다.

§ 「이도PN테스트」의 實際

ㅇ 여기서는 「이도PN Test」의 實際 方法에 關하여 말씀드리겠읍니다. 이 Test의 熟達의 要는 反復해서 可能한限 많은 患者에게 test 해보는 것입니다. 그리고 이 test에 大端히 잘 反應하는 患者(陰type나 心疾患, 류마취 患者등)에게 이 test를 實施 했을때 이 test의 大端함을 觀察할 수가 있을 것입니다.

1) 먼저 「SL」의 測定이 이 test의 要

「SL」의 測定에 熟練하는 것이 이 test의 要點입니다. 어떠한 사소한 左右의 足의 差라도 볼수 있도록 되지않으면 않됩니다.

熟達의 方法은 「SL」의 差가 큰 患者로서 「陰type」 患者로서 test 해보는 것이 좋을 것입니다. 「SL」의 測定할 때에는 먼저, 患者의 몸이 똑바로 되어 있는것이 重要합니다.

頭, 首, 腰, 足으로 順次 똑바로 해논다음 測定합니다.

「SL」의 測定은 患者를 伏臥位로 하여 足의 長短을 足의 內果로 比較합니다. 習慣化될 때까지는 뒤꿈치로서 大略의 것을 比較하여도 좋겠지요.

2) 다음으로 「IPOB」에 指를 正確히 接觸할것.

먼저 患者의 「IPOB」를 正確하게 잡는것이 必要타다. 다음은 「SL」의 左右를 알았으면 이제 患者의 「IPOB」에 指를 接觸시킨다.

例를들면, 右의 「SL」이면 右의 「IPOB」에 右手의 中指를 約1秒間 接觸하고 「SL」의 變化를 본다. 계속하여 右手의 人差指로서 같은 方法으로 接觸한다.

「IPOB」는, 伏臥位로 患者의 耳 中央의 約4cm程度 後方의 後頭骨

上에 있다. 拇指로서 조용히 乳樣突起를 擦上하여 後頭骨에 부딪치는 곳을 約 1 cm 內方으로 들어가면 적은 硬結이 있는 곳이다.

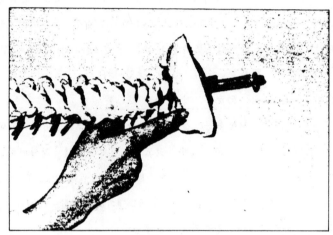

「IPOB」〈圖 7 〉

§ PIA療法에 의한 治療(理論)

PIA療法은, 핸드트리트멘트를 取入한 〃針을 꽂지않는 새로운 鍼灸治療法〃이라고 불이우고 있다.

이미 診斷編에서 아신 바와같이 大端히 뉴-그하면서 그 治療法도 또한 大端히 速效的이다. PIA療法의 診斷이 끝나면 먼저 「ICP」에 右手의 中指를 約1秒間 接觸하여 全身調整을 한다음 治療에 들어가는 것은 말할것도 없다. 이것은 大端히 重要한 것이다.

1. 治療에 必要한 것

먼저 PIA療法에 必要한 것을 열거 해보면

1) 「이도마그-N」와 「이도마그-S」

2) 「포인타-」(PIA專用低周波治療器)

3) 「유니·레이자-」(소후트 레이자-. 덴마크 製)

여하간에 「이도마그」가 治療의 基本이 됩니다.

其他의 것은 患者의 症狀에 맞추어 選擇해서 使用합니다.

2. 治療에 必要한 理論

1) 中指의 「PIA基本點」을 正確히 取穴할 것.

「PIA의 基本點」으로서 手의 中指의 4點을 使用한다.

從來의 奇經治療는, 手足의 「八宗穴」을 基本點으로 하고있으나 나의 研究로서는 手足의 「八宗穴」에 代身할 더욱 有效한 「PIA基本點」이 手의 中指에서 發見되었읍니다.

例를들면 從來의 奇經治療의 足의 「公孫」과, 手의 「內關」은, 「P-

IA基本點」의 「H·NI點」의 1點뿐으로 2개의 穴를 使用한것 보다 더욱 效果가 있다는 것을 알았읍니다.

他의 3點도 똑같이 차례로 發見되었읍니다.

그러므로 最近의 PIA療法에서는 中指의 「PIA基本點」의 「H·PI」 「H·PⅡ」에 「이도마그─N」, 「H·NI」 「H·NⅡ」에 「이도마그─S」 를 테이프로 貼布합니다.

「PIA基本點」에 「이도마그」를 使用하는 方法은 治療의 基本이 되는 「本治法」(根本治療法)이라 말할수 있읍니다.

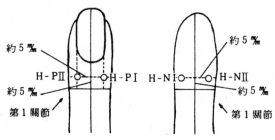

約5 ㎜   約5 ㎜

H－PⅡ·O----O·H－PI H－NI·O----O·H－NⅡ

約5 ㎜   約5 ㎜

第1關節   第1關節

PIA 基本點 (右手中指) 〈 圖 8 〉

2) 「이도마그」의 治療側을 어떻게 하나

治療에 있어 「이도마그」를 左右 어느쪽의 「PIA基本點」에 使用 하느냐 하는것은 大端히 重要한 것이다. 治療側이 틀리면 治療效果는 半減해 버립니다.

治療側의 決定에 크게 關聯되는 것이 前述의 「膝判定點」과 「이도 횡가 테스트」입니다. 例를들면 NI type의 膝關節痛에서 「K·NI點」 이 左側에 있을 경우의 治療側은 右側이 됩니다.

PⅡ type에 對하여는 臨床的으로 大部分 治療側은 兩側으로 됩니다.

實際의 臨床에 있어서 「PIA基本點」中 어느것을 使用하고, 어느것을 使用하지 않는가 하는 詳細한 理論은 나의 他 參考書를 活用해 주십시요.

(追加) 또 「이도 횡가 테스트」가 右側에서 反應한 경우 PI가 NII type의 治療側은 右側으로 됩니다.

3) 患者는 「陽 type」인가 「陰 type」인가

「이도마그」의 「PIA基本點」에의 貼布는 「陽 type」도 「陰 type」도 共히 「H·PI」「H·PII」는 「이도마그-N」, 「H·NI」「H·NII」는 「이도마그-S」로 決定되어 있읍니다만 「骨盤判定點」「膝判定點」이나 關聯 痛部位에 「이도마그-N」와 「이도마그-S」의 어느 것을 使用하는가 하는것은 效果自體를 左右하는 大端히 重要한 것입니다. 이것은 患者의 「陽 type」와 「陰 type」로서 全的으로 逆으로 됨으로 最大限의 注意를 경주하지 않으면 않된다.

卽 틀리면 卽時에 症狀이 옵니다.

前述한 「이도 PN 테스트」로서 「陽 type」이냐 「陰 type」냐 하는 것을 正確히 判斷함이 必要합니다.

4) 「PIA基本點」 以外에의 「이도마그」를 어떻게 活用하는가

① 「骨盤判定點」

② 「膝判定點」

③ 局所 또는 關連痛部位

「PIA基本點」 以外의 上記部位에의 「이도마그」의 貼布는 原則的으로 다음과 같은 部位에 貼布합니다.

-25-

① 「骨盤判定點」과 「膝關節點」의 現著한 庄痛點

② 主訴의 部位의 現著한 庄痛點

前述의 「PIA基本點」과 달리 이와같은 部位를 治療하는 것을 「標示法」(局所療法)이라 말하나 臨床上의 「標示法」의 善惡이 患者의 治療의 反應으로서 確實히 나옴으로 우물쭈물하면 않됩니다.

§ PIA療法에 依한 治療의 實際 I

中腰로서 허리가 아프고 「L5」의 棘突起上에 激痛있는 腰痛 患者
中에서 많은 Type이다. 때에 따라서는 全然 걷지도 못하고 안겨서
來院하는 경우도 많은 Type이다.

1) 「이도마그」의 貼布方法

    ① 「PIA基本點」 ················ 「H·PⅡ」

    ② 「骨盤判定點」 ·············· 「LS」(LS·S, L5, LS·L, LS·R」)

    ③ 「膝判定點」 ·················· 「K·PⅡ」

    ④ 局所 또는 關連痛部位

먼저, 「PIA基本點」은 中指의 「H·PⅡ點」의 兩側, 「骨盤判定點」
은, 大部分은 「L5」의 突起上, 또는 「LS·S」(第1正中仙骨陵),
「膝判定點」은 「K·PⅡ點」, 關連痛으로서 頸部의 庄痛點 等을 使用
합니다.

「이도마그」의 N, 또는 S의 選擇은, 前述의 診斷法이나 「이도마그
네딕에리어」를 參考해 주시기 바랍니다.

貼布法은 市販하는 세로판테一프로 直接皮膚에 固定해 주십시요. 異種
金屬이 埋込된 面이 皮膚에 接觸하도록 固定해 주십시요.

「이도마그」는 많으면 많을수록 效果가 있는것은 아니기 때문에 前
述한 바와같이 庄痛이 現著한 곳을 目標로 貼布한다는 것을 잊지 마
십시요.

§ PIA療法에　依한　治療의　實際 Ⅱ

臨床例　其Ⅱ（NI Type의　膝關節痛）

整形外科에서　變形性關節症이라　診斷되어, 正座는　全然　못하고, 步行도　조금　跛行性步行을　한다.　이 type의　큰　特長은　階段　올라갈때는　무릎이　아프고　내려올때는　甚한　痛症을　느끼지　않는것입니다.　이것은　이 type을　診斷하는　포인트도　됩니다.

臨床的으로　이 type의　膝關節痛이　가장　많고, 이　治療法을　마스타하는것은　臨床上　大端히　有用하다.　그리고　그　效果도　極히　劇的임으로　잘　硏究해　주십시요.

1)「이도마그」의　貼布方法

① 「PIA基本點」 ················· 「H·NI」

② 「骨盤判定點」 ················· 「L4」「L'4」

③ 「膝判定點」 ··················· 「K·NI」

④ 局所　또는　關連痛部位

「PIA基本點」은　「H·NI點」을　使用한다.
治療側은　左의　「K·NI點」에　庄痛이　있고, 左膝關節痛이면　右側의　「H·NI點」을　使用합니다.

「骨盤判定點」은　大部分　$L_1 \sim L_4$의　棘突起上에　出現함으로　現著한　庄痛點을　使用합니다.

「膝判定點」은　庄痛이　가장　强한　「K·NI點」을　使用합니다.
關連痛으로서는, 이 type의　大部分은　背部痛을　主訴함으로, T_{6-8}等의　現著한　庄痛點을　使用합니다.

§ 핸드트리트멘트에 依한 治療의 實際 I

핸드트리트멘트를 爲한 10章

1) 어느 2點을 使用할 것인가를 迅速히 判斷한다.

2) 핸드트리트멘트을 하는 2本의 指에 意識을 集中한다.

3) 다음은 「이도마그」의 NS의 決定을 再確認

4) 治療는 患者에게 深呼吸을 시키면서 施行하면 効果的

5) 原則的으로 「이도마그」를 貼布한 대로 그위에 指을 接觸한다.

6) 人差指와 中指는 굽히지않고 指先을 接觸시킨다.

7) 「이도PN시험」은 每回治療의 前에 시험한다.

8) 「이도바이오마그네딕에리어」를 恒常 잊지말것.

9) 「PIA基本點」「骨盤判定點」「膝盤判定點」은 가장 理想的인
    治療點이다.

10) 痛症이 없어지지 않아도 당황하지말라. 患者가 더이상 나쁘다는
    것을 알아라.

PI TYPE을 爲한 핸드트리트멘트

PI Type의 治療에 使用하는 핸드트리트멘트는 많이있으나 여기에서
는 3가지法을 말씀드리겠읍니다.

次次 熟達하게 되면 PI에리어 中의 2點을 活用하는 핸드트리트멘
트을 數많이 當身自身도 할 수 있을 것입니다.

어떠한 경우에도 人差指와 中指의 N와 S를 正確히 選擇하는 것은
말할것도 없읍니다.

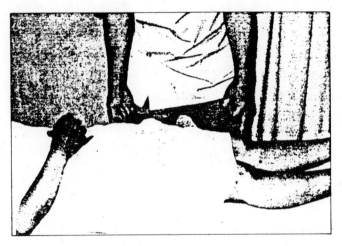

「K·PI」과 股關節의 핸드트리트멘트   〈圖 9 〉

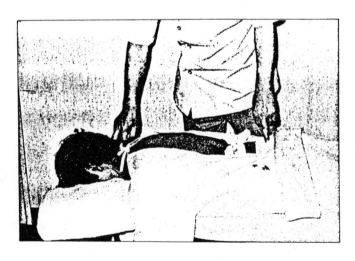

「PSIS」과 「IPOB」에의 핸드트리트멘트   〈圖 10 〉

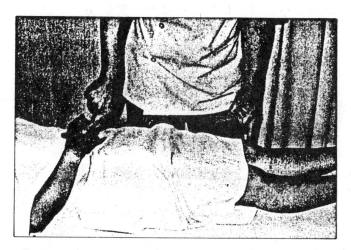

「K·PI」과 「H·PI」에의 핸드트리트멘트 〈圖 11〉

§ 핸드트리트멘트에 依한 治療의 實際 Ⅱ

PⅡ TYPE을 爲한 핸드트리트멘트

PⅡ Type의 庄痛點 中에서 「骨盤判定點」은, 「L5」 또는 「LS·S」(第1正中仙骨陵)의 위에 있음으로 어느것의 위의 庄痛이 現著한가에 따라서 핸드트리트멘트의 接觸點이 틀리게 됨으로 注意하지 않으면 않된다.

特히, 同時에 使用되는 接觸點은 「BL 10'」(上天柱)과 「C1」이 相當히 距離的으로 떨어진점을 使用함으로 正確히 診斷할 必要가 있읍니다.

例를들어 틀려서 「LS·S」과 「C1」이나, 「L5」과 「BL10'」과 같이 接觸하여 핸드트리트멘트을 하면 大部分 效果가 없어집니다. 勿論 深呼吸 活用하여 吸氣보다 呼氣를 길게, 입을 좁게하여 可能한限 천천히 숨을 내쉬도록 患者에 알려야 한다.

深呼吸의 回數는, 2～3回로서 充分하다.

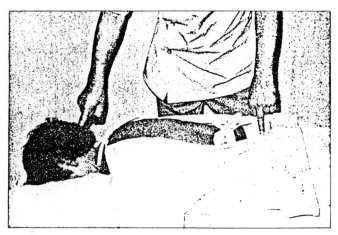

「LS·S」와 「BL10'」에의 핸드트리트멘트 〈圖 12〉

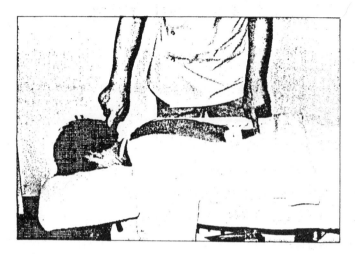

「 L5 」과 「 C1 」에의 핸드트리트먼트 〈圖 13 〉

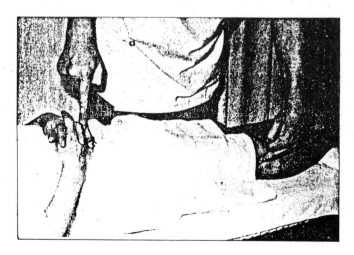

「K·PⅡ」과 「H·PⅡ」에의 핸드트리트먼트 〈圖 14 〉

§ 핸드트리트멘트에 依한 治療의 實際 Ⅲ

NI TYPE을 爲한 핸드트리트멘트

NI Type 의 핸드트리트멘트는 大端히 劇的效果를 올리는 일이 종종 있다는 것은 前述한바와 같읍니다.

또 「K·NI點」은 가장 簡單한 N과 S의 判定에도 活用 할 수 있다는것도 前述한바와 같읍니다.

例컨데, NI Type 의 膝關節痛의 患者인 경우, 以下의 方法을 하기前에 먼저 가장 庄痛이 强한 「K·NI點」에 당신의 N또는 S의 指를 約 3秒間 接觸하여 그의 結果를 보는것이 必要합니다.

이것뿐으로 劇痛이 씻은듯이 없어지고 患者도 깜짝 놀라는 경우가 實은 여러번 나는 經驗하고 있읍니다.

以下, NI Type 의 핸드트리트멘트를 說明합니다만 圖 15 의 方法은 2點의 接觸만이 아닌 方法임으로 若干 補充 說明해 두겠읍니다.

이 方法은 「K·NI點」에 左中指를 接觸한체로, 右中指를 右側 「兪府」(KI 27)에 接觸 하고나서 곤바로 아래로 向해 胸部, 腹部를 擦下하여, 下服部의 「歸來」(ST 29) 近處에서 右로 直角으로 曲하여 다시, 左의 「歸來」에서 下行하여 「K·NI點」까지 擦下하는 方法입니다.

普通, 이 方法은 3回 反復해서 施行합니다.

이 方法은 NI Type 의 膝關節痛에 劇的 效果가 있는 方法입니다.

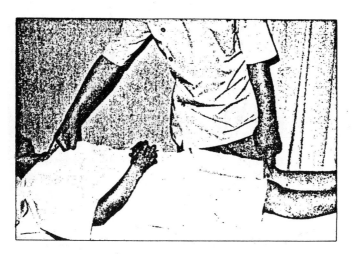

「K·NI點」과 胸部에의 핸드트리트멘트 〈圖 15〉

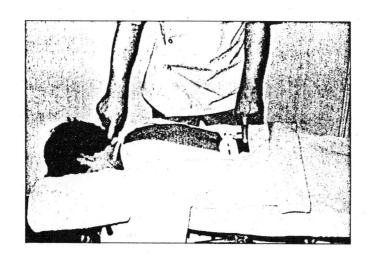

「L₄」와 「C₂」에의 핸드트리트멘트 〈圖 16〉

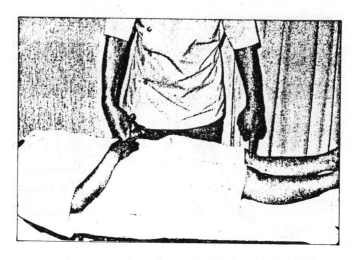

「Ｋ·ＮⅠ 點」과 「Ｈ·ＮⅠ」에의 핸드트리트멘트 〈圖 17 〉

§ 핸드트리트멘트에 依한 治療의 實際 IV

N II TYPE를 爲한 핸드트리트멘트

N II Type 의 患者는 症狀이 重하고 慢性的인 것이 殆半입니다.

病院에서의 治療로서도 별로 效果가 없어 우리를 訪問하는 경우가 많읍니다. 當然, N II Type 를 위한 핸드트리트멘트의 方法은 여러가지 있으나 前述한 3 가지 Type 와는 틀려서 劇的效果는 여간해서 나타나지 않읍니다. 이런것은 患者에게도 事前에 說明하여, 당신 自身도 理解하고 있을 必要가 있읍니다. 實際의 臨床에서는 이 Type 의 경우, 핸드트리트멘트와 레이자ー의 併用이 大端히 많이 實施되고 있읍니다.

나의 治療室에는 N II type 의 座骨神經痛의 患者가 잘 찾아옵니다. 이런경우 上記의 핸드트리트멘트와 레이자ー의 併用은 가끔 劇的效果를 나타냅니다.

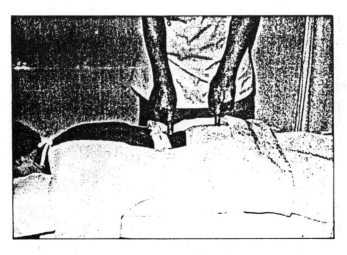

「BL 23」과 「SP」에의 핸드트리트멘트 〈圖 18〉

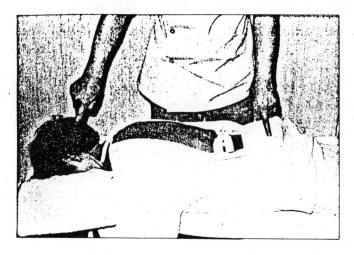

「DSF」과 「EOP」에의 핸드트리트멘트 　〈圖 19 〉

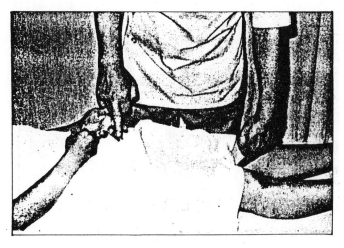

「K·NⅡ」과 「H·NⅡ」에의 핸드트리트멘트 　〈圖 20 〉

§ 핸드트리트멘트에 依한 治療의 實際 V

○ 局所 또는 關連痛의 핸드트리트멘트

먼저 「이도마그」로서 局所 또는 關連痛部位의 充分한 治療를 前述한 「PIA基本點」「骨盤判定點」「膝判定點」과 달라서 여기에서는 患者가 가장 訴하는 部位를 確實히 判斷하지 않으면 않된다.

患者에 따라서는 여기도, 저기도 하고 여러곳을 아프다고 말하는 경우가 많습니다만 혼동하지 말고 1~2點에 焦點을 마추어야 합니다.

먼저, 그 部位가 決定되면, 前述한 方法으로 N 또는 S의 「이도마그」를 約 20分間 貼布하고나서 핸드트리트멘트 합니다.

이때의 핸드트리트멘트는 原則的으로 「이도마그」를 貼布한체, 그위에서 實施합니다.

핸드트리트멘트의 接觸點은 「이도 바이오 마그네딕 에리어」를 活用

局所 또는 關連痛과 連結하는 또 한쪽의 接觸點은 「이도 바이오 마그네딕 에리어」에서 同一 에리어의 1點을 活用하는 것이 좋을 것입니다.

卽, 局所 또는 關連痛의 部位와 同一한 ″에리어″의 「PIA基本點」에 接觸하는 것입니다.

例를들어 手의 「合谷」(LI 4」의 局所痛일 때는, 「H-PI點」과 連結하여 핸드트리트멘트 하는것입니다. 그러므로 핸드트리트멘트의 2點을 어떻게 決定하는가는 경우에 따라서 數없이 많이 생각할 수 있으므로 다음의 例를 參考로 하여 硏究해 보십시오.

1) 背部痛의 핸드트리트멘트

背部痛을 訴하는 患者는 PⅡ type와 NⅠ type에 많이 보입니다.
많은 사람이 心疾患, 消化器疾患 等으로, 狹心症, 胃潰瘍 等일때 背部痛
이 나타납니다.

몇가지 例를들어 보겠읍니다. 指를 接觸하는 2點은 各己 左右에
記載되어 있읍니다.

HT ① 「T$_3$」 ………… 「C$_2$」

② 「T$_6$」 ………… 「C$_2$」

③ 「T$_8$」 ………… 「L$_4$'」

HT란 핸드트리트멘트 란 뜻입니다.
어느 指를 接觸하는가는 前述한 「이도 PN 시험」을 活用하여 決定합니
다.

2) 頭痛의 핸드트리트멘트

頭痛에도 여러가지 Type가 있기 때문에 說明이 대단히 힘들지만
여기에서는 PⅠ Type의 片頭痛을 들겠읍니다.

HT ① 「PSIS」 ………… 「IPOB」

② 「H·PI」 ………… 「IPOB」

③ 「H·PI」 ………… 「太陽」

3) 坐骨神經痛의 핸드트리트멘트

坐骨神經痛은 가장 낫기 힘드는 疾患의 하나라는 것은 前述한 바와
같읍니다만 핸드트리트멘트와 레이자의 倂用을 試驗해 보십시요.

HT ① 「H·NⅡ」 ………… 「SP」

②　「 SP 」 ……………… 「 EOP 」

③　「 BL 23 」 …………… 「 SP 」

4) 肩痛의　핸드트리트멘트

肩痛의　경우　片側性은　治療가　쉬우며　잘　治療되지　않는다.　여기에서
서는　「肩井」(GB 21)　附近의　肩痛을　들어보겠읍니다.

HT　①　「 GB 21 」 …………… 「 H · PI 」

②　「 GB 21 」 …………… 「 PSIS 」

③　「 IPOB 」 …………… 「 GB 21 」

5) 高血壓症과　低血壓의　핸드트리트멘트

高血壓症의　原因도　여러가지　임으로　그것에　適合한　治療를　할　必要
가　있읍니다만, 어느쪽　이든간에　精神的　스트레스가　큰　要因이　되고
있는것은　確實합니다.

一方, 低血壓症은　보다　全身的　疾患으로서　간주하지　않으면　않되며,
西洋醫學的으로도　殆半　治療法이　없읍니다.

나의　患者의　例에서도　1回의　핸드트리트멘트로서　最高血壓이　20 ㎜
降下한　例를　여러번　經驗하고　있읍니다.

HT　「 BL 10' 」 …………… 「 BL 10' 」 (高血壓症)
　　　N　　　　　　　　　　　N

HT　「 BL 10' 」 …………… 「 BL 10' 」 (低血壓症)
　　　S　　　　　　　　　　　S

上記例는　高血壓症의　治療에는　N과　N의　指를　左右의　「 BL 10' 」에
接觸하고, 低血壓症에는　S와　S의　指를　接觸하는　것을　表示하고　있읍
니다.

○ NI TYPE의 膝關節痛에 對하여

例를들면, NI TYPE이면 NI 에리어에 있는 筋肉이 反身點으로 되어 있음으로 그곳을 接觸합니다. 患者를 仰臥位로 하여 例컨데 左의 「K·NI點」에 손을 接觸한체로 右의 「兪府」(KI 27)부터 아래쪽으로 指를 미끄러가서 下腹部에서 右로돌아 NI AREA를 通過하여 「K·NI點」까지 指를 미끄러 트려갑니다. (문질면서 내려가는것) NI TYPE의 또 한가지의 治療法은 「K·NI點」과 反對側의 頭頂部에 接觸하는 方法입니다. 前의 方法과 틀러서 머리에 接觸하는 方法은 症狀이 나쁘고 中樞에 關係되고 있기 때문입니다. 頭頂部는 가볍게 接觸하면서 조용히 작은 圓을 그리는것 같이 합니다.

○ NII TYPE의 坐骨神經痛의 治療에 對하여

이 경우 第3後仙骨孔 「DSF」와 胸椎의 1番이 接觸點이 됩니다. 大部分의 경우 坐骨神經痛은 仙椎의 回轉과 同時에 肋骨의 1番骨이 若干 上方으로 移動하고 있을때 일어나기 때문입니다. 하는 方法은 「T₁」과 「DSF」에 指를 接觸하고 深呼吸을 하며 呼氣時에 大端히 연하게 그 部分을 눌러보십시요.

○ L5에 依한 腰痛의 治療에 對하여

L5의 痛症은 C1의 異常에 依한 것입니다. 이때에는 L5와 C1의 後弓 近處에 指를 대고 前번과 같은 方法과 같이 深呼吸할때 C1을 若干 揷込시킨다.

○ 「PSIS」에 依한 腰痛의 治療에 對하여

먼저 전번의 어느 分類의 Type인가를 決定합니다. 이 患者는 Type 2의 A (坐骨神經痛이 없는 形)입니다. 右手中指를 PSIS, 右手中指를 肩甲骨內側의 T₇₋₈에 接觸합니다. 深呼吸을 하고 呼氣때에 가볍게 揷込합니다. 이번에는 右手를 側頭部로 옮겨 PSIS의 痛症은 全部 없어진것 같습니다.

○ 「腎兪」의 治療에 對하여

이것은 Type 3입니다. 먼저 全身調整은 「八宗穴」로서 行합니다. 다음 左手中指 「左腎兪」, 右手中指를 T10에 接觸하고 深呼吸을 합니다. 다음 左手를 「左腎兪」에 移動하여 같은 施術을 합니다.

T10의 接觸은 異常이 있는 部分, 例를들면 T8-9로서도 좋습니다.

○ 右五十肩의 治療에 對하여

右五十肩의 治療는 大端히 어려운 것입니다. 이것은 頸椎, 胸椎, 肋骨 其他 많은것이 關聯되고 있기 때문입니다.

側方擧上 困難으로 Type 2의 A입니다.

一般的 治療로서는 T4-5에 異常이 있는 경우가 많으며, 右手를 肩關節에 左手中指를 肩甲骨內側 T4-5 附近에 接觸합니다. 深呼吸을 합니다.

이번에는 肩甲骨의 外側의 壓痛點을 차례로 移動하고 右手는 三角筋에 接觸하고 있습니다. 이제부터 高等技術입니다. 右手를 肩甲骨에

註) 上記의 方法은 本書中의 「핸드트리트멘트」項을 參考로 實際試驗해 보시오. 단 臨床的으로는 PⅡ, NⅢ type의것 即, 坐骨神經痛, 「腎兪」 「DSF)등은 핸드트리트멘트로서도 잘 치유되지 않습니다. 이것은 "핸드트리트멘트"가 無效的인 것이 아니며 PⅡ, NⅡ Type은 慢性 重症이 많키 때문입니다.

左手로 側頭部에 接觸합니다. 其他 左手를 肩關節이나 三角筋의 壓痛
點에 놓고 右手의 第1指와 2指 또는 三指로서 患者의 「合谷」(LI4
)과 「魚際」(LU10)을 同時에 가볍게 "돈돈"하고 連續的으로 두들
기는 方法도 좋은 方法입니다.

五十肩은 患者에 따라서 症狀이 틀리며 한가지 形이 아닙니다.

┌─────────────────────────────┐
│ ○ 高血壓症의 治療에 對하여 │
└─────────────────────────────┘

腦의 血壓을 測定해 보면 左와 右의 不均衡이 있읍니다. 이러한
때 精神的 스트레스가 많으며 노이로제 患者도 많은 것입니다. 左右
의 均衡을 "핸드트리트멘트"로서 調整하면 됩니다. 振動子의 使用法
에 精通하고 있으면 左右의 어느것이 어느程度 높은가 어느손이 必要
한가를 決定할 수 있읍니다.

高血壓의 治療는 仰臥位로서 「上天椎」(BL10') 附近에 接觸합니다.
指는 N와 N로서 接觸합니다.

한편 低血壓症에는 左右의 指 모두 S와 S로 接觸합니다. 高血壓
症은 環椎後頭痛關節이 壓迫되며 低血壓症은 若干 헐룩한 때문에 일어
난다고 합니다.

┌───────────────────────────────┐
│ ○ 慢性副鼻腔炎의 治療에 對하여 │
└───────────────────────────────┘

이 病은 에네르기-가 남아있어도 不足해도 일어납니다. 남아있는
경우는 그것을 어디에 옮기며 不足하고 있을때는 어디서 가져오는가를

註) 나의 經驗으로서는 그의 高血壓症의 Hand treatment로서 患者의
    最高 血壓이 瞬時 20 ㎜ Hg 下降하였다. 이方法은 極히 速効的으로
    서 血壓計에 의한 測定으로 追試할 수도 있으니 꼭한번 試驗해
보십시요.

振動子에 물어봅니다. 이 病은 淋把線의 異常도 關連함으로 그 分泌狀態를 아는것도 必要합니다. 分泌液은 前述의 제3표 「大包」(SP 21) 附近입니다.

○ 류마치의 治療에 對하여

먼저 前述한 「K·NI點」의 治療와 같다. 그 仰臥位로서 손으로 全體를 8字를 그리는 것과 같이 治療한 後 局所痛이 있는곳을 治療해 주십시요.

류마치스 患者는 敏感함으로 治療는 부드럽게 해주십시요. 류마치스는 또 足底에 아픈 個所가 있어 卽 反射하고 있는 個所입니다. 한편의 손은 제3표(P4)의 交感神經과 副交感神經의 部分에 全體的으로 接觸한다. 一般的으로 足과 頭의 極은 다른것이 效果的입니다.

○ 兒童의 治療에 對하여

兒童의 治療는 殆半 NII를 基本으로 治療하고 있읍니다. 特히 "핸드트리트멘트"는 兒童에게 效果的이며 特히 針을 찌르는 것과는 다르게 손의 接觸만으로 됨으로 兒童들에게는 快感을 주는 좋은 治療法입니다.

○ 喘息의 治療에 對하여

喘息의 發作은 精神的 스트레스가 關係하고 있는 경우가 많읍니다. 足底의 土踏封 近方을 조금 눌러보면 立骨의 밀림에 의한 痛症이 있는 경우가 많읍니다. 이 部分에 拇指로서 足底를 强壓하는 것과 같이하여 輕한 刺激을 줍니다. 이와같은 方法을 몇일 反復해야 합니다.

류마치스의 경우도 大體 같은 方法으로 治療가 됩니다.

喘息의 發作은 左右의 腦의 同調가 잘 되지않을 때 일어나기 때문에 最初로 할 必要가 있는것은 左右의 頭蓋의 均衡을 잡는 것입니다. 틀리게 極을 잡으면 大端히 마이나스 效果가 되므로 注意깊게 해야 합니다.

먼저 右手의 中指를 배꼽에 대고 左手의 中指를 「中府」(LU1)에 아주 가볍게 몇번 接觸합니다. (빠르게) 普通은 S부터 始作합니다만 이 方法의 경우 N부터 始作하고 있읍니다. 배꼽에 S를 接觸하고 있는것은 더러움을 除去하는 效果가 있기 때문입니다.

一般的으로 弱한 患者의 喘息에는 S와 S 强한 患者에게는 N와 N를 使用합니다.

経絡図一覧

① 肺　経　　⑦ 膀胱経
② 大腸経　　⑧ 腎　経
③ 胃　経　　⑨ 心包経
④ 脾　経　　⑩ 三焦経
⑤ 心　経　　⑪ 胆　経
⑥ 小腸経　　⑫ 肝　経
⑬ 督　脈　　⑭ 任　脈

経絡에 대하여,

　東洋医学에서는 인간에 病이 오는 것은 六臟六腑의 기능이 흩어져 体内経絡의 흐름이 정체된 것이라 합니다. 그러면 経絡은 무엇인가, 東洋医学的으로 인간의 体内에는 「気血」이라는 에너지가 흐르고 있읍니다. 「気」는 東洋医学 独特의 개념으로 自然界의 大気와 상응하는 에너지입니다. 「血」은 血液이란 뜻입니다. 経絡이란 気血이 흐르는 通路이며 気血의 흐름이 조금이라도 정체되면 病이란 것이 되고 폐쇄되면 죽음에 이른다고 생각합니다. 이 에너지는 体内에 일정한 順路로 순환하여 各臟腑(六臟六腑)에 배당되고 있읍니다. 이것이 위에 열거한 ①에서 ⑫까지의 経絡입니다. 「正経12絡」이라 불리우고 있읍니다. 肺(폐)의 臟器를 도는 肺経에서 시작하여 순서대로 각 臟腑를 거쳐 최후에 肺経으로 되돌아와서 전신 순환의 흐름을 이루고 있읍니다.

　또한 「正経12経」에 대하여 「奇経8脈」으로 불리우는 経脈이 있읍니다. 이것은 前者를 흐르는 순환에너지가 부족하거나, 과잉이 되었을 때 그것을 補하는 역할을 하고 있읍니다. 이 奇経8脈에는, (1) 任脈(임맥) (2) 督脈(독맥) (3) 陽蹻脈(양교맥) (4) 陰蹻脈(음교맥) (5) 陽維脈(양유맥) (6) 陰維脈(음유맥) (7) 帯脈(대맥) (8) 衝脈(충맥)이 있으며, 그 중 任脈과 督脈은 인체의 正中에 있고, 特히 중요한 기능을 하고 있기 때문에 ⑬⑭로써 일람에 넣었읍니다.

　経絡은 이상과 같은 것으로 東洋医学에서 논하는 에너지 순환계입니다만, 이 経絡上에는 穴이 있읍니다. 穴이란 에너지순환이 순조롭지 못할 때 정체되기 쉬운 곳, 또한 에너지가 부족되기 쉬운 곳입니다. 経絡을 江이라 하면, 일정한 수량이 흐르고 있는 강이라고 해도 얕은 곳과 깊은 곳이 있으며, 깊은 곳은 수량이 많으며 얕은 곳은 수량이 적고 바닥도 얕습니다. 이러한 깊은 곳이거나 낮은 바닥에 해당하는 곳이 穴이며, 이곳을 자극하여 깊은 곳이나 낮은 곳의 수량을 過不足없이 일정한 水流로 흐르기 쉽게 하는, 그러기 위해 여러가지 자극을 주는 것입니다. 体内 에너지 순환(気血의 흐름)이 순조롭다면 体内의 臟腑도 정상적으로 기능이 활발해집니다.

-1-

① 肺経

東洋医学의 臓腑의 하나인 肺로 부터 가슴에서 팔·손바닥을 거처 拇指의 손톱뿌리 옆으로 가는 経脈이 肺経입니다. 肺 기능이 항진되든가 쇠약해지면 肺経 全体에 영향이 미쳐 肺経의 흐름에 異常이 생깁니다. 아래 記述한 갖가지 症状이 나타납니다. 그것은 穴에 통증이나 경결이 되어 나타나기 때문에 그곳에 治療点을 잡읍니다.

● 中府―가슴이 답답하다·숨이 차다·기침● 雲門―五十肩·코감기·목이 아프다·목소리가 쉰다 ● 侠白―기침·숨이 차다

● 尺沢―가슴이 아프다·저리다·손이 붓는다·입이 마른다·가슴이 답답하다● 孔最―기침·만성천식·담이 나오고 기침한다

● 太淵―기침·목이 아프다·천식● 魚際―과음·과식으로 인한 설사 ● 少商―피로에서 오는 손의 부기

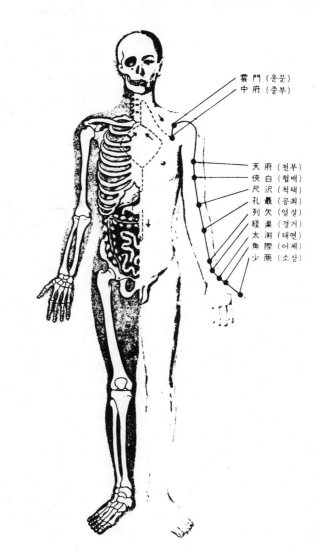

雲門 (운문)
中府 (중부)

天府 (천부)
侠白 (협백)
尺沢 (척택)
孔最 (공최)
列欠 (열결)
経渠 (경거)
太渕 (태연)
魚際 (어세)
少商 (소상)

② 大腸経

大腸経은 肺経과 表裏에 밀접한 関係가 됩니다. 예를 들어 大腸経의 病인 치질은 肺経의 혈(孔最)로 治療効果가 있고, 천식에는 大腸経의 혈(曲池와 合谷)에 뜸을 뜨면 発作이 편해집니다. 大腸経 機能의 이상은 배꼽 양쪽에 있는 天枢穴과 腰骨 下의 양쪽에 있는 大腸兪라는 혈을 눌러보면 알 수 있읍니다. 이상이 있으면 굳은 자리가 있어서 손가락으로 집거나, 가볍게 누르는 것만으로도 독특한 통증이 있읍니다.

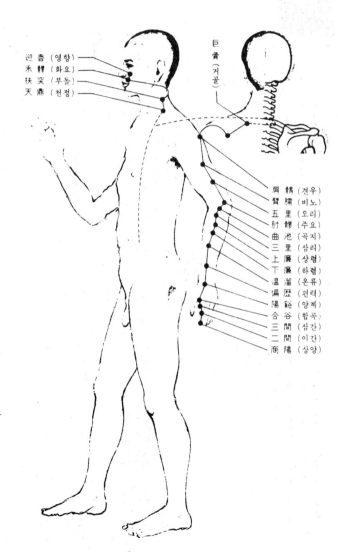

迎 香 (영향)
禾 髎 (화요)
扶 突 (부돌)
天 鼎 (천정)

巨 骨 (거골)

肩 髃 (견우)
臂 臑 (비노)
五 里 (오리)
肘 髎 (주요)
曲 池 (곡지)
三 里 (삼리)
上 廉 (상렴)
下 廉 (하렴)
温 溜 (온류)
偏 歴 (편력)
陽 谿 (양계)
合 谷 (합곡)
三 間 (삼간)
二 間 (이간)
商 陽 (상양)

● 商陽─감기 열에 의한 설사·胃의 부담 ● 温溜─설사·大腸카달·팔의 근육통·치림 ● 頭重─설사·치질·腕痛·저림 ● 臂臑─腕痛·五十肩 ● 肩髃─五十肩·腕痛·저림 ● 扶突─멀미·매슥거림·목의 이상 ● 迎香─코가 막히다·얼굴 반쪽 저림·顔痛

● 合谷─목의 아픔·치통·안정피로·귀울림 ● 陽谿─목과 치통·손목의 이상 ● 曲池─大腸 이상에서 그는 두통·治질 ● 三里─진정効과·편도선·여드름·반신불수 ● 天鼎─高血圧·목과 치통

편도선통

-3-

東洋医学에서 말하는 臟腑의 하나인 胃는, 人体의 消化器로서의 기능을 가진 重要한 臟器이며 経絡은 머리 끝에서 다리 끝까지 複雑하고 긴 経路입니다. 胃経에서 흐름의 異常이 생기면 얼굴과 피부는 黃色이 되며 입술은 트고 갈라지며 여윕니다. 이럴 때 胃의 명치 끝과 배꼽 사이를 눌러보면 불쾌한 鈍痛이 있읍니다.

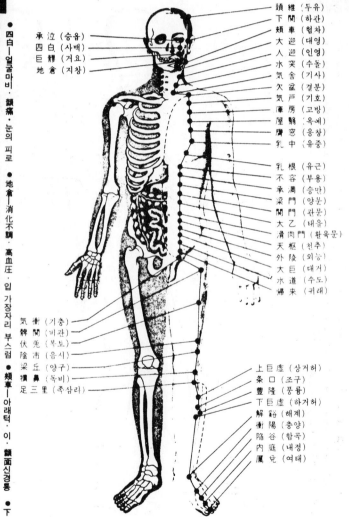

承泣 (승읍)
四白 (사백)
巨髎 (거요)
地倉 (지창)

頭維 (두유)
下関 (하관)
頬車 (협차)
大迎 (대영)
人迎 (인영)
水突 (수돌)
気舎 (기사)
欠盆 (결분)
気戸 (기호)
庫房 (고방)
屋翳 (옥예)
膺窓 (응창)
乳中 (유중)

乳根 (유근)
不容 (부용)
承満 (승만)
梁門 (양문)
関門 (관문)
太乙 (태을)
滑肉門 (활육문)
天枢 (천추)
外陵 (외릉)
大巨 (대거)
水道 (수도)
帰来 (귀래)

気衝 (기충)
髀関 (비관)
伏兎 (복토)
陰市 (음시)
梁丘 (양구)
犢鼻 (독비)
足三里 (족삼리)

上巨虚 (상거허)
条口 (조구)
豊隆 (풍륭)
下巨虚 (하거허)
解谿 (해계)
衝陽 (충양)
陥谷 (함곡)
内庭 (내정)
厲兌 (여태)

●四白ー얼굴마비 · 頬痛 · 눈의 피로 ●地倉ー消化不調 · 高血圧 · 입 가장자리 부스럼 ●不容ー만성胃病 · 늑간신경통 · 下

関ー歯 · 耳의 痛 · 頭痛, 얼굴마비 ●人迎ー高血圧 · 천식 · 気管支만성염증 ●梁章ー아래턱 · 이 · 顔面신경통 ●下

천식 ●天枢ー腹部不調 · 便秘 ●大巨ー生理異常 · 上気 · 腰痛 · 下腹팽창 ●不容ー위경련 · 슬개통(우슬) · 다

리의 부종 ●足三里ー건강장수의 촉진 · 胃腸의 不調 · 消化器의 이상 · 당뇨병 · 다리神経痛 ●衝陽ー알래로기体質 · 胃腸의 不

調 · 食欲不振 · 노이로제

❹ 脾経

東洋医学의 脾(비)라는 臟은 現代医学에서 膵臓(췌장)이라고도 합니다. 脾의 臟과 胃의 腑는 表裏一体의 機能으로 서로 도와주고 있다고 생각됩니다. 脾臟은 胃에서 消化된 것을 흡수하고 全身에 에너지를 配分합니다. 그러니까 現代医学에서 말하는 脾臟이 아니고 膵液을 分泌하며 인슐린을 内分泌하는 [膵]에 해당될 것으로 믿읍니다. 여하간 「脾胃」는 東洋医学에서는 소화흡수의 장기로서 중요한 内臟입니다. 그 経絡도 또한 중요한 역할을 하고 있읍니다.

●隠白ー어린이 경련・울렁울렁・복부팽만・다리의 저림・生理不順

●胃弱・어린이 경련・三陰交ー足・무릎통과 피로・다리의 저림 ●太白ー장단지경련・다리의 冷

●침ー술개통・복부팽만・便秘・설사・식욕부진 ●地機ー食欲不振・다리의 부종 ●商丘ー복부팽만

●泉ー술개통・복부팽만・便秘・설사 ●血海ー生理不順으로 인한 下腹팽만・다리부종 ●陰陵

●冷에서 오는 腹痛・근육경화 ●大都ー설사・변비 ●衝門ー부인병의 上気 ●陰陵

●리 근육 경결・숨이 막힘・動悸・上気 ●大横ー설사・변비 ●腹結ー만성변비증・胃腸카달・胃腸不調 ●天谿ー젖몽우

周栄 (주영)
胸郷 (흉향)
天谿 (천계)
大包 (대포)
食竇 (식독)
腹哀 (복애)
大横 (대횡)
腹結 (복결)
府舍 (부사)

衝門 (충문)
箕門 (기문)
血海 (혈해)
陰陵泉 (음능천)
地機 (지기)
漏谷 (누곡)
三陰交 (삼음교)
商丘 (상구)
公孫 (공손)
太白 (태백)
大都 (대도)
隠白 (은백)

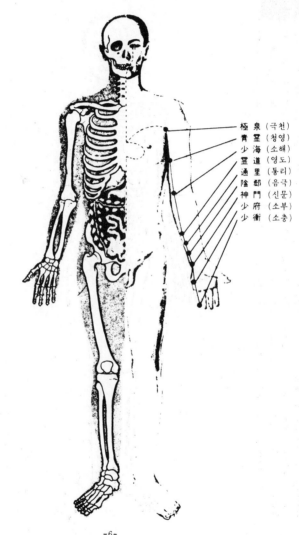

⑤ 心経

東洋医学의 心의 臓은 現代医学의 心臓에 該当되겠지요. 즉, 心의 臓은 生命의 中心이라는 것이며, 이 心의 臓을 養生하는 에너지의 순환계가 心経입니다. 心経의 異常으로 起因되는 病인 경우 명치 끝部分에 있는 巨闕(거궐)이란 혈(穴)과 左右肩甲骨 사이에 있는 心兪의 혈을 살핍니다. 動悸·숨가쁨·胸痛·手足의 冷等 心臓의 機能異常으로 일어나는 症状이 있으면 이것들의 穴에 痛이나 경결이 되어 나타납니다.

極　泉 (극천)
靑　靈 (청영)
少　海 (소해)
靈　道 (영도)
通　里 (통리)
陰　郄 (음극)
神　門 (신문)
少　府 (소부)
少　衝 (소충)

● 極泉—명치 끝 痛症·胸痛 ● 少海—눈의 피로·頭痛·側腹痛·五十肩·겨드랑 밑의 부종 ● 神門—心経의 不調를 정돈 ● 눈의 피로·목이 탄다·食欲이 없다·動悸 ● 少府—손이 화끈거린다·손가락이 저린다·팔꿈치가 아프다 ● 陰郄—협심증·눈의 피로·명치 끝 통증·코가 막힌다·코피

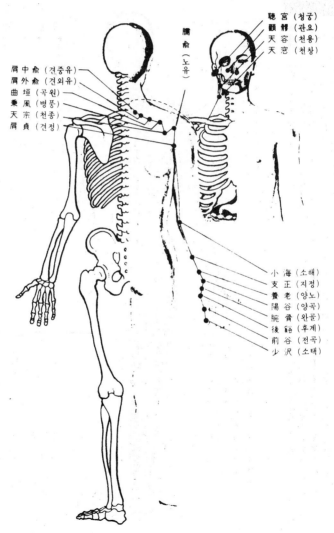

東洋医学에서는 胃로 消化하고 脾의 臟으로 吸收하며, 全身에 에너지가 되어 순환된 水分과 곡물의 개스는 小腸을 거쳐 배꼽 위 약 1寸에 있는 水分이라는 곳에서 水分은 膀胱(방광)으로 보내고 나머지 개스는 大腸으로 보내집니다. 小腸經에 이상이 있을 때는 배꼽 밑 約 三寸에 있는 関元의 穴과 背骨과 腰骨의 사이에 있는 小腸兪의 穴을 눌러보면 통증이나 굳은 자리가 있읍니다.

❻ 小腸経

● 少沢ー白内障・緑内障 ● 肩貞ー五十肩 ● 天容ー목의 아픔・頭、歯、胸의 痛症・귀울림 ● 養老ー취한다・얼굴이 땅기다・어깨에 서 팔굽까지 아프다 ● 聴宮ー귀울림・귀머거리・얼굴 경련・얼굴의 통증・두통・현기증

● 少沢ー白内障・緑内障・반신불수・가슴답답・팔굽의 통증・기침・눈에 아지랑이 ● 觀髎ー얼굴의 통증・뺨의 팽창・피로한 눈・치통・얼굴의 주름을 없앤다

聴宮 (청궁)
額髎 (관요)
天容 (천용)
天窓 (천창)

臑兪 (노유)

肩中兪 (견중유)
肩外兪 (견외유)
曲垣 (곡원)
秉風 (병풍)
天宗 (천종)
肩貞 (견정)

小 海 (소해)
支 正 (지정)
養 老 (양노)
陽 谷 (양곡)
腕 骨 (완골)
後 谿 (후계)
前 谷 (전곡)
少 沢 (소택)

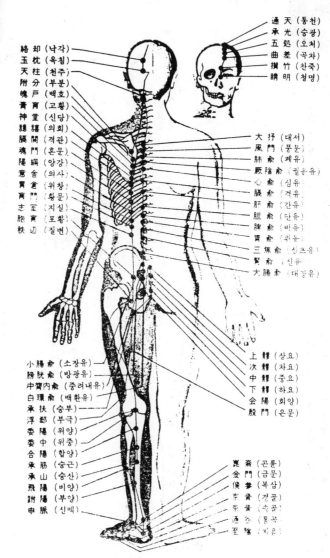

膀胱経(방광경)은 머리에서 어깨 背中·腰·仙骨部·臀部·大腿·下腿의 뒤에서 발의 小指까지의 긴 経脈을 가지고 있습니다. 膀胱経은 異常이 있을 때 나타나는 증상도 多様합니다. 穴의 数도 많으며 全部 63穴이 있습니다. 그 중에서도 중요한 것은 膀胱兪이며 膀胱과 膀胱経에 이상이 있을 때는 통증과 경결이 있고 우묵하게 들어간 곳도 있습니다. 또 任脈의 中極穴에도 異常이 나타납니다.

7 膀胱経

● 晴明—피로한 눈 ● 曲差—頭痛·코막힘·감기 ● 天柱—두통·피로한 눈·뒤통수나 견통·五十肩 ● 心兪—심장 이상·고혈압·두통·가슴·옆구리 ● 肝兪—肝症状·腎臓·두드러기·여드름·천식·차멀미·不眠·다리 부종 ● 膈兪—피로하기 쉽다·여윈다·만성위장不調·식욕감퇴·울렁증이나·부스럼 ● 三焦兪—腰痛·천식·精力감퇴·치질·腎兪—피로하기 쉽다·여윈다·다리의 피로 ● 膀胱兪—야뇨증·방광염·上髎—生理痛·生理不順 ● 委中—무릎痛 ● 志室—피로를 푼다·腰痛·承山—足·무릎痛症·반신·배복근통(장딴지 경련)

通天 (통천)
承光 (승광)
五処 (오처)
曲差 (곡차)
攅竹 (찬죽)
睛明 (청명)

絡却 (낙각)
玉枕 (옥침)
天柱 (천주)
附分 (부분)
魄戸 (백호)
膏肓 (고황)
神堂 (신당)
譩譆 (의회)
膈関 (격관)
魂門 (혼문)
陽綱 (양강)
意舎 (의사)
胃倉 (위창)
肓門 (황문)
志室 (지실)
胞肓 (포황)
秩辺 (질변)

大抒 (대서)
風門 (풍문)
肺兪 (폐유)
厥陰兪 (궐음유)
心兪 (심유)
膈兪 (격유)
肝兪 (간유)
胆兪 (단유)
脾兪 (비유)
胃兪 (위유)
三焦兪 (산즈유)
腎兪 (신유)
大腸兪 (대장유)

小腸兪 (소장유)
膀胱兪 (방광유)
中膂内兪 (중려내유)
白環兪 (백환유)
承扶 (승부)
浮郄 (부극)
委陽 (위양)
委中 (위중)
合陽 (합양)
承筋 (승근)
承山 (승산)
飛陽 (비양)
跗陽 (부양)
申脈 (신맥)

上髎 (상요)
次髎 (차요)
中髎 (중요)
下髎 (하요)
会陽 (회양)
殷門 (은문)

崑崙 (곤륜)
金門 (금문)
僕参 (복삼)
京骨 (경골)
束骨 (속골)
通谷 (통곡)
至陰 (지음)

東洋医学에서 人間은 父母에게서 태어나면서 부터 갖고 있는 生命의 에너지가 있는 곳이 腎의 臟이라 여기고 있읍니다. 現代医学에서는 副腎에 해당된다고 봅니다. 人体의 機能을 조절하는데 따라서 언제든지 건강하게 살 수 있도록 調節을 하고 있읍니다. 이 기능이 저하되면 特히 腰痛이 있든가 피로하기 쉽고 精力이 쇠약해집니다. 膀胱経의 腎兪와 배꼽 양쪽에 있는 肓兪의 穴로 이 経絡의 異状有無를 살핍니다.

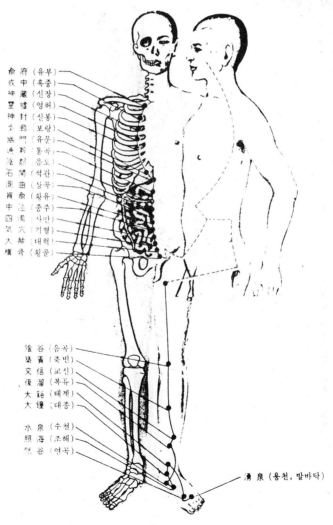

● 勇泉—場 人科증상

● 太谿—精力증강·두드러기·生理이상

● 復溜—腹部땡만·치통·手足의 부종

● 築賓—장딴지 경련·頭痛·구토

● 陰谷—腹部땡만·허리와 배의 神経痛

● 照海—生理不順·구

● 水泉—신장급성증상·生理不順·피로한 눈

● 陰都—動悸·不眠·腹鳴

● 幽門—구역질·動悸

● 神封—협심증에서 오는 가벼운 발작·上

● 肓兪—精力증강·설사·足冷

● 神封—협심증

● 気—숨이 막힘·구역질·動悸

土·冷

府中(유부)
或中(혹중)
神藏(신장)
靈墟(영허)
神封(신봉)
歩廊(보랑)
幽門(유문)
通谷(통곡)
陰都(음도)
石関(석관)
商曲(상곡)
肓兪(황유)
中注(중주)
四満(사만)
気穴(기혈)
大赫(대혁)
横骨(횡골)

陰谷(음곡)
築賓(축빈)
交信(교신)
復溜(복류)
太谿(태계)
大鐘(대종)
水泉(수천)
照海(조해)
然谷(연곡)

湧泉(용천, 발바닥)

心経의 心臟은 가장 중요한 장기의 하나로써 東洋医学에서는 心臟을 싸고 保護하는 膜모양의 것이 있다고 생각하여 心包라는 이름을 붙였읍니다.

心包는 固定的인 形이나 機能을 갖고 있는 것이 아니고 心臟을 지키고 그 命令을 忠実하게 実行하는 器官이라 합니다. 그러기에 心包経은 心臟을 싸고 돌기 때문에 心臟에 関係있는 病은 이 経脈에 나타납니다. 그 異常은 膻中의 穴과 厥陰俞의 穴에 나타납니다.

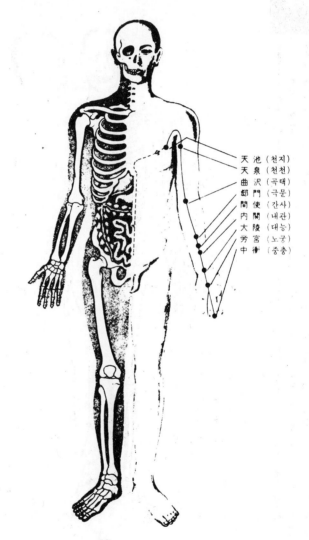

天池 (천지)
天泉 (천천)
曲沢 (곡택)
郄門 (극문)
間使 (간사)
内関 (내관)
大陵 (대능)
労宮 (노궁)
中衝 (중충)

● 天池ー겨드랑이밑의 아픔 · 목의 아픔 · 가슴답답 · 頭痛 ● 曲沢ー腕痛 ● 内関ー심장발작 ● 大陵ー腕痛 · 저림 · 손이 붓는다

● 労宮ー関節痛 · 손가락의 저림 ● 中衝ー명치 끝의 중압감 · 과로 · 수면不足

三焦는 「이름은 있으되 形은 없다」라 하며, 독립된 器官은 아닙니다. 上焦(天部), 中焦(人部), 下焦(地部)가 있고 목 아래에서 명치까지가 上焦, 명치에서 배꼽까지가 中焦, 배꼽에서 恥部陰毛가 있는 곳까지가 下焦라 합니다. 現代医学的으로 分類하면 上焦는 호흡순환계, 中焦는 소화흡수제, 下焦는 비뇨배설계이며, 이것들의, 部分의 体温調節을 하는 器官이라 합니다. 焦란 「눈다」, 타서 갈색 또는 흑색이 되다 라는 뜻인데, 人間이 태어나서 죽을 때까지 外界의 寒暑에 불구하고 항상 一定한 体温을 유지하는 그곳을 옛날사람들은 불가사의하게 생각하여 3개의 熱源(三焦)을 생각한 것입니다.

角孫 (각손)
顱息 (노식)
瘈脈 (계맥)
翳風 (예풍)

和髎 (화요)
耳門 (이문)
天牖 (천유)

天髎 (천요)
肩髎 (견요)
臑会 (노회)
消濼 (소락)
清冷渕 (청냉연)
天井 (천정)
四瀆 (사독)
三陽絡 (삼양락)

会宗 (회종)
支溝 (지구)
外関 (외관)
陽池 (양지)

中渚 (중저)
液門 (액문)
関衝 (관충)

● 関衝—손가락외 저림·冷·痛·목줄의 아픔·목구멍이 붓는다·어오른다·목구멍이 아프다·붓는다·기침·動悸 ● 天牖—斜頸·구역질·얼굴이 붓는다·치통·귀울림 ● 陽池—腕痛·精力증강 ● 外関—귀울림·難聽·天井—치밀 ● 翳風—頭痛·어지러움·차멀미

-11-

11 胆経

●瞳子髎—눈가의 잔주름을 없앤다·피로한 눈 ●竅陰—어지러움·귀울림 ●肩井—上半身·눈의 피로·치통·고혈압 ●日月—담낭중상 ●京門—胃腸不調·구역질 ●居髎—다리·무릎통증·좌골신경통 ●陽陵泉—견비통의 아픔·저림

胆은 現代医学의 담낭에 해당됩니다만 결코 담낭은 아닙니다. 肝의 臟과 表裏一体를 하고 있으며 肝의 기능을 도와주고 있읍니다. 胆経의 이상을 발견하기 위해서는 갈비뼈를 따라 내려간 제9늑골의 先端에 있는 日月이라는 穴과 背中의 제10흉추의 左右 양쪽에 있는 단유를 가볍게 눌러보십시오. 통증이 있든가 깊숙한 곳에 点状·塊状·筋肉의 굳은 자리가 있으면 胆의 腑나 胆経이 病들어 있는 것입니다.

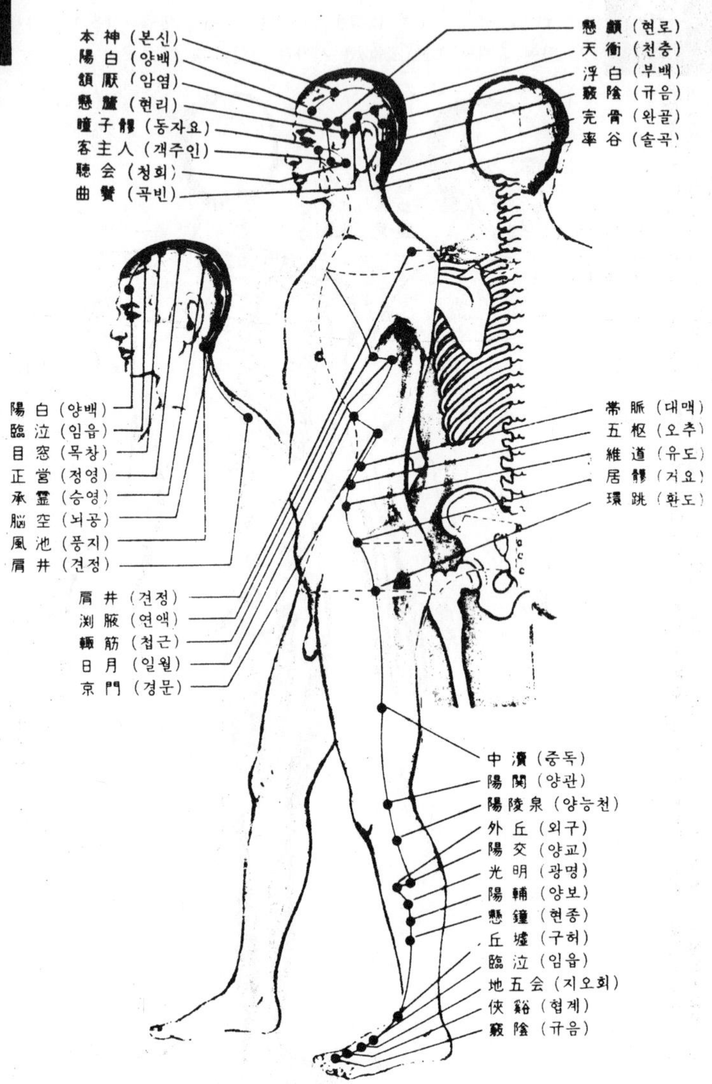

本神 (본신)
陽白 (양백)
頷厭 (암염)
懸釐 (현리)
瞳子髎 (동자요)
客主人 (객주인)
聴会 (청회)
曲鬢 (곡빈)
懸顱 (현로)
天衝 (천충)
浮白 (부백)
竅陰 (규음)
完骨 (완골)
率谷 (솔곡)
陽白 (양백)
臨泣 (임읍)
目窓 (목창)
正営 (정영)
承霊 (승영)
脳空 (뇌공)
風池 (풍지)
肩井 (견정)
帯脈 (대맥)
五枢 (오추)
維道 (유도)
居髎 (거요)
環跳 (환도)
肩井 (견정)
渕腋 (연액)
輙筋 (첩근)
日月 (일월)
京門 (경문)
中瀆 (중독)
陽関 (양관)
陽陵泉 (양능천)
外丘 (외구)
陽交 (양교)
光明 (광명)
陽輔 (양보)
懸鐘 (현종)
丘墟 (구허)
臨泣 (임읍)
地五会 (지오회)
侠谿 (협계)
竅陰 (규음)

⑫ 肝経

肝経은「正経12経」의 끝部分의 経脈입니다. 다리의 엄지발가락 앞에서 시작
하여 図表와 같이 돌아서 제 9 늑골 先端에 있는 期門穴에서 갈라져서 12経脈의
始作인 肺経으로 돌아갑니다. 肝과 腎은 나란히 人間의 生命 全体의 機能을 지
키면서 重要한 역할을 하고 있읍니다. 特히 이 経絡은 男女性器의 症状이 나타
나는 穴이 많이 있읍니다. 東洋医学에서는「肝은 꾀하고, 胆은 決断하는 器官」이
라 합니다.

● 太敦―야뇨증 · 허리, 아랫배의 神経痛 · 다리神経痛 ● 膝関―무릎통증 · 목구멍통증 · 生理不順 ● 陰包―精力감퇴 · 生理不順 ·
腰痛 · 다리의 저림 ● 陰廉―生理異常 · 不妊症 · 다리의 冷 ● 章門―가슴 · 옆구리의 통증 · 구역질 · 消化不良 · 手足이 무겁다
● 期門―가슴 · 옆구리 不眠 · 食欲不振

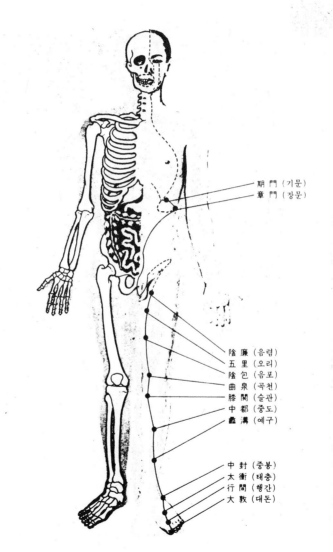

期 門 (기문)
章 門 (장문)

陰 廉 (음렴)
五 里 (오리)
陰 包 (음포)
曲 泉 (곡천)
膝 関 (슬관)
中 都 (중도)
蠡 溝 (예구)

中 封 (중봉)
太 衝 (태충)
行 間 (행간)
大 敦 (대돈)

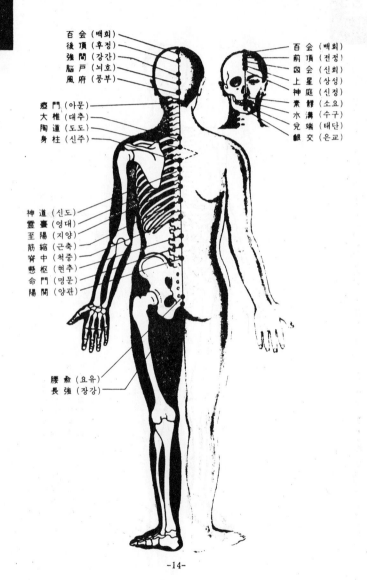

督脈과 다음의 任脈은 「正経12経」에 対하여 「奇経 8 脈」이라 불리우는 중의 하나입니다. 이것은 「奇経 8 脈」 중에서도 特히 重要한 経脈으로 먼저의 12経과 합쳐 14経이라 하여 重視하고 있습니다. 12経을 순환하는 에너지의 흐름을 잘 調節하는 기능을 다하고 있습니다만 督脈으로 말하면 머리에서 허리 · 엉덩이까지 등과 허리의 한가운데 길게 背中의 経脈을 감독하고 있습니다.

⑬ 督脈

● 長強—치질 · 임질 · 번비 · 어린이 경련 ● 命門—体力調節 腰痛 · 귀울림 · 生理異常 ● 神道—対人공포증 · 협심증 · 赤面症 · 身

柱—어린이 体力증강 · 肩痛 · 頭痛 ● 大椎—두드러기 · 치질 · 소화불량 百会—頭痛 · 치질 · 눈이 부신다

百 会 (백회)
後 頂 (후정)
強 間 (강간)
脳 戸 (뇌호)
風 府 (풍부)

瘂 門 (아문)
大 椎 (대추)
陶 道 (도도)
身 柱 (신주)

神 道 (신도)
霊 臺 (영대)
至 陽 (지양)
筋 縮 (근축)
脊 中 (척중)
懸 樞 (현추)
命 門 (명문)
陽 關 (양관)

腰 兪 (요유)
長 強 (장강)

百 会 (백회)
前 頂 (전정)
囟 会 (신회)
上 星 (상성)
神 庭 (신정)
素 髎 (소요)
水 溝 (수구)
兌 端 (태단)
齦 交 (은교)

-14-

「앞을 맡긴다」라는 말과 같이 얼굴에서 앞목·가슴에서 배의 한복판을 지나 恥骨에 까지 뻗어 있는 任脈은 몸의 前面을 맡아놓고 있읍니다. 特히 任脈은 女性의 生理와 密接한 関係가 있으며 婦人科疾病에 잘 듣는 穴이 많은 것이 特徵입니다. 不妊症·生理異狀에 活用하는 穴입니다. 또 任脈의 穴은 体力調節의 穴로서 크나큰 역할을 하고 있읍니다.

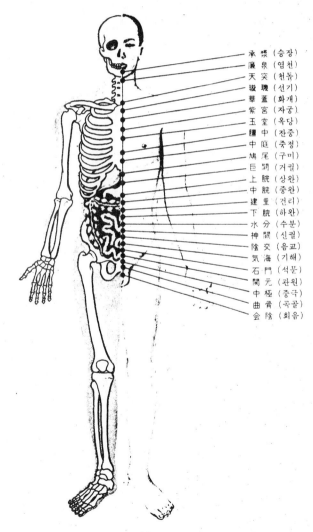

承漿 (승장)
廉泉 (염천)
天突 (천돌)
璇璣 (선기)
華蓋 (화개)
紫宮 (자궁)
玉堂 (옥당)
膻中 (잔중)
中庭 (중정)
鳩尾 (구미)
巨闕 (거궐)
上脘 (상완)
中脘 (중완)
建里 (건리)
下脘 (하완)
水分 (수분)
神闕 (신궐)
陰交 (음교)
気海 (기해)
石門 (석문)
関元 (관원)
中極 (중극)
曲骨 (곡골)
会陰 (회음)

●関元─精力增強·여드름·두드러기 ●神闕─배를 따뜻하게 함·中脘─胃壁 정돈한다·여드름·귀울림·설사·스태미너 부족·비만증·여윈다 ●巨闕─心臟의 動悸·만성胃腸증세·生理異常 ●膻中─動悸·숨이 막힘·가슴답답·기침

◙ 편 저 ◙

정 대 린

· 대한 한방 침구 정통 연구소(전 소장)

위장병 간편하게 **나홀로 치료하기**　　정가 18,000원

2014年 4月　20日 인쇄
2014年 4月　25日 발행

편 저 : 정 대 린
발행인 : 김 현 호
발행처 : 법문 북스
　　　　〈한림원 판〉
공급처 : 법률미디어

1 5 2 - 0 5 0
서울 구로구 경인로 54길 4
TEL : (代표) 2636-2911, FAX : 2636~3012
등록 : 1979년 8월 27일 제5-22호
Home : www.lawb.co.kr

┃ISBN 978-89-7535-275-1 93510
┃파본은 교환해 드립니다.
┃본서의 무단 전재 · 복제행위는 저작권법에 의거, 3년 이하의
　징역 또는 3,000만원 이하의 벌금에 처해집니다.